第6版 これからの医院開業マニュアル

石井税理士事務所　所長

石井　計行　著

(税理士・中小企業診断士・医業経営コンサルタント)

日本プランニングセンター　発行

はじめに

(第６版の発行にあたって)

　平成７年１月に本書を発行しはや15年を経過することになりました。この後、平成８年８月に改訂版を発行することができました。改訂版発行後も読者の方々から引き続き多くの質問や、医業経営コンサルタント諸氏からは温かいアドバイスなどをいただきました。

　その後、国により財政構造改革による社会保障財源の削減と医療保険制度改革の基本方針が決定され、具体的に推進計画が実行されてきました。特筆すべきは平成９年12月９日に介護保険法と第三次医療法改正が成立したことです。第三次医療法改正は平成10年４月１日から施行されました。介護保険の施行に向けて国は勿論のこと都道府県、市町村、東京23区は相当なスピードで全力をあげて新しい制度の実施準備に向けて努力してきました。平成12年４月１日から介護保険制度が施行されましたが、大きな混乱もなく実施できたことについては国民全員の合意形成が比較的スムーズにいき関係者の努力の賜といわざるを得ません。介護保険施行に伴い医療と福祉の統合化が実現し、わが国医療制度・福祉制度にとっても意義のあることだと思います。

　21世紀になり、わが国は初めて経験する高齢社会に突入するわけです。2015年には国民４人に１人が高齢者になると予測されております。

　診療所の開業・経営においても、少子・高齢社会の現状を踏まえ、厚生行政の方針を理解し、適確な経営対応策をとることが国民の医療福祉ニーズに応えていくことになるとともに、経営上大変重要となります。今後、診療所の経営は地域のプライマリーケアとしての役割を強化しつつ福祉についても基本的な理解実践が必要です。このため、病院や他の診療所との連携や在宅医療への取り組みさらには福祉施設(介護施設)との連携なども重要です。

　平成13年３月の第四訂版の発行にあたっては、以上のことを念頭におきながら、新たに２章を追加し、諸章を加筆、補正し、より活用しやすいように配慮しました。また、平成14年４月には診療報酬改定が初めてマイナス改訂となり、病医院の収入減が制度的に大きな影響を受けました。さらに、平成15年４月には介護報酬の改訂があり、施設系の介護報酬単位は引き下げ、通所系は充実していくという結果となりました。平成16年11月の第五訂版の発行にあたっても最新の統計資料を基に加筆修正をいたしました。

　第六訂版においては「患者の視点に立った、患者のための医療提供体制の改革」

を基本的考え方として、医療法、医師法、歯科医師法、保健師助産師看護師法に加え、薬事法、薬剤師法などの関係法律について制度全般の改革を行った第五次医療法改正を概説しています。また、平成16年度、平成18年度診療報酬の基本的な考え方と平成20年度診療報酬改定については主要な改定項目を説明しています。

　本書が診療所の開設を目指す医師及び歯科医師及び医師、歯科医師の開業を支援する医業経営コンサルタントを始め関係者の方々の最良の手引書となるよう配慮いたしました。なお、今回は全章を見直し加筆、補正するとともに医療統計情報について最新の統計資料と差し替え、説明をしています。

　本書を世に送り出していただくとともに第4版まで監修を快くお引き受けいただいた山林良夫先生に深く感謝申し上げます。原稿の入力から校正など引き続き総務課秘書・横山佳子に協力してもらいました。

　最後に、私の恩師でもある長崎大学商業短期大学部 主事 平尾勇先生が平成21年10月に他界されました。本書第六訂版を亡き平尾勇先生に捧げることをお許しいただきたいと思います。

2010年9月吉日　　　　　　　　　　　　　　　　　　　　　　　著　者

目　　次

　　はじめに ……………………………………………………………………… 1

序　章　病医院経営の特性
　1．病医院の経営的特質 ……………………………………………………… 11
　2．病医院の経営原理 ………………………………………………………… 14
　3．病医院におけるMS業務の実施・展開 ………………………………… 15
　4．病医院の現状……………………………………………………………… 19
　5．開業スケジュール表 ……………………………………………………… 39

第1章　ステップ1（基本事項の決定）
　1．経営理念の策定 …………………………………………………………… 42
　2．経営方針（診療方針）の検討 …………………………………………… 43
　3．施設の規模、診療形態の検討 …………………………………………… 96
　4．基本事項の決定リスト …………………………………………………… 107

第2章　ステップ2（立地選定と診療圏分析）
　1．開業地の選定と交渉 ……………………………………………………… 113
　2．立地選定評価チェックリスト …………………………………………… 124
　3．診療圏の調査 ……………………………………………………………… 125
　4．推計患者数の算定 ………………………………………………………… 131
　5．診療圏の範囲 ……………………………………………………………… 136
　6．推計患者数の算定事例 …………………………………………………… 138

第3章　ステップ3（開業計画書）
　1．事業計画概要 ……………………………………………………………… 144
　2．資金計画Ⅰ ………………………………………………………………… 144
　3．損益計画 …………………………………………………………………… 165
　4．資金計画Ⅱ ………………………………………………………………… 221
　5．採算性の検討 ……………………………………………………………… 221
　6．開業計画書一式 …………………………………………………………… 224

第4章　ステップ4（金融機関との打合せ）
　1．金融機関の選択順位 ……………………………………………………… 253

2．融資を受けるポイント ………………………………………………… 255
  3．融資ポイントチェックリスト ………………………………………… 256

第5章　ステップ5（設計事務所との打合せ）
  1．建築設計事務所の選択と設計の基本的な考え方 …………………… 258
  2．設計依頼上の留意点 …………………………………………………… 259
  3．設計監理と建築施工 …………………………………………………… 259
  4．建築設計業務の内容 …………………………………………………… 261
  5．建築法規と建築確認 …………………………………………………… 272
  6．工事の欠陥とその保証期間 …………………………………………… 272
  7．契約違反の罰則 ………………………………………………………… 273
  8．紛争処理機関 …………………………………………………………… 273
  9．医院建築のプロセス …………………………………………………… 274
 10．医院建築の基本 ………………………………………………………… 275
 11．診療所の建物設備の優良性を判断するチェックリスト ………… 276
 12．診療所レイアウトの基本パターン …………………………………… 277
 13．各科別の機能図と配置図 ……………………………………………… 278
 14．設計事務所との打合せとチェックリスト …………………………… 281

第6章　ステップ6（土地購入等）
  1．土地を購入して建築する場合 ………………………………………… 282
  2．借地に建築する場合 …………………………………………………… 282
  3．建物の一部を購入する場合 …………………………………………… 289
  4．ビルの一室を借りる場合（いわゆるビル診） ……………………… 289
  5．不動産取引の注意事項 ………………………………………………… 289
  6．建ぺい率・容積率等の制限 …………………………………………… 292
  7．用途地域と用途制限 …………………………………………………… 293
  8．土地購入のチェックリスト …………………………………………… 294
  9．借地のチェックリスト ………………………………………………… 295

第7章　ステップ7（建築施工）
  1．施工業者の決定 ………………………………………………………… 296
  2．工事金額の決定 ………………………………………………………… 296
  3．設計監理と設計施工の違い …………………………………………… 298
  4．工事契約書の取交わし ………………………………………………… 298
  5．施　　工 ………………………………………………………………… 299
  6．竣工検査 ………………………………………………………………… 300
  7．建築業者選定のチェックポイント …………………………………… 300

8．建築契約、施工前・中・後のチェックリスト ………………… 301

第8章　ステップ8（内装）
　1．内装工事着手前の留意事項 ………………………………………… 303
　2．内装工事業者の決定（相見積り） ………………………………… 310
　3．内装工事チェックリスト …………………………………………… 311
　4．ビル診（テナント）における賃貸借契約チェックリスト ……… 312

第9章　ステップ9（医療機器の購入等）
　1．医療機器の概要と見積り検討 ……………………………………… 313
　2．医業経営コンサルタントとしてのアドバイス …………………… 313
　3．医療機器の購入かリースか ………………………………………… 313
　4．医療機器導入先の選択チェックリスト …………………………… 325
　5．医療機器導入にあたってのポイント ……………………………… 326
　6．必要な医療機器・備品チェック表 ………………………………… 327

第10章　ステップ10　（医薬品の購入等）
　1．医薬品の購入の仕方 ………………………………………………… 330
　2．医薬品業者の選択のポイント ……………………………………… 330
　3．医薬品の管理の仕方 ………………………………………………… 330
　4．医薬分業のポイント ………………………………………………… 331
　5．医薬品業者の選択チェックリスト ………………………………… 338
　6．開業医が医薬分業を導入するチェックリスト …………………… 339

第11章　ステップ11　（印刷物の計画）
　1．診療関係印刷物チェック表 ………………………………………… 341
　2．庶務関係印刷物チェック表 ………………………………………… 344
　3．給食関係印刷物チェック表 ………………………………………… 346

第12章　ステップ12　（助成金等の活用）
　1．地域求職者雇用奨励金 ……………………………………………… 347
　2．介護基盤人材確保助成金 …………………………………………… 349
　3．助成金・給付金関係の問い合わせ先 ……………………………… 351
　4．助成金等の活用のチェックリスト ………………………………… 352

第13章　ステップ13　（スタッフ募集と教育、訓練）
　1．医院のスタッフとパートの特色 …………………………………… 353
　2．診療所のスタッフ …………………………………………………… 353

3．募集方法 …………………………………………………………… 354
4．採用・面接方法 …………………………………………………… 355
5．就業規則の作成 …………………………………………………… 357
6．賃金等の決定 ……………………………………………………… 363
7．保険手続き業務 …………………………………………………… 366
8．職員教育 …………………………………………………………… 366
9．スタッフの採用試験・面接の進め方チェックリスト ………… 385
10．採用面接票の一例 ………………………………………………… 386
11．論文評定票（一例） ……………………………………………… 391
12．採用時に備えておくべき諸規則・諸規定等 …………………… 392

第14章　ステップ14（工事完了）
1．建物の引渡し ……………………………………………………… 393
2．医療機器の納入とテスト ………………………………………… 393
3．レセプトコンピュータの導入と操作指導 ……………………… 393
4．診療機器・消耗備品・その他用品類のチェックと格納 ……… 394
5．各種届出書類の提出とチェック ………………………………… 395
6．診療機器・消耗備品・その他の用品類のチェックシート …… 396
7．各種申請書類のチェックリスト ………………………………… 399

第15章　ステップ15（保健所検査）
1．診療所開設に必要な届出書類チェックリスト ………………… 400
2．診療所開設に必要な申請書チェックリスト …………………… 402

第16章　ステップ16（リスクマネジメント）
1．病医院におけるリスクマネジメント …………………………… 403
2．人的リスク管理 …………………………………………………… 403
3．物的リスク管理 …………………………………………………… 407
4．利益対応リスク管理 ……………………………………………… 408
5．患者対応リスク管理 ……………………………………………… 408
6．人に対するリスクマネジメントチェックリスト ……………… 410
7．物に対するリスクマネジメントチェックリスト ……………… 410
8．利益に対するリスクマネジメントチェックリスト …………… 410
9．患者に対するリスクマネジメントチェックリスト …………… 410

第17章　ステップ17（医院開業）
1．開院披露 …………………………………………………………… 411
2．開院案内状 ………………………………………………………… 411

3．開院広告、PR ………………………………………………… 412
　4．開院案内先チェックリスト …………………………………… 414

第18章　ステップ18（医院の帳簿組織と記帳の実務）
　1．医院の帳簿組織について ……………………………………… 417
　2．医院の記帳の流れ ……………………………………………… 417
　3．病医院の経理上の独特な処理項目 …………………………… 417

　参考引用文献 ……………………………………………………… 423
　参考資料 …………………………………………………………… 424

第6版

これからの医院開業マニュアル

序 章　病医院経営の特性

1. 病医院の経営的特質

　診療所の開業相談等を受けたときに留意すべき最重要点は、一般企業の開業相談と同様な点と相違する点があるということを認識すべきである。その相違する点も大変重要であり、そのことを理解して開業相談を受けるべきである。相違する点は、病医院の経営的特質から生ずることになる。病医院の経営的特質は、次の諸点である。

①病医院の事業は各種法規制の制約が多い
　病医院はその社会的機能からして各種の法規制のもとに運営されている。医師法・医療法・医療保険法・薬事法・薬物の取締法・各種予防法等の関連法規があるが、医療経営上は、とりわけ医療法の規制がその中心をなしている。主なものに次のような諸規制または義務規定がある。
　　ⓐ営利目的の禁止
　　ⓑ病医院開設の届出又は許可制度
　　ⓒ医療法人の配当禁止
　　ⓓ広告の制限
　　ⓔ資格者（医師・看護師・薬剤師・各種技師等）の配置義務（以上医療法）
　　ⓕ消防法の規制
　　ⓖ医師法の各種義務又は禁止規定（診療診断書交付義務・無診察治療等の禁止・異状死体等の届出義務・処方せん交付義務・療養方法等の指導義務・診療録の記載義務）
　さらに、平成12年4月1日から介護保険制度がスタートしたことに伴い、介護保険法や介護保険関連法規も経営上も重要となる。

②病医院は行政上の各種制約又は統制色が強い
　国民皆保険制度以来、自由診療制度中心から保険診療中心へと移行し、その結果、医療経営も医療保険制度を中心に組み立てられ、診療単価・請求制度が一定化されている。また、医療費の増加抑制がますます、厳しくなっている。今後の法規制としては地域医療計画のもとでの診療所・病医院等の配置や、標榜診療科の規制等が予定・実施されている。

その他、都道府県知事の指導監督強化については、立入調査権と改善命令権をも含む医療法の改正が検討されている。また、高齢社会へ対応するための老人保健法が昭和57年に施行された。また平成4年7月には病医院の機能的分類を掲げた医療法の一部改正が行われた等、行政統制が強く働いている。

さらに、平成9年4月には第三次医療法改正が行われた。この改正では介護保険導入のための基盤整備的な内容が盛り込まれている。なお、第四次医療法改正も平成12年11月30日に成立し、一部を除き平成13年3月1日から施行された。第四次医療法改正は、(1) 新たな病床区分の法制化、(2) 人員配置基準の見直し、(3) 広告規制の緩和、(4) 臨床研修の必修化などを柱とするものである。最近では平成19年4月1日に第五次医療法が改正施行され、(1) 医療計画制度の見直し、(2) 医療法人制度の見直しが行われている。

③供給側の決定権がマーケットに大きな影響力をもっている

医療に関しては、需要者側である患者の需要創造性もあるが、供給者である医師側の決定要因がより一層強い一面をもっている。治療方法の決定、それに伴う診療報酬の決定も、一方的に医師にゆだねられている点は、他の一般企業には見られない特質といえる。

ただし、介護保険が施行され、病医院の「収入」が医療保険の収入と介護保険の収入とに分離されることになり、医師の自由裁量による収入決定権（医療保険）が、介護保険の収入については介護認定審査会の裁量による収入（介護保険）となり、医師の収入決定権は制限ないし喪失することになった。

さらに、平成16年4月の診療報酬改訂において、急性期入院医療に係る診断群分類別包括評価により医師等の自由裁量権が将来的に影響を受けることになっていくであろう。

④医療施設の増加で過当競争が出現

病院の施設数は減少している反面、診療所の施設増加が著しく、この面での過当競争化を現出している。なお、病床は一般診療所病床の減少により病床総数は減少している。病院は平成3年から減少し続け平成19年10月1日現在で8,862施設数となり、平成2年10月1日現在と比較し1,234施設数の減少となっている。

その一方、診療所は平成19年10月1日現在一般診療所99,532施設数(平成2年10月1日現在80,852施設数)で18,680施設の純増、歯科診療所は平成19年10月1日現在67,798施設数(平成2年10月1日現在52,216施設数)で15,582施設数の純増となっている。

次に、病床は平成19年10月1日現在総数で1,755,481床(内訳は病院1,620,173床、一般診療所155,143床、歯科診療所165床)で、平成2年10月1日現在総数1,949,493床(内訳は病院1,676,803床、一般診療所272,456床、歯科診療所234床)と比較すると、総数で194,012床減少しており、病院病床は56,630床、一般診療所病床は117,313床とそれぞれ減少している。

⑤医療施設の質的整備時代に突入

　病医院の量的整備が終わり、質的整備の時代に突入している。高齢社会に突入し、急性期疾患医療よりも慢性期疾患医療の医療需要が多くなってきている。高齢社会に向けた医療供給体制の整備と施設の体系化が進んでいるが、自院をどの施設体系の中に位置付けるか、極論すれば急性期医療として医療保険施設にするか、長期療養に対応した介護保険施設にするかの対応を迫られている。一般病床のなかでも介護保険対応としての療養型病床群の病床数が平成6年10月1日現在10,735床から平成10年10月1日現在では99,171床、平成13年10月1日現在では療養病床等295,901床(病院272,217床、診療所23,684床)と急増している。また、平成19年10月1日現在では療養病床の総数は362,393床（病院343,400床、診療所18,993床）となっている。今後は療養病床再編が大きな課題となっている。

⑥私的小規模な経営が多い

　わが国には各種の医療施設があり、その組織形態もさまざまであるが、施設数でみると9割が私的診療所であり、その従事員数は有床診療所で医師数平均1人を含めて10名前後、無床診療所では同じく医師数平均1人を含めて4名前後となっており、大半が小規模な経営体で占められている。

⑦経営体質がぜい弱である

　医療法の規制により原則として開設者が医師・歯科医師とされていることから、経営上の側面からみると、経営管理面での弱さが目立つ業界である。特に診療報酬が高度成長した時期のいわゆるドンブリ勘定型の経営も漸次見直されつつあるとはいえ、医師課税の特例による記帳慣習の遅れと合わせて、財務管理面での弱さが目立つほか、資格中心の組織のため職業帰属意識は高いが、組織帰属意識は劣るという一面を有しており、財務・組織・人事等の面での立ち遅れが目立つことは否めない。なお、近年開業される診療所の医師・歯科医師は経営面に関する知識が徐々に向上しているように思える。

⑧設備依存性が高い

　最近、特に病医院開業には多額の資金を要する傾向が強くなってきている。その理由は地価の上昇と建築単価の上昇、さらには高額な医療機器が開発され、検査重視型の治療が好まれる傾向となり、このような結果設備投資額は年々増加の傾向にある。設備投資の償還が病医院経営を圧迫するとともに金利負担を過重なものとしている一面がある。

⑨病医院の経営が厳しくなっている

"病医院に倒産はない"という神話が崩れ去り、病医院の内部環境の見直しも必要とされるとともに外部環境の変化のスピードが速い。このため病医院経営の舵取りも難しくなってきている。また、介護保険制度の導入は病医院も介護保険へ本格的に取り組まざるを得ない状況をつくり出してきている。

⑩保健・医療・福祉複合体（以下複合体という）の経営が出現している

私的小規模な経営が多い反面、単独法人または関連・系列法人とともに、医療施設（病院・診療所）と何らかの保健・福祉施設の両方を開設し、保健・医療・福祉サービスを一体的に提供している複合体が出現し、大規模な経営を行う病院も出現している。

⑪医師課税の特例の適用がある

医師課税の特例は縮小化されたが、現在でも社会保険診療収入年間5,000万円以下の病医院については、いわゆる「4段階の特例経費率」の適用が選択できることになっており、大きな特典となっている。

⑫病医院の機能分化が進んでいる

病医院の機能分化が進み、一つの病医院で医療から介護までのサービスを提供することは困難となっている。患者の治療プロセスに応じた医療や介護サービスを連携もしくは統合化していく必要にせまられている。

2. 病医院の経営原理

一般の企業は、自己の生産する製品・商品・サービスを通じてより多くの利益を追求することを目的としている。これに対して病医院の場合は、国民の健康維持を確保することを目的としており、営利の追求を目的としてはならないという倫理性をもっている。病医院の利益は目的概念ではなく、むしろ結果概念として理解する必要がある。

病医院は、医師法第1条に規定されている通り、「医師は、医療及び保健指導を掌ることによって公衆衛生の向上及び増進に寄与し、もって国民の健康な生活を確保する」ことを直接の目的としており、それを達成するために病医院という事業が運営されるのである。

したがって、病医院が得た利潤は、"よりよい医療"を達成するために費消・奉仕するものでなければならない。それは、医療法第7条の「営利を目的として病院又は診療所・助産所を開設しようとする者に対しては、その許可は与えないことができる」という規定に明らかであり、また、医療法第54条の「医療法人は、剰余金の配当をしてはならない」とし、利益留保を通じて、医療の改善が要請されていることをみても明らかなとこ

ろである。

　また、わが国における現行の「医療制度」は、医療サービスを提供する医療供給制度としての「自由開業医制」と、医療需要を"価格"から解放し保証する「医療保険制」とを二大支柱として形成されている。そして、実際的には、「病医院経営」はこの自由開業医制を基底にして、医師と患者との自由契約制を基盤とする「現物支給方式」のもとで、また、医療保険制度を基底にして診療度合に応じて支払われる「出来高払方式」のもとで、それらの影響と制約下で運営されている。

　なお、平成4年からは療養型病床群の療養2群入院管理料について定額払制（包括制）が導入されてきた。平成12年4月1日以降は病床が介護保険対応型と医療保険対応型とに区分されることになった。また、老人保健施設の施設療養費も定額払制が導入されている（平成12年4月1日以降は介護保険施設となったが。）。平成8年4月からは老人慢性疾患の外来総合診療科については外来包括化の選択が、さらに小児外来でも包括化が選択できるようになった。また、平成14年4月からは患者の状態に応じた慢性期入院医療の評価（在院日数による逓減の見直し、包括範囲の見直しなど）や平成15年4月からの特定機能病院における包括評価の導入などが進んでいる。また、平成16年4月から疾病の特性等に応じた評価を推進していくなかで急性期入院医療に診断群分類別包括評価（DPC）の診断群分類、包括範囲等の見直しが行われた。

　平成18年4月の診療報酬改定では過去最大の3.16％のマイナス改定となった。その内容は史上初の診療所初診料の引き下げと病院及び診療所再診料の引き下げ、医療療養型への医療区分等に応じた包括評価の導入と介護療養病床への誘導、DPCの拡大などである。平成20年4月の診療報酬改定では全体では0.82％のマイナスであったが、本体では0.38％のプラス改定となった。その内容は診療所の夜間・早朝等加算の導入、病院の再診料引き上げ、再診料の外来管理加算に時間要件を導入、7対1入院基本料の要件に看護必要度導入などである。このように、出来高方式の算定要件が明確化されるとともに全体的に出来高方式が徐々に狭められていく傾向にある。以上の経営原理が病医院の経営特質の根源となっている。

3. 病医院におけるMS業務の実施・展開

1）MS業務とその意義・目的

　MS業務（Management Service業務）とは、依頼先の潜在能力を喚起し、持てる資源を活用して経営を改善することに対して、助言・勧告・実行援助をする業務である。MS業務は、経営改善に対する助言・勧告・主体であるMAS業務（Management Advisory Service）とは区別して考える必要がある。中小企業の経営改善業務においては、単純に

経営活動改善に対して助言する程度では実効性が薄い。
　次に、MS業務の基本的な目的は次の3つである。
①企業間の激烈な競争に打ち勝って、まず生き残ってもらうこと。
②企業の永続性を確立するために、この基盤づくりに助力し、援助する。
③企業経営の安定性の確立を援助すること。

2) MS業務の領域・内容

　MS業務は3つの領域をもっている。
①経営意思決定援助
　経営計画とその運用管理に対する立案・勧告・援助
②経営管理システム援助
　経営活動の計画と実績を正確に迅速に把握する経営管理システムを構築すること。
③人材開発育成指導業務
　経営意思決定援助や、経営管理システム援助業務を実効ならしめるために、能力開発計画を作成し社員教育(経営者教育、管理者教育を含む)をし、また実行の援助をする。

※一つのMS業務が他のMS業務の必要性を喚起し、相互に関係し、かつ補充しあう関係にある。このような総合的視点からMS業務を展開しないと指導の実効性が薄い。

3) 医業経営MS業務の特異性

　わたしたちの関与先の大半が中小病医院である。
①中小病医院における院長の存在性・特性を理解してMS業務を展開すること。(院長がいるから、病医院が存在しているという特性)
②中小病院には、人材が不足している。
③経営管理組織が不完全である。また、診療所においては院長であるドクターの方針・特性が直接的に経営全般に表現されてくることになる。

4) 病医院におけるMS業務の実施・展開

　医業経営コンサルタントが病医院に対してMS業務を実施・展開する場合の主要業務は、下記の通りである。

①診療収入の計画と管理システムの策定援助
　　診療圏分析によって医療需要の現状と実態を把握することが必要である。そのときの参考として"診療収入のメカニズム"(図序-1)を示す。

図序－1 診療収入のメカニズム

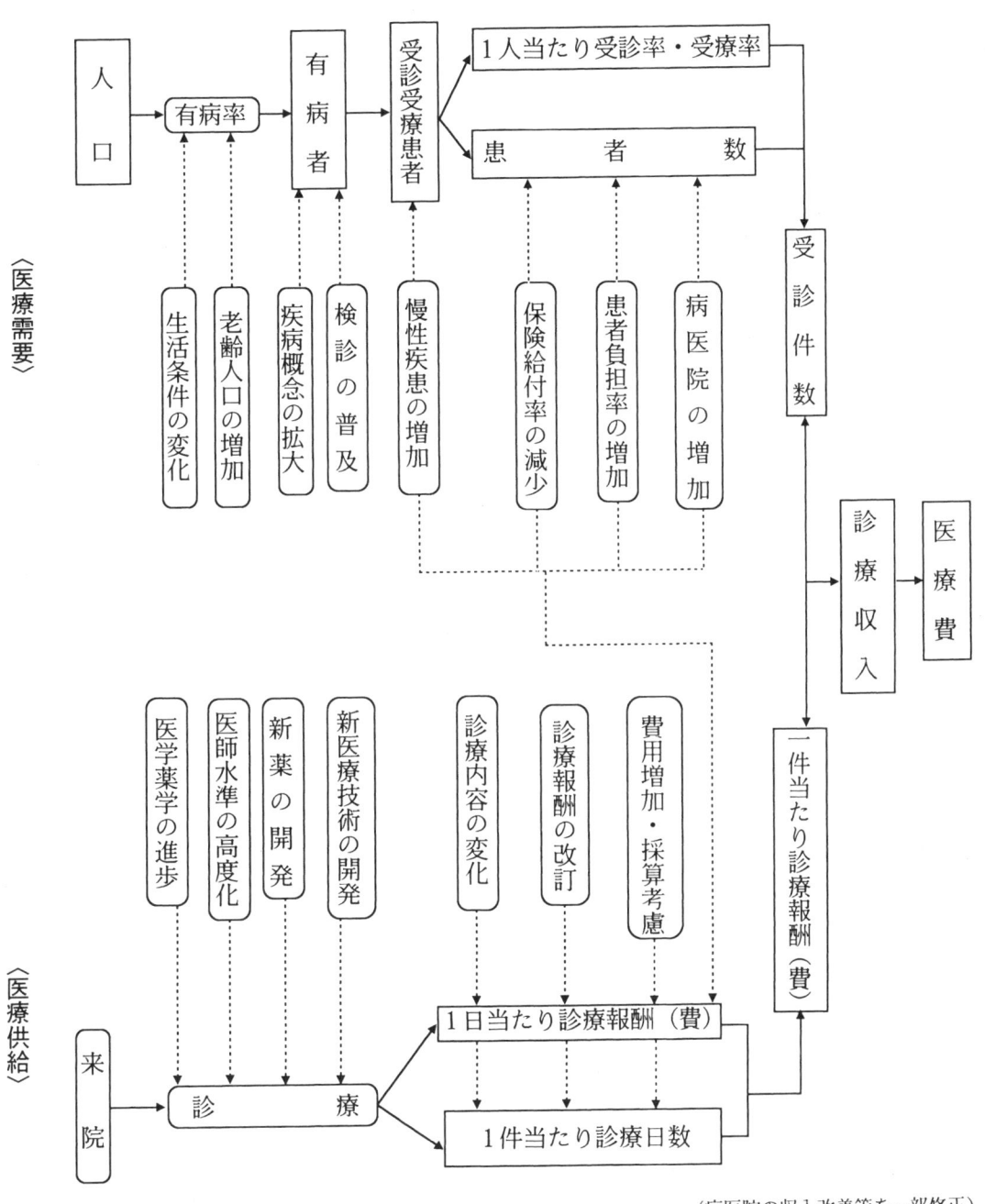

（病医院の収入改善策を一部修正）

②経営診断の実施
　医療環境・自院の経営状況について実態を把握するために経営診断を実施する。

③経営意思決定・経営管理等の判断をしていく医療・経営情報システムの構築の援助
　病医院を取り巻く内外の医療情報あるいは経営情報を収集、分析、評価し、それを定型化した情報として継続・定着させ、それらの情報を用いてすべての判断をしていく医療・経営情報システムの構築を援助していく。

④診療行為の改善援助・診療行為の経営的側面へのアドバイス
　医業経営コンサルタントは、ドクターの診療行為そのものには関与できないし、また、してはならないが、それが治療点数―診療収入という側面から把握される場合には、診療行為の経営的側面に関心を向けざるをえない。
　すなわち、医業のすべての基となる診療収入、その基となる診療行為を放置しては病医院の収入計画・利益計画などを立案・算定することは不可能となるし、また、収入の改善はできなくなるからである。

⑤予算・管理の実施援助
　経営上重要な費用については分析・評価し、収入とともに予算・管理の実施を指導・援助する。

⑥資金管理システムの援助
　病医院の資金管理は、他の事業と比べると比較的に単純である。それは収入については大部分が社会保険診療収入であるために一部負担金はその都度窓口で、残りは、支払基金、連合会に請求後2ヶ月以内に振込みになるからである。
　病医院に欠けているのは、適正な資金繰り計画と資金調達計画であり、金融機関との関係では高金利や過剰担保となっているケースも多く、実態に合った金融政策が必要である。

⑦人事・労務管理システムの援助
専門職種が多く、人事の労務管理とくに組織管理等の面が立ち遅れているからである。

⑧設備資金計画の援助
　病医院の倒産の原因は、適正な経営計画が樹立されずに設備投資が過大であるケースが大半を占めている。その一方、医療の近代化を図るためにはこの設備投資は避けられない命題でもある。そこでまず、設備投資余力計算を科学的かつ合理的に行い、

それに基づいて、設備投資計画と資金の調達・運用計画を算定すべきである。

⑨税務管理の援助

病医院の税務管理は、"ライフタックスプラン"を基本にして毎年の"タックス・セービング"を実施していくことが必要。病医院経営者は高額所得者が非常に多い。それは、種々の避けられない理由や税制の不備に負うところが大であるが、結果的には税務管理の稚拙さも大きく影響している。

⑩ドクターである院長、理事長の経営者としての意識変革の援助

ドクターは医療の専門家ではあるが、経営の専門家ではない。また、診療と管理の分離を理解しかつ実践し、診療は病医院で、管理は管理部門、または、MS法人で行うよう指導することも必要である。そこでドクターに対して経営者としての知識の涵養や資質の向上を図るように提案し、援助することが必要不可欠であり重要となる。

4．病医院の現状

1）医療施設数

わが国の平成19年10月1日現在における施設数は、総計176,192施設（内訳は病院8,862施設、一般診療所99,532施設、歯科診療所67,798施設）となっている（表序－1）。また、病床数は1,775,481病床（内訳は病院1,620,173病床、一般診療所155,143病床、歯科診療所165病床）である（表序－2）。

施設の種類別にみた病院数の年次推移および一般診療所（有床、無床）及び歯科診療所数の年次推移は図序－2の通りである。病院の施設数は平成2年まで増加傾向であったが、平成3年で30施設が初めて減少し、平成19年までに平成2年と比較すると1,234施設減少している。病院の経営悪化がその基本的要因であると思われる。その中味をみてみると平成3年と比較すると平成19年で1,234の一般病院が減少している。

次に診療所の施設数は、一般診療所数はH10年90,556→H19年99,532と8,976増加している。H10とH19を比較すると無床診療所は15,974増加し、有床診療所は6,998減少している。さらに有床診療所は有床から無床への種別変更あるいは廃止・休止があり平成18年10月から平成19年9月までに459減少している。歯科診療所はH10年61,651→H19年67,798と6,147増加している（表序－3）。

また、開設者別にみた施設数の動態状況は、病院については医療法人病院の廃止・休止が著しく、開設者変更の内容は個人から医療法人になっている理由が37と多い。一般

診療所も開廃は開設・再開5,248、廃止・休止が4,325、純増923と目立っている。また、一人医師医療法人が2,121増加し、平成19年10月1日現在で一人医師医療法人数が34,317施設数となった（表序－4，表序－5）。

表序－6の病床の規模別にみた施設数では、病床100床未満の病床数の減少傾向が大きく、150～199床は13増加、200～299床は3減少、300床以上は増加と減少とがみられる。

表序－7の病床種類別にみた病床数では総数では11,168減少し、その内訳は病院6,416減少（療養病床6,830減少、精神病床1,249減少、結核病床587減少、一般病床2,220増加、感染症病床30増加）、一般診療所4,755減少、歯科診療所3増加している。

表序－8の開設者別にみた病床数では、個人病院の病床数が平成19年では平成18年と比較し1年間で6,100床減少し、また一般診療所では個人病床が4,755床減少し、一人医師医療法人が1,200床増加していることから個人から一人医師医療法人へと病床が変更となっていることがわかる。

表序－9の都道府県別にみた人口10万対病院・一般診療所数でも、西日本地区が全国平均を上回っている傾向にある。このことから考えて、一般診療所の開院は、施設数からみると東日本地区の方が西日本地区と比較して恵まれている環境であるといえる。

同じく表序－9の都道府県別にみた人口10万対歯科診療所数は、全国平均53.1以下となっている都道府県がほとんどである（東京都が82.7と高く、以下大阪府61.2、福岡県59.2と続いている）。

さらに、人口10万対病院病床数は全国平均1,268.0であるが、施設面と同じく東日本地区が平均を下回っている都県が多いが、西日本地区では平均を上回っている府県が多い（表序－10）。

療養病床を有する施設数はH18年6,414に対しH19年6,022と392減少している（表序－11、図序－3）。内訳は病院108、一般診療所284と一般診療所が多い。また、療養病床数はH18年371,814に対しH19年362,393と9,421減少（内訳は病院6,830、一般診療所2,591減少）しており、やや減少傾向であるが、約36万床あり療養病床再編（療養病床を23万床にする）は今後の病医院経営の大きな課題である。

2）開業医の現状と将来

図序－4、表序－12にみた従事する施設の種別にみた医師数の年次推移の傾向はいずれも増加しているが、病院（医育機関附属の病院を除く）が46.9％、診療所は36.1％、医育機関附属の病院は17.0％と近年構成割合は変化していない。また、年齢階級別にみた施設の種別医師数によると50歳以上は診療所の構成割合が病院の勤務者より多い。更に年齢が高くなるにしたがって診療所の医師割合が高くなっていることがわかる（図序－5）。

次に、診療所に従事する医師数をみると、「50～59歳」28,640人（構成割合30.1％）と最も多く、次いで「40～49歳」が23,138人（24.3％）、「70歳以上」21,748人（22.8％）、「60～69歳」14,436人（15.2％）となっている。「70歳以上」21,748人は世代交代の時期であり、「60～69歳」14,436人と合わせて、開業チャンスは今後とも継続的にある。

　また、平均年齢の年次推移をみると、昭和50年の54.4歳から平成6年の58.7歳まで上昇が続いたが、平成18年は58歳と平成8年から下降している（図序－6）。

　表序－13による施設・業務の種別にみた歯科医師数は「医療施設の従事者」が94,593人（総数の97.3％）で圧倒的に多く、前回に比べ1,897人（2.0％）増加している。

　表序－14による施設の種別・年齢階級別にみた医療施設に従事する歯科医師数にみると、歯科診療所の開設は一般診療所の開設より8.2歳程早いことがわかる。また、歯科診療所の施設数は全国的に飽和状態であり、開業にあたっては立地選定と診療圏分析も含め十分な検討が必要である。

　表序－15の性・年齢階級別にみた医療施設に従事する医師数は、男が218,318人で前回に比べ3,690人（1.7％）増加し、女は45,222人で、同3,182人（7.6％）増加している。平成8年と比較すると、平成18年では男は21,349人増加、女は15,670人増加となっている。また、「29歳以下」について性別構成割合の年次推移をみると、昭和55年の女12.8％に対し平成18年では女35.8％となっており、女の割合が年々増加している。

　表序－16の診療科名（主たる）別にみた医師数をみると、平成18年は「内科」が70,470人（26.7％）と最も多く、「外科」21,574人（8.2％）、「整形外科」18,870人（7.2％）となっている。平成18年から調査を開始した「病理」「救命救急」「研修医」はそれぞれ1,297人（0.5％）、1,698人（0.6％）、14,402人（5.5％）となっている。

　「診療科名（主たる）」の構成割合を男女別にみると、「男」は「内科」が最も多く、次いで「外科」「整形外科」となっており、「女」は「内科」が最も多く、次いで「研修医」「小児科」「眼科」となっている。平均年齢をみると、「婦人科」が57.5歳と最も高く、「研修医」が27.8歳と最も低くなっている（表序－16）。

　施設の種別でみると、診療所では「内科」39,374人（41.4％）が最も多く、次いで「眼科」7,573人（8.0％）、「整形外科」7,017人（7.4％）となっている。「診療科名（主たる）」の構成割合を男女別にみると、「男」は「内科」が最も多く、次いで「整形外科」「眼科」となっており、「女」は「内科」が最も多く、次いで「眼科」「小児科」となっている。また、「診療科名（主たる）」別に男女の構成割合をみると、「女」は病院では「皮膚科」が45.5％、診療所では「眼科」が35.9％と最も多くなっている（表序－17）。

　病院・診療所における従事者の平均年齢をみると、病院42.4歳、診療所58.0歳と診療所が高くなっている。これを診療科名（主たる）別にみると、診療所では「外科」が最も高く、次いで「婦人科」「小児外科」「産婦人科」となっている。病院と診療所の従事者の平均年齢の差は、「小児外科」が最も大きく、次いで「外科」「耳鼻咽喉科」「産婦

人科」「小児科」となっている（表序－17、図序－7）。

　診療科名（主たる）が「小児科」の従事者は、14,700人となっており、平成6年以降増加している。一方、診療科名（主たる）が「産婦人科」の従事者は9,592人となっており、平成6年以降減少傾向となっている。「産科」の従事者は482人と平成6年以降横ばい傾向となっている（図序－8）。

　「診療科名（複数回答）」別にみた医師数は、「内科」が95,379人（36.2％）と最も多く、次いで「外科」32,448人（12.3％）、「消化器科（胃腸科）」31,898人（12.1％）となっている。「診療科名（複数回答）」の構成割合を病院・診療所別にみると、病院では「内科」が最も多くなっており、診療所では「内科」が最も多く、次いで「小児科」「消化器科（胃腸科）」となっている（表序－18）。

　最近の傾向としては、開業しないで勤務医になる傾向が多いのも事実である。一つには、医療をとりまく外部環境（医療費抑制、医師急増、薬価大幅引き下げ、老人医療、保険本人等患者の一部負担増など）の変化と、医師自体が現在に満足し、自分の専門を生かしたいが、負担が大きくなる、開業資金がない、将来が不安である等の理由により、開業医を目指さない傾向も一方にはある。

　しかしながら、地域医療及びプライマリーケアとしての開業医は、今後とも重要な役割を果たしていくことが期待されることを医業経営コンサルタントとしては留意しておく必要がある。

表序-1 都道府県別にみた施設数

平成19(2007)年10月1日現在

	施設数					
	病　　院	精神科病院（再掲）	一般病院（再掲）	一般診療所	有床（再掲）	歯科診療所
全　　　国	8 862	1 076	7 785	99 532	12 399	67 798
北　海　道	604	70	534	3 381	595	3 051
青　　森	106	15	91	969	283	579
岩　　手	100	16	84	931	186	604
宮　　城	146	26	120	1 590	232	1 058
秋　　田	78	16	62	817	116	473
山　　形	71	13	58	930	115	467
福　　島	145	23	122	1 470	203	915
茨　　城	194	21	173	1 714	227	1 376
栃　　木	115	18	97	1 424	208	991
群　　馬	140	13	127	1 561	201	953
埼　　玉	356	49	307	3 930	373	3 307
千　　葉	287	35	252	3 697	331	3 121
東　　京	650	54	596	12 641	886	10 551
神　奈　川	348	45	303	6 320	432	4 777
新　　潟	137	21	116	1 718	117	1 186
富　　山	115	19	96	774	99	464
石　　川	105	13	92	857	125	489
福　　井	82	10	72	582	129	273
山　　梨	61	8	53	658	76	419
長　　野	138	16	122	1 555	166	1 003
岐　　阜	103	13	90	1 542	210	938
静　　岡	187	32	155	2 680	336	1 734
愛　　知	338	38	300	4 932	533	3 611
三　　重	110	13	97	1 486	192	858
滋　　賀	61	7	54	941	51	545
京　　都	177	12	165	2 530	183	1 323
大　　阪	547	39	508	8 291	425	5 394
兵　　庫	354	32	322	4 891	366	2 910
奈　　良	77	4	73	1 141	81	702
和　歌　山	93	9	83	1 084	149	561
鳥　　取	46	5	41	541	73	263
島　　根	60	8	52	749	76	289
岡　　山	181	18	163	1 625	231	993
広　　島	255	30	225	2 636	339	1 529
山　　口	150	29	121	1 318	205	683
徳　　島	120	16	104	800	180	432
香　　川	97	10	87	825	158	456
愛　　媛	146	15	131	1 246	323	692
高　　知	138	13	125	580	118	364
福　　岡	471	61	410	4 461	810	2 994
佐　　賀	110	14	96	686	218	422
長　　崎	166	28	138	1 440	406	748
熊　　本	218	38	180	1 463	428	830
大　　分	165	25	140	973	323	549
宮　　崎	145	15	130	914	261	524
鹿　児　島	275	38	237	1 446	474	810
沖　　縄	94	13	81	792	150	587

注：「病院」には、「結核療養所」を含む。
（出典：平成19年医療施設（動態）調査・病院報告の概況　厚生労働省大臣官房統計情報部編）

表序－2　都道府県別にみた病床数

平成19(2007)年10月1日現在

	病床数				一般診療所
	病院	精神病床（再掲）	療養病床（再掲）	一般病床（再掲）	
全　　　　国	1 620 173	351 188	343 400	913 234	155 143
北　海　道	102 491	21 352	25 958	54 559	9 084
青　　　　森	18 998	4 632	2 951	11 283	4 375
岩　　　　手	19 359	4 796	3 004	11 305	2 553
宮　　　　城	26 562	6 170	3 205	17 019	3 064
秋　　　　田	16 832	4 350	2 438	9 949	1 589
山　　　　形	15 586	3 933	1 892	9 693	1 218
福　　　　島	29 397	7 611	4 368	17 141	2 708
茨　　　　城	33 157	7 556	5 998	19 342	2 833
栃　　　　木	22 521	5 315	4 565	12 481	2 739
群　　　　馬	25 471	5 261	5 067	15 018	2 173
埼　　　　玉	63 062	14 453	13 364	34 918	4 020
千　　　　葉	56 796	13 228	9 752	33 396	3 758
東　　　　京	129 611	24 775	20 576	83 270	6 537
神　奈　川	74 064	14 140	12 642	46 858	3 970
新　　　　潟	30 194	7 039	5 340	17 659	1 251
富　　　　山	18 151	3 502	5 385	9 132	1 341
石　　　　川	19 619	3 849	5 016	10 594	1 650
福　　　　井	11 840	2 405	2 661	6 646	1 753
山　　　　梨	11 431	2 469	2 425	6 415	904
長　　　　野	25 206	5 268	3 943	15 817	1 786
岐　　　　阜	20 833	4 300	3 437	12 909	2 377
静　　　　岡	41 216	7 156	11 460	22 354	3 381
愛　　　　知	68 858	13 274	14 081	41 043	6 085
三　　　　重	21 254	4 907	4 807	11 440	2 238
滋　　　　賀	15 037	2 413	2 934	9 526	589
京　　　　都	36 650	6 503	6 635	23 125	1 368
大　　　　阪	110 840	19 792	23 640	66 164	3 635
兵　　　　庫	64 767	11 859	14 352	38 113	4 190
奈　　　　良	16 867	2 987	3 355	10 407	780
和　歌　山	14 374	2 369	2 609	9 206	1 892
鳥　　　　取	9 340	2 076	1 914	5 299	946
島　　　　根	12 086	2 602	2 583	6 779	943
岡　　　　山	30 616	5 858	5 284	19 167	3 200
広　　　　島	41 981	9 449	10 765	21 504	4 732
山　　　　口	27 882	6 182	9 726	11 789	2 831
徳　　　　島	15 357	4 071	4 615	6 554	2 884
香　　　　川	16 387	3 905	2 651	9 678	2 447
愛　　　　媛	23 218	5 220	5 535	12 284	4 874
高　　　　知	19 124	3 853	7 308	7 740	1 877
福　　　　岡	88 155	21 815	22 404	43 353	10 870
佐　　　　賀	15 479	4 370	4 526	6 453	3 163
長　　　　崎	27 799	8 111	6 709	12 712	5 672
熊　　　　本	35 860	9 021	10 085	16 430	6 841
大　　　　分	20 877	5 398	3 137	12 148	4 930
宮　　　　崎	19 964	6 012	4 277	9 535	4 081
鹿　児　島	35 425	9 982	9 902	15 265	7 241
沖　　　　縄	19 579	5 599	4 119	9 762	1 770

注：「病院」には、「感染症病床」及び「結核病床」を含む。
　　（出典：平成19年医療施設（動態）調査・病院報告の概況　厚生労働省大臣官房統計情報部編）

序　章　病医院経営の特性

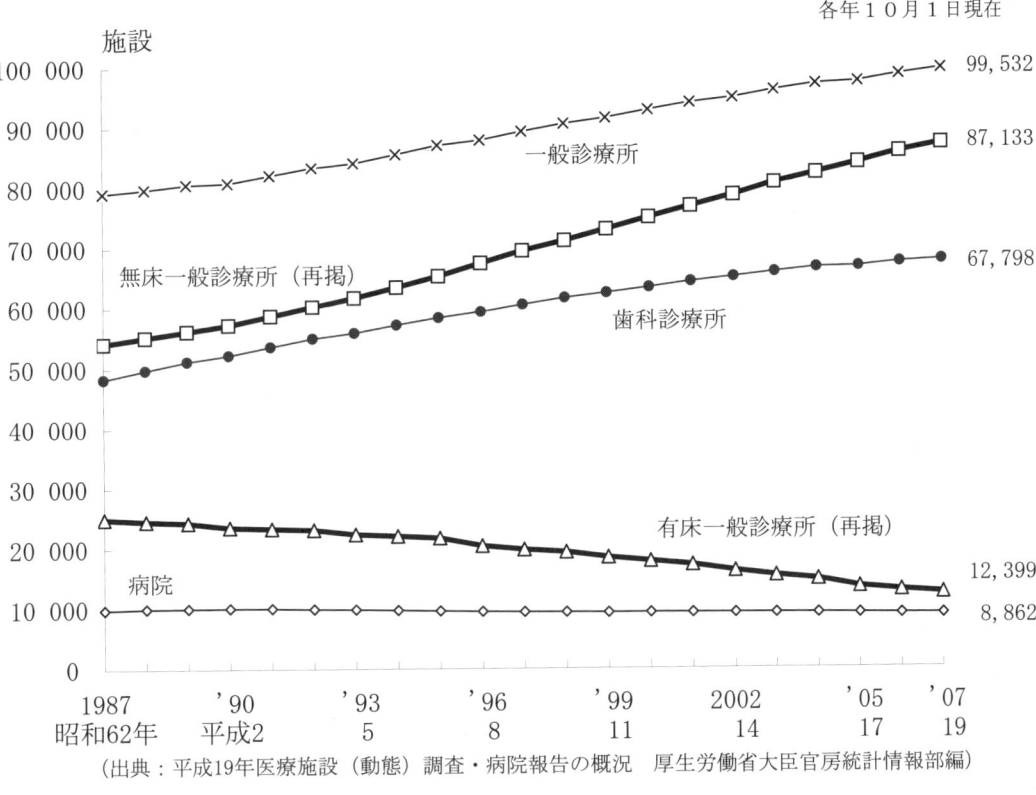

図序－2　医療施設数の年次推移

(出典：平成19年医療施設（動態）調査・病院報告の概況　厚生労働省大臣官房統計情報部編)

表序－3　施設の種類別にみた施設数

各年10月1日現在

	施設数 平成19年(2007)	施設数 平成18年(2006)	対前年 増減数	対前年 増減率(%)	構成割合(%) 平成19年(2007)	構成割合(%) 平成18年(2006)
総　　数	176 192	174 944	1 248	0.7	…	…
病　　院	8 862	8 943	△ 81	△ 0.9	100.0	100.0
精神科病院	1 076	1 072	4	0.4	12.1	12.0
結核療養所	1	1	－	－	0.0	0.0
一般病院	7 785	7 870	△ 85	△ 1.1	87.8	88.0
（再掲）療養病床を有する病院	4 135	4 243	△ 108	△ 2.5	46.7	47.4
一般診療所	99 532	98 609	923	0.9	100.0	100.0
有　床	12 399	12 858	△ 459	△ 3.6	12.5	13.0
（再掲）療養病床を有する一般診療所	1 887	2 171	△ 284	△ 13.1	1.9	2.2
無　床	87 133	85 751	1 382	1.6	87.5	87.0
歯科診療所	67 798	67 392	406	0.6	100.0	100.0
有　床	48	47	1	2.1	0.1	0.1
無　床	67 750	67 345	405	0.6	99.9	99.9

(出典：平成19年医療施設（動態）調査・病院報告の概況　厚生労働省大臣官房統計情報部編)

表序-4　開設者分類別にみた施設数の動態状況

	平成19年10月1日現在	増減数					平成18年10月1日現在
			（平成18(2006)年10月～平成19(2007)年9月）				
			増		減		
			開設	再開	廃止	休止	開設者変更	
病　院	8 862	△ 81	106	4	175	16	・	8 943
医療法人	5 702	8	69	4	92	10	37	5 694
個　人	533	△ 71	3	－	33	2	△ 39	604
その他	2 627	△ 18	34	－	50	4	2	2 645
一般診療所	99 532	923	5 083	165	3 718	607	・	98 609
医療法人	34 317	2 121	1 153	45	763	177	1 863	32 196
個　人	49 010	△1 345	3 349	82	2 589	334	△1 853	50 355
その他	16 205	147	581	38	366	96	△ 10	16 058
歯科診療所	67 798	406	2 109	52	1 604	151	・	67 392
医療法人	9 922	549	285	12	194	25	471	9 373
個　人	57 220	△ 146	1 808	37	1 397	122	△ 472	57 366
その他	656	3	16	3	13	4	1	653

注：　「その他」は、「国」、「公的医療機関」、「社会保険関係団体」等の開設者である。
（出典：平成19年医療施設（動態）調査・病院報告の概況　厚生労働省大臣官房統計情報部編）

表序-5　開設者分類を変更した施設数

平成18(2006)年10月～平成19(2007)年9月

			変　更　前			
			総　数	医療法人	個　人	その他
変更後	病院	総　数	66	5	43	18
		医療法人	42	・	42	－
		個　人	4	2	・	2
		その他	20	3	1	16
	一般診療所	総　数	2 067	78	1 936	53
		医療法人	1 941	・	1 927	14
		個　人	83	76	・	7
		その他	43	2	9	32
	歯科診療所	総　数	638	79	553	6
		医療法人	550	・	549	1
		個　人	81	79	・	2
		その他	7	－	4	3

注：　「その他」は、「国」、「公的医療機関」、「社会保険関係団体」等の開設者である。
（出典：平成19年医療施設（動態）調査・病院報告の概況　厚生労働省大臣官房統計情報部編）

表序－6　病床の規模別にみた施設数

各年10月1日現在

	施設数 平成19年(2007)	施設数 平成18年(2006)	対前年 増減数	対前年 増減率(%)	構成割合(%) 平成19年(2007)	構成割合(%) 平成18年(2006)
病　　　院	8 862	8 943	△ 81	△ 0.9	100.0	100.0
２０～４９床	1 093	1 150	△ 57	△ 5.0	12.3	12.9
５０～９９	2 298	2 332	△ 34	△ 1.5	25.9	26.1
１００～１４９	1 430	1 427	3	0.2	16.1	16.0
１５０～１９９	1 295	1 282	13	1.0	14.6	14.3
２００～２９９	1 150	1 153	△ 3	△ 0.3	13.0	12.9
３００～３９９	763	758	5	0.7	8.6	8.5
４００～４９９	360	362	△ 2	△ 0.6	4.1	4.0
５００～５９９	199	201	△ 2	△ 1.0	2.2	2.2
６００～６９９	120	123	△ 3	△ 2.4	1.4	1.4
７００～７９９	56	57	△ 1	△ 1.8	0.6	0.6
８００～８９９	33	32	1	3.1	0.4	0.4
９００床以上	65	66	△ 1	△ 1.5	0.7	0.7
一般診療所（有床）	12 399	12 858	△ 459	△ 3.6	100.0	100.0
１～　９床	4 538	4 759	△ 221	△ 4.6	36.6	37.0
１０～１９	7 861	8 099	△ 238	△ 2.9	63.4	63.0

（出典：平成19年医療施設（動態）調査・病院報告の概況　厚生労働省大臣官房統計情報部編）

表序－7　病床の種類別にみた病床数

各年10月1日現在

	病床数 平成19年(2007)	病床数 平成18年(2006)	対前年 増減数	対前年 増減率(%)	構成割合(%) 平成19年(2007)	構成割合(%) 平成18年(2006)
総　　数	1 775 481	1 786 649	△ 11 168	△ 0.6	…	…
病　　院	1 620 173	1 626 589	△ 6 416	△ 0.4	100.0	100.0
精神病床	351 188	352 437	△ 1 249	△ 0.4	21.7	21.7
精神科病院	258 748	259 580	△ 832	△ 0.3	16.0	16.0
一般病院	92 440	92 857	△ 417	△ 0.4	5.7	5.7
感染症病床	1 809	1 779	30	1.7	0.1	0.1
結核病床	10 542	11 129	△ 587	△ 5.3	0.7	0.7
結核療養所	93	93	－	－	0.0	0.0
一般病院	10 449	11 036	△ 587	△ 5.3	0.6	0.7
療養病床　（A）	343 400	350 230	△ 6 830	△ 2.0	21.2	21.5
一般病床	913 234	911 014	2 220	0.2	56.4	56.0
一般診療所	155 143	159 898	△ 4 755	△ 3.0	100.0	100.0
（再掲）療養病床（B）	18 993	21 584	△ 2 591	△ 12.0	12.2	13.5
歯科診療所	165	162	3	1.9	…	…
療養病床総数 (A)+(B)	362 393	371 814	△ 9 421	△ 2.5	…	…

（出典：平成19年医療施設（動態）調査・病院報告の概況　厚生労働省大臣官房統計情報部編）

表序－8　開設者別にみた病床数

各年10月1日現在

	病床数 平成19年(2007)	病床数 平成18年(2006)	対前年 増減数	対前年 増減率(%)	構成割合(%) 平成19年(2007)	構成割合(%) 平成18年(2006)	1施設当たり病床数
病　院	1 620 173	1 626 589	△ 6 416	△ 0.4	100.0	100.0	182.8
国	123 208	124 191	△ 983	△ 0.8	7.6	7.6	423.4
公的医療機関	338 200	347 299	△ 9 099	△ 2.6	20.9	21.4	255.2
社会保険関係団体	36 357	36 699	△ 342	△ 0.9	2.2	2.3	295.6
医療法人	847 587	842 864	4 723	0.6	52.3	51.8	148.6
個人	49 061	55 161	△ 6 100	△ 11.1	3.0	3.4	92.0
その他	225 760	220 375	5 385	2.4	13.9	13.5	254.2
一般診療所	155 143	159 898	△ 4 755	△ 3.0	100.0	100.0	12.5
国	2 301	2 332	△ 31	△ 1.3	1.5	1.5	10.0
公的医療機関	2 931	3 003	△ 72	△ 2.4	1.9	1.9	12.0
社会保険関係団体	42	44	△ 2	△ 4.5	0.0	0.0	8.4
医療法人	95 470	94 270	1 200	1.3	61.5	59.0	13.9
個人	52 673	58 432	△ 5 759	△ 9.9	34.0	36.5	10.8
その他	1 726	1 817	△ 91	△ 5.0	1.1	1.1	12.2

注：一般診療所の「1施設当たり病床数」は、有床診療所に対する数値である。

（出典：平成19年医療施設（動態）調査・病院報告の概況　厚生労働省大臣官房統計情報部編）

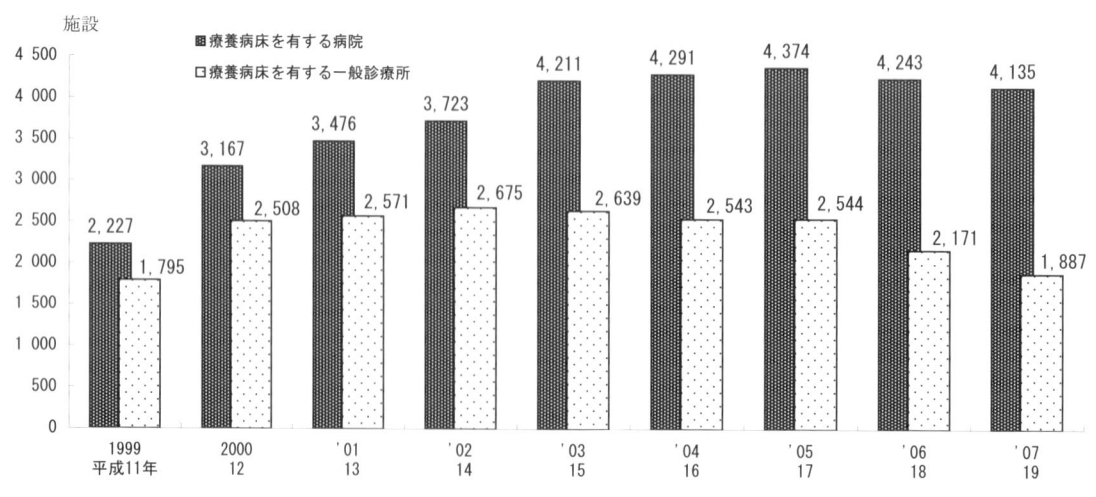

図序－3　療養病床を有する施設数の年次推移

（出典：平成19年医療施設（動態）調査・病院報告の概況　厚生労働省大臣官房統計情報部編）

表序－9　都道府県別にみた人口１０万対施設数

平成19(2007)年10月1日現在

	人口１０万対施設数					
	病　院	精神科病院 (再掲)	一般病院 (再掲)	一般診療所	有床 (再掲)	歯科 診療所
全　　　国	6.9	0.8	6.1	77.9	9.7	53.1
北　海　道	10.8	1.3	9.6	60.7	10.7	54.8
青　　　森	7.5	1.1	6.5	68.9	20.1	41.2
岩　　　手	7.3	1.2	6.2	68.3	13.6	44.3
宮　　　城	6.2	1.1	5.1	67.7	9.9	45.1
秋　　　田	7.0	1.4	5.5	72.9	10.3	42.2
山　　　形	5.9	1.1	4.8	77.6	9.6	39.0
福　　　島	7.0	1.1	5.9	71.1	9.8	44.3
茨　　　城	6.5	0.7	5.8	57.7	7.6	46.3
栃　　　木	5.7	0.9	4.8	70.7	10.3	49.2
群　　　馬	6.9	0.6	6.3	77.4	10.0	47.3
埼　　　玉	5.0	0.7	4.3	55.4	5.3	46.6
千　　　葉	4.7	0.6	4.1	60.6	5.4	51.2
東　　　京	5.1	0.4	4.7	99.1	6.9	82.7
神　奈　川	3.9	0.5	3.4	71.2	4.9	53.8
新　　　潟	5.7	0.9	4.8	71.4	4.9	49.3
富　　　山	10.4	1.7	8.7	70.0	9.0	42.0
石　　　川	9.0	1.1	7.9	73.2	10.7	41.8
福　　　井	10.0	1.2	8.8	71.3	15.8	33.5
山　　　梨	7.0	0.9	6.0	75.0	8.7	47.8
長　　　野	6.3	0.7	5.6	71.3	7.6	46.0
岐　　　阜	4.9	0.6	4.3	73.3	10.0	44.6
静　　　岡	4.9	0.8	4.1	70.5	8.8	45.6
愛　　　知	4.6	0.5	4.1	67.0	7.2	49.1
三　　　重	5.9	0.7	5.2	79.2	10.2	45.7
滋　　　賀	4.4	0.5	3.9	67.4	3.7	39.0
京　　　都	6.7	0.5	6.3	96.0	6.9	50.2
大　　　阪	6.2	0.4	5.8	94.1	4.8	61.2
兵　　　庫	6.3	0.6	5.8	87.5	6.5	52.1
奈　　　良	5.5	0.3	5.2	80.9	5.7	49.8
和　歌　山	9.1	0.9	8.1	106.4	14.6	55.1
鳥　　　取	7.7	0.8	6.8	90.2	12.2	43.8
島　　　根	8.2	1.1	7.1	102.5	10.4	39.5
岡　　　山	9.3	0.9	8.3	83.2	11.8	50.8
広　　　島	8.9	1.0	7.8	91.8	11.8	53.2
山　　　口	10.2	2.0	8.2	89.4	13.9	46.3
徳　　　島	15.0	2.0	13.0	100.0	22.5	54.0
香　　　川	9.6	1.0	8.6	82.0	15.7	45.3
愛　　　媛	10.1	1.0	9.0	85.8	22.2	47.7
高　　　知	17.6	1.7	16.0	74.2	15.1	46.5
福　　　岡	9.3	1.2	8.1	88.2	16.0	59.2
佐　　　賀	12.8	1.6	11.2	79.9	25.4	49.1
長　　　崎	11.4	1.9	9.5	99.1	27.9	51.5
熊　　　本	11.9	2.1	9.8	80.0	23.4	45.4
大　　　分	13.7	2.1	11.6	80.9	26.8	45.6
宮　　　崎	12.7	1.3	11.4	80.0	22.8	45.8
鹿　児　島	15.9	2.2	13.7	83.6	27.4	46.8
沖　　　縄	6.8	0.9	5.9	57.7	10.9	42.8

注：「病院」には、「結核療養所」を含む。

（出典：平成19年医療施設（動態）調査・病院報告の概況　厚生労働省大臣官房統計情報部編）

表序－10　都道府県別にみた人口10万対病床数

平成19(2007)年10月1日現在

	人口10万対病床数 病院	精神病床(再掲)	療養病床(再掲)	一般病床(再掲)	一般診療所
全　　　国	1 268.0	274.9	268.8	714.7	121.4
北　海　道	1 840.1	383.3	466.0	979.5	163.1
青　　森	1 350.2	329.2	209.7	801.9	310.9
岩　　手	1 419.3	351.6	220.2	828.8	187.2
宮　　城	1 131.7	262.9	136.6	725.1	130.5
秋　　田	1 501.5	388.0	217.5	887.5	141.7
山　　形	1 301.0	328.3	157.9	809.1	101.7
福　　島	1 422.2	368.2	211.3	829.3	131.0
茨　　城	1 116.8	254.5	202.0	651.5	95.4
栃　　木	1 118.2	263.9	226.7	619.7	136.0
群　　馬	1 263.4	261.0	251.3	744.9	107.8
埼　　玉	889.4	203.9	188.5	492.5	56.7
千　　葉	931.4	216.9	159.9	547.7	61.6
東　　京	1 015.9	194.2	161.3	652.7	51.2
神　奈　川	834.1	159.2	142.4	527.7	44.7
新　　潟	1 255.5	292.7	222.0	734.3	52.0
富　　山	1 641.1	316.6	486.9	825.7	121.2
石　　川	1 676.8	329.0	428.7	905.5	141.0
福　　井	1 451.0	294.7	326.1	814.5	214.8
山　　梨	1 303.4	281.5	276.5	731.5	103.1
長　　野	1 156.2	241.7	180.9	725.6	81.9
岐　　阜	990.2	204.4	163.4	613.5	113.0
静　　岡	1 084.3	188.3	301.5	588.1	89.0
愛　　知	935.6	180.4	191.3	557.6	82.7
三　　重	1 132.9	261.6	256.2	609.8	119.3
滋　　賀	1 077.1	172.9	210.2	682.4	42.2
京　　都	1 390.9	246.8	251.8	877.6	51.9
大　　阪	1 257.8	224.6	268.3	750.8	41.3
兵　　庫	1 158.8	212.2	256.8	681.9	75.0
奈　　良	1 196.2	211.8	237.9	738.1	55.3
和　歌　山	1 410.6	232.5	256.0	903.4	185.7
鳥　　取	1 556.7	346.0	319.0	883.2	157.7
島　　根	1 653.4	356.0	353.4	927.4	129.0
岡　　山	1 567.6	299.9	270.6	981.4	163.9
広　　島	1 461.2	328.9	374.7	748.5	164.7
山　　口	1 891.6	419.4	659.8	799.8	192.1
徳　　島	1 919.6	508.9	576.9	819.3	360.5
香　　川	1 628.9	388.2	263.5	962.0	243.2
愛　　媛	1 599.0	359.5	381.2	846.0	335.7
高　　知	2 445.5	492.7	934.5	989.8	240.0
福　　岡	1 743.6	431.5	443.1	857.5	215.0
佐　　賀	1 802.0	508.7	526.9	751.2	368.2
長　　崎	1 913.2	558.2	461.7	874.9	390.4
熊　　本	1 961.7	493.5	551.7	898.8	374.2
大　　分	1 735.4	448.7	260.8	1 009.8	409.8
宮　　崎	1 746.6	526.0	374.2	834.2	357.0
鹿　児　島	2 047.7	577.0	572.4	882.4	418.6
沖　　縄	1 426.0	407.8	300.0	711.0	128.9

注：「病院」には、「感染症病床」及び「結核病床」を含む。

（出典：平成19年医療施設（動態）調査・病院報告の概況　厚生労働省大臣官房統計情報部編）

序　章　病医院経営の特性

表序－11　療養病床の規模別にみた施設数

各年10月1日現在

	施設数 平成19年（2007）	施設数 平成18年（2006）	対前年 増減数	対前年 増減率(%)	構成割合(%) 平成19年（2007）	構成割合(%) 平成18年（2006）
療養病床を有する施設数	6 022	6 414	△ 392	△ 6.1	…	…
病　　　院	4 135	4 243	△ 108	△ 2.5	100.0	100.0
1～　49床	1 532	1 612	△ 80	△ 5.0	37.0	38.0
50～　99	1 508	1 511	△ 3	△ 0.2	36.5	35.6
100～299	1 013	1 041	△ 28	△ 2.7	24.5	24.5
300床以上	82	79	3	3.8	2.0	1.9
一般診療所	1 887	2 171	△ 284	△ 13.1	100.0	100.0
1～　9床	934	1 088	△ 154	△ 14.2	49.5	50.1
10～　19	953	1 083	△ 130	△ 12.0	50.5	49.9

（出典：平成19年医療施設（動態）調査・病院報告の概況　厚生労働省大臣官房統計情報部編）

図序－4　施設の種別にみた医療施設に従事する医師数の年次推移

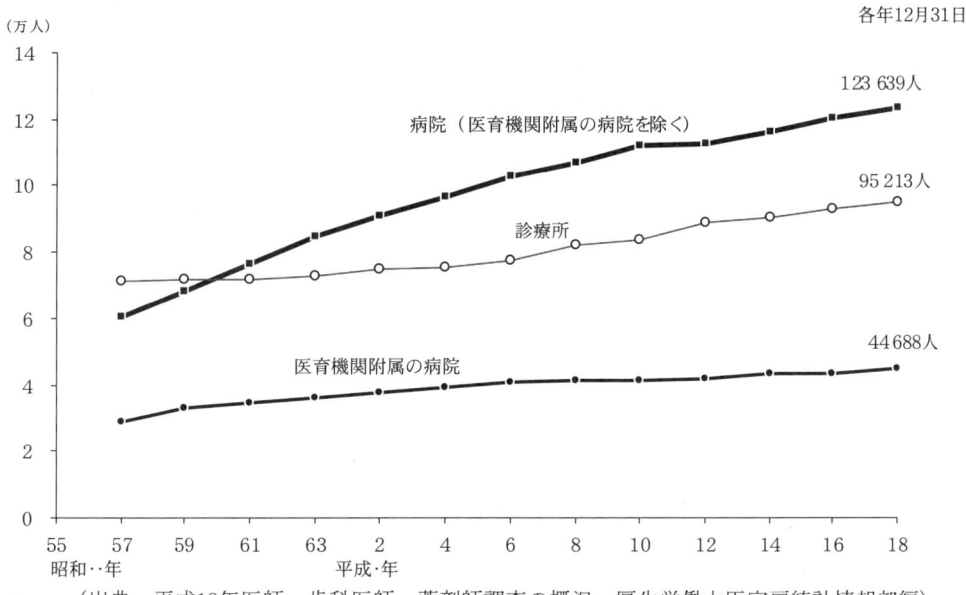

（出典：平成18年医師・歯科医師・薬剤師調査の概況　厚生労働大臣官房統計情報部編）

図序-5　年齢階級別にみた医療施設の種別医師数（平成18年12月31日現在）

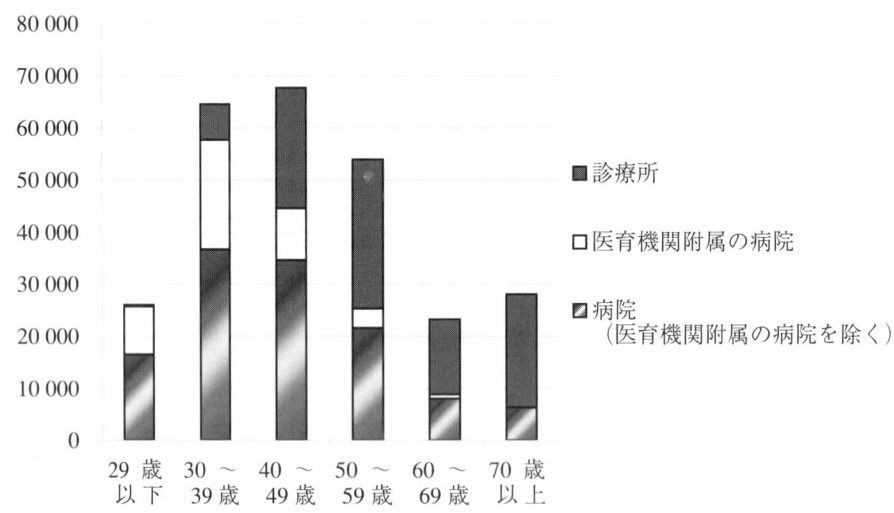

（出典：平成18年医師・歯科医師・薬剤師調査の概況　厚生労働大臣官房統計情報部編より作図）

図序-6　年齢階級別にみた診療所に従事する医師数及び平均年齢の年次推移

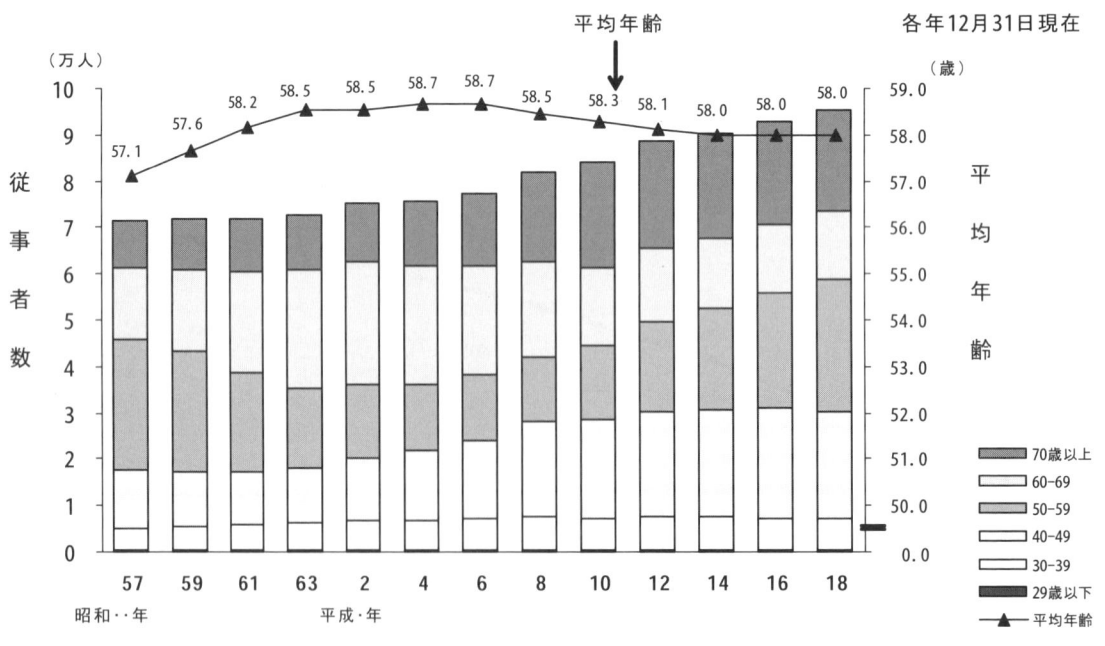

（出典：平成18年医師・歯科医師・薬剤師調査の概況　厚生労働大臣官房統計情報部編）

表序－12　施設の種別・年齢階級別にみた医療施設に従事する医師数

平成18(2006)年12月31日現在

	総数 医師数(人)	総数 構成割合(%)	病院 総数 医師数(人)	病院 総数 構成割合(%)	病院(医育機関附属の病院を除く) 医師数(人)	病院(医育機関附属の病院を除く) 構成割合(%)	医育機関附属の病院 医師数(人)	医育機関附属の病院 構成割合(%)	診療所 医師数(人)	診療所 構成割合(%)
総　数	263 540	100.0	168 327	100.0	123 639	100.0	44 688	100.0	95 213	100.0
29歳以下	25 996	9.9	25 695	15.3	16 480	13.3	9 215	20.6	301	0.3
30～39歳	64 602	24.5	57 652	34.3	36 666	29.7	20 986	47.0	6 950	7.3
40～49歳	67 701	25.7	44 563	26.5	34 668	28.0	9 895	22.1	23 138	24.3
50～59歳	53 919	20.5	25 279	15.0	21 573	17.4	3 706	8.3	28 640	30.1
60～69歳	23 268	8.8	8 832	5.2	7 994	6.5	838	1.9	14 436	15.2
70歳以上	28 054	10.6	6 306	3.7	6 258	5.1	48	0.1	21 748	22.8
平均年齢	48.1歳		42.4歳		44.2歳		37.5歳		58.0歳	

（出典：平成18年医師・歯科医師・薬剤師調査の概況　厚生労働大臣官房統計情報部編）

表序－13　施設・業務の種別にみた歯科医師数及び構成割合

各年12月31日現在

	総数 平成18年(2006) 歯科医師数(人)	総数 平成18年(2006) 構成割合(%)	総数 平成16年(2004) 歯科医師数(人)	対前回増減数(人)	対前回増減率(%)	人口10万対(人) 平成18年(2006)	人口10万対(人) 平成16年(2004)
総　　数	97 198	100.0	95 197	2 001	2.1	76.1	74.6
男	78 254	80.5	77 301	953	1.2	61.2	60.5
女	18 944	19.5	17 896	1 048	5.9	14.8	14.0
医療施設の従事者	94 593	97.3	92 696	1 897	2.0	74.0	72.6
病院の従事者	12 269	12.6	11 638	631	5.4	9.6	9.1
病院(医育機関附属の病院を除く)の開設者又は法人の代表者	13	0.0	10	3	30.0	0.0	0.0
病院(医育機関附属の病院を除く)の勤務者	2 741	2.8	2 550	191	7.5	2.1	2.0
医育機関附属の病院の勤務者	9 515	9.8	9 078	437	4.8	7.4	7.1
臨床系の教官又は教員	3 632	3.7	3 687	△55	△1.5	2.8	2.9
臨床系の勤務医又は大学院生	5 883	6.1	5 391	492	9.1	4.6	4.2
診療所の従事者	82 324	84.7	81 058	1 266	1.6	64.4	63.5
診療所の開設者又は法人の代表者	58 956	60.7	58 545	411	0.7	46.1	45.9
診療所の勤務者	23 368	24.0	22 513	855	3.8	18.3	17.6
介護老人保健施設の従事者	15	0.0	8	7	87.5	0.0	0.0
医療施設・介護老人保健施設以外の従事者	1 336	1.4	1 318	18	1.4	1.0	1.0
医育機関の臨床系以外の勤務者又は大学院生	1 007	1.0	992	15	1.5	0.8	0.8
医育機関以外の教育機関又は研究機関の勤務者	98	0.1	100	△2	△2.0	0.1	0.1
行政機関又は保健衛生業務の従事者	231	0.2	226	5	2.2	0.2	0.2
行政機関の従事者	211	0.2	204	7	3.4	0.2	0.2
行政機関を除く保健衛生業務の従事者	20	0.0	22	△2	△9.1	0.0	0.0
その他の者	1 245	1.3	1 174	71	6.0	1.0	0.9
その他の業務の従事者	161	0.2	179	△18	△10.1	0.1	0.1
無職の者	1 084	1.1	995	89	8.9	0.8	0.8

注：「総数」には、「施設・業務の種別」の不詳を含む。

（出典：平成18年医師・歯科医師・薬剤師調査の概況　厚生労働大臣官房統計情報部編）

表序－14　施設の種別・年齢階級別にみた医療施設に従事する歯科医師数

平成18(2006)年12月31日現在

| | 総数 | | 病院 | | | | | | 診療所 | |
| | | | 総数 | | 病院(医育機関附属の病院を除く) | | 医育機関附属の病院 | | | |
	歯科医師数(人)	構成割合(%)	歯科医師数(人)	構成割合(%)	歯科医師数(人)	構成割合(%)	歯科医師数(人)	構成割合(%)	歯科医師数(人)	構成割合(%)
総　　数	94 593	100.0	12 269	100.0	2 754	100.0	9 515	100.0	82 324	100.0
29歳以下	7 962	8.4	4 775	38.9	454	16.5	4 321	45.4	3 187	3.9
30～39歳	21 355	22.6	4 113	33.5	1 071	38.9	3 042	32.0	17 242	20.9
40～49歳	26 319	27.8	1 993	16.2	730	26.5	1 263	13.3	24 326	29.5
50～59歳	23 504	24.8	1 094	8.9	406	14.7	688	7.2	22 410	27.2
60～69歳	8 499	9.0	261	2.1	72	2.6	189	2.0	8 238	10.0
70歳以上	6 954	7.4	33	0.3	21	0.8	12	0.1	6 921	8.4
平均年齢	47.9歳		35.7歳		40.3歳		34.4歳		49.8歳	

（出典：平成18年医師・歯科医師・薬剤師調査の概況　厚生労働大臣官房統計情報部編）

表序－15　性・年齢階級別にみた医療施設に従事する医師数

各年12月31日現在

| | 医師数(人) | | 対前回増減数(人) | 対前回増減率(%) | 構成割合(%) | | |
	平成18年(2006)	平成16年(2004)			性別[1]	年齢区分[2]	性別・年齢区分[3]
総数	263 540	256 668	6 872	2.7	100.0	100.0	100.0
29歳以下	25 996	25 960	36	0.1	100.0	9.9	9.9
30～39	64 602	63 857	745	1.2	100.0	24.5	24.5
40～49	67 701	68 199	△ 498	△ 0.7	100.0	25.7	25.7
50～59	53 919	46 782	7 137	15.3	100.0	20.5	20.5
60～69	23 268	23 234	34	0.1	100.0	8.8	8.8
70歳以上	28 054	28 636	△ 582	△ 2.0	100.0	10.6	10.6
男	218 318	214 628	3 690	1.7	82.8	100.0	82.8
29歳以下	16 701	16 806	△ 105	△ 0.6	64.2	7.6	6.3
30～39	48 941	49 721	△ 780	△ 1.6	75.8	22.4	18.6
40～49	57 937	59 138	△ 1 201	△ 2.0	85.6	26.5	22.0
50～59	48 424	42 093	6 331	15.0	89.8	22.2	18.4
60～69	21 189	21 355	△ 166	△ 0.8	91.1	9.7	8.0
70歳以上	25 126	25 515	△ 389	△ 1.5	89.6	11.5	9.5
女	45 222	42 040	3 182	7.6	17.2	100.0	17.2
29歳以下	9 295	9 154	141	1.5	35.8	20.6	3.5
30～39	15 661	14 136	1 525	10.8	24.2	34.6	5.9
40～49	9 764	9 061	703	7.8	14.4	21.6	3.7
50～59	5 495	4 689	806	17.2	10.2	12.2	2.1
60～69	2 079	1 879	200	10.6	8.9	4.6	0.8
70歳以上	2 928	3 121	△ 193	△ 6.2	10.4	6.5	1.1

注：　1）年齢階級別の総数を100とした性別の構成割合
　　　2）総数、男、女を100とした年齢階級別の構成割合
　　　3）総数を100とした構成割合

（出典：平成18年医師・歯科医師・薬剤師調査の概況　厚生労働大臣官房統計情報部編）

表序－16 診療科名(主たる)別にみた医療施設に従事する医師数

各年12月31日現在

		医師数(人) 平成18年(2006)	医師数(人) 平成16年(2004)	対前回増減数 (人)	対前回増減率 (%)	構成割合(%) 平成18年(2006) 総数	平成18年 男	平成18年 女	平成16年(2004) 総数	平成16年 男	平成16年 女	平均年齢(歳) 平成18年(2006)	平均年齢(歳) 平成16年(2004)
		263 540	256 668	6 872	2.7	100.0	100.0	100.0	100.0	100.0	100.0	48.1	47.8
	従事する診療科												
1	内科	70 470	73 670	△ 3 200	△ 4.3	26.7	27.5	23.2	28.7	29.2	26.0	53.8	52.4
2	心療内科	841	752	89	11.8	0.3	0.3	0.4	0.3	0.3	0.4	49.7	48.2
3	呼吸器科	3 966	3 655	311	8.5	1.5	1.5	1.4	1.4	1.4	1.4	42.6	41.7
4	消化器科(胃腸科)	10 762	10 352	410	4.0	4.1	4.4	2.5	4.0	4.3	2.6	46.0	45.3
5	循環器科	9 416	9 009	407	4.5	3.6	3.9	2.0	3.5	3.8	2.1	43.1	42.2
6	アレルギー科	184	207	△ 23	△ 11.1	0.1	0.1	0.1	0.1	0.1	0.1	50.1	49.8
7	リウマチ科	760	640	120	18.8	0.3	0.3	0.3	0.2	0.2	0.3	44.1	43.7
8	小児科	14 700	14 677	23	0.2	5.6	4.6	10.1	5.7	4.7	10.9	49.0	48.2
9	精神科	12 474	12 151	323	2.7	4.7	4.7	5.1	4.7	4.6	5.3	48.9	48.0
10	神経科	355	450	△ 95	△ 21.1	0.1	0.1	0.2	0.2	0.2	0.2	50.5	49.6
11	神経内科	3 443	3 458	△ 15	△ 0.4	1.3	1.3	1.5	1.3	1.3	1.5	43.3	42.1
12	外科	21 574	23 240	△ 1 666	△ 7.2	8.2	9.4	2.1	9.1	10.3	2.6	49.2	47.9
13	整形外科	18 870	18 771	99	0.5	7.2	8.3	1.5	7.3	8.4	1.6	48.1	47.0
14	形成外科	1 909	1 765	144	8.2	0.7	0.7	0.9	0.7	0.7	0.9	40.5	39.8
15	美容外科	394	342	52	15.2	0.1	0.2	0.1	0.1	0.1	0.1	43.6	42.4
16	脳神経外科	6 241	6 287	△ 46	△ 0.7	2.4	2.8	0.5	2.4	2.8	0.6	45.8	44.4
17	呼吸器外科	1 255	1 110	145	13.1	0.5	0.5	0.1	0.4	0.5	0.1	42.5	41.5
18	心臓血管外科	2 585	2 632	△ 47	△ 1.8	1.0	1.1	0.2	1.0	1.2	0.2	42.4	41.5
19	小児外科	661	682	△ 21	△ 3.1	0.3	0.3	0.2	0.3	0.3	0.2	44.3	43.1
20	産婦人科	9 592	10 163	△ 571	△ 5.6	3.6	3.4	4.8	4.0	3.7	5.3	51.1	50.4
21	産科	482	431	51	11.8	0.2	0.2	0.3	0.2	0.2	0.2	46.2	46.4
22	婦人科	1 709	1 562	147	9.4	0.6	0.6	1.0	0.6	0.5	0.9	57.5	58.4
23	眼科	12 362	12 452	△ 90	△ 0.7	4.7	3.6	10.1	4.9	3.7	10.9	48.2	47.4
24	耳鼻いんこう科	8 909	9 076	△ 167	△ 1.8	3.4	3.3	3.7	3.5	3.5	4.0	50.3	49.8
25	気管食道科	22	40	△ 18	△ 45.0	0.0	0.0	0.0	0.0	0.0	0.0	44.2	44.9
26	皮膚科	7 845	7 780	65	0.8	3.0	2.2	6.8	3.0	2.2	7.0	48.4	47.7
27	泌尿器科	6 133	6 032	101	1.7	2.3	2.7	0.5	2.4	2.7	0.5	46.1	44.9
28	性病科	26	22	4	18.2	0.0	0.0	0.0	0.0	0.0	0.0	54.5	61.4
29	こう門科	373	393	△ 20	△ 5.1	0.1	0.2	0.0	0.2	0.2	0.0	54.7	53.7
30	リハビリテーション科(理学診療科)	1 855	1 696	159	9.4	0.7	0.7	0.7	0.7	0.7	0.7	49.7	48.5
31	放射線科	4 883	4 780	103	2.2	1.9	1.8	2.1	1.9	1.8	2.1	43.0	41.8
32	麻酔科	6 209	6 397	△ 188	△ 2.9	2.4	2.0	4.1	2.5	2.1	4.4	42.0	40.4
33	病理	1 297	...	...	...	0.5	0.5	0.5	...	...	...	47.8	...
34	救命救急	1 698	...	...	...	0.6	0.7	0.3	...	...	...	39.7	...
35	研修医	14 402	...	...	...	5.5	4.4	10.5	...	...	...	27.8	...
36	全科	301	3 883	△ 3 582	△ 92.2	0.1	0.1	0.1	1.5	1.2	3.0	43.2	28.2
37	その他	3 148	6 640	△ 3 492	△ 52.6	1.2	1.2	1.4	2.6	2.4	3.3	47.5	41.2
38	不詳	1 434	1 471	△ 37	△ 2.5	0.5	0.5	0.5	0.6	0.6	0.6	57.2	58.0

注:1)「診療科名(主たる)」とは、複数の診療科に従事している場合の主として従事する診療科又は1診療科のみに従事している場合の診療科をいう。
2)「診療科名(主たる)」の性別の従事者数は、統計表9に掲載している。
3)平成18年調査では、「従事する診療科名等」に「33 病理」「34 救命救急」「35 研修医」を追加したため、平成16年調査結果との比較においては、注意を要する。

(出典:平成18年医師・歯科医師・薬剤師調査の概況 厚生労働大臣官房統計情報部編)

表序－17 施設の種別・性・診療科名(主たる)別にみた医療施設に従事する医師数

平成18(2006)年12月31日現在

		病院							診療所						
		医師数(人)	構成割合(％)					平均年齢	医師数(人)	構成割合(％)					平均年齢
			総数	男	女	総数	男	女			総数	男	女	総数	男	女	
		168 327	100.0	100.0	100.0	100.0	81.9	18.1	42.4	95 213	100.0	100.0	100.0	100.0	84.5	15.5	58.0
	従事する診療科																
1	内科	31 096	18.5	18.4	18.8	100.0	81.6	18.4	46.9	39 374	41.4	43.0	32.4	100.0	87.9	12.1	59.3
2	心療内科	327	0.2	0.2	0.2	100.0	76.8	23.2	45.6	514	0.5	0.5	0.6	100.0	83.3	16.7	52.3
3	呼吸器科	3 615	2.1	2.2	1.9	100.0	83.9	16.1	41.3	351	0.4	0.4	0.3	100.0	89.5	10.5	55.4
4	消化器科(胃腸科)	7 487	4.4	4.7	3.1	100.0	87.3	12.7	41.5	3 275	3.4	3.8	1.2	100.0	94.5	5.5	56.1
5	循環器科	7 945	4.7	5.2	2.7	100.0	89.6	10.4	40.9	1 471	1.5	1.7	0.6	100.0	94.1	5.9	55.1
6	アレルギー科	112	0.1	0.1	0.1	100.0	75.9	24.1	44.7	72	0.1	0.1	0.1	100.0	86.1	13.9	58.4
7	リウマチ科	625	0.4	0.4	0.4	100.0	81.0	19.0	42.6	135	0.1	0.1	0.2	100.0	80.0	20.0	50.8
8	小児科	8 228	4.9	4.0	8.8	100.0	67.5	32.5	41.5	6 472	6.8	5.7	13.0	100.0	70.5	29.5	58.6
9	精神科	9 978	5.9	5.9	5.9	100.0	81.9	18.1	47.4	2 496	2.6	2.5	3.5	100.0	79.4	20.6	54.6
10	神経科	206	0.1	0.1	0.1	100.0	78.2	21.8	44.8	149	0.2	0.2	0.2	100.0	84.6	15.4	58.5
11	神経内科	3 150	1.9	1.8	2.1	100.0	80.1	19.9	42.4	293	0.3	0.3	0.3	100.0	83.6	16.4	53.3
12	外科	16 738	9.9	11.5	2.8	100.0	94.9	5.1	45.2	4 836	5.1	5.9	0.7	100.0	97.8	2.2	63.3
13	整形外科	11 853	7.0	8.2	1.7	100.0	95.7	4.3	43.3	7 017	7.4	8.5	1.1	100.0	97.7	2.3	56.2
14	形成外科	1 548	0.9	0.9	1.1	100.0	77.5	22.5	38.7	361	0.4	0.4	0.5	100.0	80.1	19.9	48.2
15	美容外科	12	0.0	0.0	0.0	100.0	83.3	16.7	40.4	382	0.4	0.4	0.3	100.0	88.2	11.8	43.7
16	脳神経外科	5 377	3.2	3.7	0.7	100.0	95.9	4.1	44.5	864	0.9	1.1	0.1	100.0	98.3	1.7	54.4
17	呼吸器外科	1 242	0.7	0.9	0.2	100.0	95.2	4.8	42.4	13	0.0	0.0	0.0	100.0	84.6	15.4	54.4
18	心臓血管外科	2 539	1.5	1.8	0.3	100.0	96.2	3.8	42.2	46	0.0	0.0	0.0	100.0	87.0	13.0	52.7
19	小児外科	623	0.4	0.4	0.3	100.0	84.8	15.2	43.3	38	0.0	0.0	0.1	100.0	65.8	34.2	61.5
20	産婦人科	5 361	3.2	2.8	5.1	100.0	70.9	29.1	43.5	4 231	4.4	4.5	4.3	100.0	85.1	14.9	60.7
21	産科	322	0.2	0.2	0.4	100.0	64.6	35.4	41.8	160	0.2	0.2	0.1	100.0	92.5	7.5	55.0
22	婦人科	697	0.4	0.4	0.6	100.0	72.5	27.5	49.5	1 012	1.1	0.9	1.8	100.0	74.4	25.6	63.0
23	眼科	4 789	2.8	2.1	6.1	100.0	61.5	38.5	38.7	7 573	8.0	6.0	18.5	100.0	64.1	35.9	54.1
24	耳鼻いんこう科	3 644	2.2	2.1	2.5	100.0	79.0	21.0	39.9	5 265	5.5	5.4	6.1	100.0	83.0	17.0	57.6
25	気管食道科	20	0.0	0.0	0.0	100.0	85.0	15.0	43.9	2	0.0	0.0	-	100.0	100.0	-	48.0
26	皮膚科	3 258	1.9	1.3	4.9	100.0	54.5	45.5	39.2	4 587	4.8	3.7	10.8	100.0	65.4	34.6	55.0
27	泌尿器科	4 573	2.7	3.2	0.6	100.0	95.9	4.1	43.1	1 560	1.6	1.9	0.2	100.0	98.4	1.6	55.0
28	性病科	4	0.0	0.0	-	100.0	100.0	-	49.4	22	0.0	0.0	0.0	100.0	81.8	18.2	55.5
29	こう門科	151	0.1	0.1	0.0	100.0	94.7	5.3	50.4	222	0.2	0.3	0.1	100.0	95.9	4.1	57.5
30	リハビリテーション科(理学診療科)	1 733	1.0	1.0	1.0	100.0	83.3	16.7	49.3	122	0.1	0.1	0.2	100.0	77.9	22.1	55.7
31	放射線科	4 589	2.7	2.7	2.8	100.0	81.2	18.8	42.4	294	0.3	0.3	0.5	100.0	74.5	25.5	53.5
32	麻酔科	5 763	3.4	2.9	5.7	100.0	69.7	30.3	41.3	446	0.5	0.4	0.7	100.0	78.0	22.0	51.3
33	病理	1 284	0.8	0.8	0.8	100.0	81.3	18.7	47.7	13	0.0	0.0	0.0	100.0	69.2	30.8	59.2
34	救命救急	1 693	1.0	1.1	0.5	100.0	91.4	8.6	39.6	5	0.0	0.0	-	100.0	100.0	-	55.1
35	研修医	14 385	8.5	7.0	15.5	100.0	67.1	32.9	27.8	17	0.0	0.0	0.0	100.0	70.6	29.4	28.9
36	全科	175	0.1	0.1	0.1	100.0	78.3	21.7	38.3	126	0.1	0.1	0.1	100.0	88.1	11.9	50.0
37	その他	2 689	1.6	1.6	1.7	100.0	80.7	19.3	45.5	459	0.5	0.4	0.8	100.0	75.8	24.2	58.9
38	不詳	496	0.3	0.3	0.3	100.0	80.6	19.4	44.0	938	1.0	1.0	0.9	100.0	85.3	14.7	64.2

注:1)「診療科名(主たる)」とは、複数の診療科に従事している場合の主として従事する診療科又は1診療科のみに従事している場合の診療科をいう。
2)病院・診療所における性別の従事者数は、統計表9に掲載している。
3)平成18年調査では、「従事する診療科名等」に「33 病理」「34 救命救急」「35 研修医」を追加したため、平成16年調査結果との比較においては、注意を要する。

(出典：平成18年医師・歯科医師・薬剤師調査の概況　厚生労働大臣官房統計情報部編)

序　章　病医院経営の特性

図序－7　病院・診療所における診療科名(主たる)別にみた従事者の平均年齢

平成18(2006)年12月31日現在

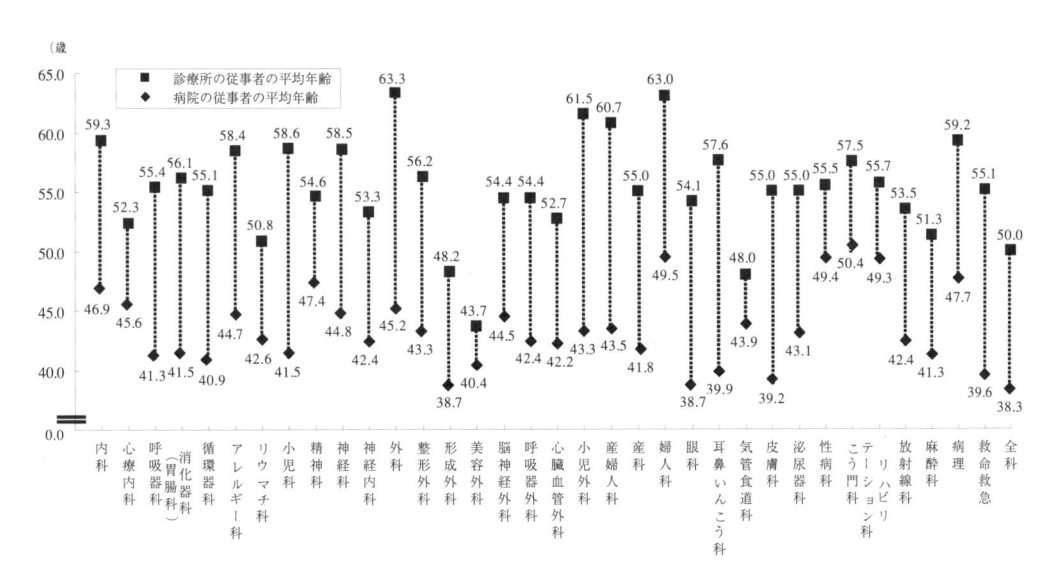

(歳)

■ 診療所の従事者の平均年齢
◆ 病院の従事者の平均年齢

診療科	診療所	病院
内科	59.3	46.9
心療内科	52.3	45.6
呼吸器科	55.4	41.3
消化器科(胃腸科)	56.1	41.5
循環器科	55.1	40.9
アレルギー科	58.4	44.7
リウマチ科	50.8	42.6
小児科	58.6	41.5
精神科	54.6	44.8
神経科	58.5	47.4
神経内科	53.3	42.4
外科	63.3	45.2
整形外科	56.2	43.3
形成外科	48.2	38.7
美容外科	43.7	40.4
脳神経外科	54.4	44.5
呼吸器外科	54.4	42.4
心臓血管外科	52.7	42.2
小児外科	61.5	43.3
産婦人科	60.7	43.5
産科	55.0	41.8
婦人科	63.0	49.5
眼科	54.1	38.7
耳鼻いんこう科	57.6	39.9
気管食道科	48.0	39.2
皮膚科	55.0	43.9
泌尿器科	55.0	43.1
性病科	55.5	49.4
リハビリテーション科	57.5	50.4
こう門科	55.7	49.3
放射線科	53.5	42.4
麻酔科	51.3	41.3
病理	59.2	47.7
救命救急	55.1	39.6
全科	50.0	38.3

(出典：平成18年医師・歯科医師・薬剤師調査の概況　厚生労働大臣官房統計情報部編)

図序－8　診療科目名(主たる)が小児科、産婦人科、産科の医師数の年次推移

各年12月31日現在

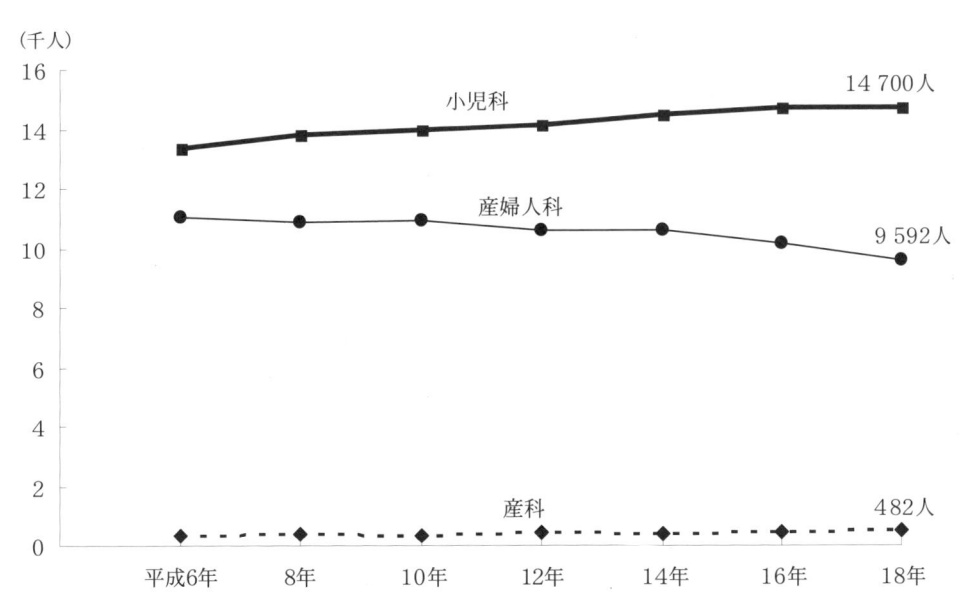

(千人)

小児科　14 700人
産婦人科　9 592人
産科　482人

平成6年　8年　10年　12年　14年　16年　18年

注：平成18年調査では、「従事する診療科名等」に「33病理」「34救命救急」「35研修医」を追加したため、平成16年調査結果との比較においては、注意を要する。

(出典：平成18年医師・歯科医師・薬剤師調査の概況　厚生労働大臣官房統計情報部編)

表序-18　施設の種別・診療科名(複数回答)別にみた医療施設に従事する医師数

(複数回答)　各年12月31日現在

		総数 平成18年(2006) 医師数(人)	総数 平成18年(2006) 構成割合(%)	総数 平成16年(2004) 医師数(人)	総数 平成16年(2004) 構成割合(%)	対前回増減数(人)	対前回増減率(%)	病院 平成18年(2006) 医師数(人)	病院 平成18年(2006) 構成割合(%)	診療所 平成18年(2006) 医師数(人)	診療所 平成18年(2006) 構成割合(%)
		263 540	100.0	256 668	100.0	6 872	2.7	168 327	100.0	95 213	100.0
	従事する診療科										
1	内科	95 379	36.2	98 232	38.3	△ 2 853	△ 2.9	41 346	24.6	54 033	56.7
2	心療内科	4 296	1.6	3 821	1.5	475	12.4	1 448	0.9	2 848	3.0
3	呼吸器科	12 605	4.8	12 500	4.9	105	0.8	5 510	3.3	7 095	7.5
4	消化器科(胃腸科)	31 898	12.1	31 848	12.4	50	0.2	12 375	7.4	19 523	20.5
5	循環器科	22 299	8.5	21 813	8.5	486	2.2	10 566	6.3	11 733	12.3
6	アレルギー科	5 981	2.3	5 303	2.1	678	12.8	658	0.4	5 323	5.6
7	リウマチ科	5 341	2.0	5 063	2.0	278	5.5	1 698	1.0	3 643	3.8
8	小児科	31 009	11.8	32 151	12.5	△ 1 142	△ 3.6	9 067	5.4	21 942	23.0
9	精神科	13 971	5.3	13 609	5.3	362	2.7	10 478	6.2	3 493	3.7
10	神経科	6 537	2.5	6 827	2.7	△ 290	△ 4.2	4 309	2.6	2 228	2.3
11	神経内科	6 054	2.3	6 075	2.4	△ 21	△ 0.3	4 042	2.4	2 012	2.1
12	外科	32 448	12.3	34 055	13.3	△ 1 607	△ 4.7	19 207	11.4	13 241	13.9
13	整形外科	24 413	9.3	24 595	9.6	△ 182	△ 0.7	13 047	7.8	11 366	11.9
14	形成外科	3 188	1.2	2 961	1.2	227	7.7	1 726	1.0	1 462	1.5
15	美容外科	838	0.3	715	0.3	123	17.2	137	0.1	701	0.7
16	脳神経外科	6 943	2.6	6 996	2.7	△ 53	△ 0.8	5 640	3.4	1 303	1.4
17	呼吸器外科	1 642	0.6	1 563	0.6	79	5.1	1 554	0.9	88	0.1
18	心臓血管外科	2 967	1.1	3 013	1.2	△ 46	△ 1.5	2 762	1.6	205	0.2
19	小児外科	1 135	0.4	1 146	0.4	△ 11	△ 1.0	786	0.5	349	0.4
20	産婦人科	9 919	3.8	10 555	4.1	△ 636	△ 6.0	5 416	3.2	4 503	4.7
21	産科	832	0.3	727	0.3	105	14.4	473	0.3	359	0.4
22	婦人科	2 719	1.0	2 633	1.0	86	3.3	938	0.6	1 781	1.9
23	眼科	12 671	4.8	12 778	5.0	△ 107	△ 0.8	4 839	2.9	7 832	8.2
24	耳鼻いんこう科	9 290	3.5	9 499	3.7	△ 209	△ 2.2	3 702	2.2	5 588	5.9
25	気管食道科	1 427	0.5	1 541	0.6	△ 114	△ 7.4	353	0.2	1 074	1.1
26	皮膚科	14 716	5.6	14 866	5.8	△ 150	△ 1.0	3 778	2.2	10 938	11.5
27	泌尿器科	8 536	3.2	8 562	3.3	△ 26	△ 0.3	4 931	2.9	3 605	3.8
28	性病科	586	0.2	620	0.2	△ 34	△ 5.5	45	0.0	541	0.6
29	こう門科	4 849	1.8	4 940	1.9	△ 91	△ 1.8	1 329	0.8	3 520	3.7
30	リハビリテーション科(理学診療科)	17 202	6.5	16 883	6.6	319	1.9	5 949	3.5	11 253	11.8
31	放射線科	9 737	3.7	10 135	3.9	△ 398	△ 3.9	5 537	3.3	4 200	4.4
32	麻酔科	8 679	3.3	8 981	3.5	△ 302	△ 3.4	6 568	3.9	2 111	2.2
33	病理	1 364	0.5	…	…	…	…	1 340	0.8	24	0.0
34	救命救急	2 175	0.8	…	…	…	…	2 143	1.3	32	0.0
35	研修医	14 556	5.5	…	…	…	…	14 535	8.6	21	0.0
36	全科	301	0.1	3 883	1.5	△ 3 582	△ 92.2	175	0.1	126	0.1
37	その他	4 054	1.5	7 703	3.0	△ 3 649	△ 47.4	3 198	1.9	856	0.9
38	不詳	222	0.1	264	0.1	△ 42	△ 15.9	176	0.1	46	0.0

注：1)　2つ以上の診療科に従事している場合、各々の科に重複計上している。
　　2)　平成18年調査では、「従事する診療科名等」に「33 病理」「34 救命救急」「35 研修医」を追加したため、平成16年調査結果との比較においては、注意を要する。

(出典：平成18年医師・歯科医師・薬剤師調査の概況　厚生労働大臣官房統計情報部編)

5. 開業スケジュール表

※医は開業医、コは医業経営コンサルタント、他はその他の略。
ただし、医業経営コンサルタントはすべてにわたり相談を受けられるスタンスで望む必要がある。また、診療科目、施設規模、独立した施設かビル診などにより、開業スケジュール表の内容・期間等が多少変わってくる。この開業スケジュール表は、あくまで一つの目安である。

Step	期間	項目	内容	医	コ	他
1	20月前〜14月前 （　年　月）	基本項目の決定	1. 経営理念の策定 2. 経営方針（診療方針）の検討 　診療内容、対象患者、診療科目等 3. 施設の規模、診療形態は有床（　床）か、無床かなど ※1. 医師の開業の夢と決意と開業医としての適正性の把握			
2	14月前 （　年　月）	立地選定と診療圏分析	1. 開業地の選定と交渉 2. 診療圏調査 ※1. 収入予測と開業可能性			
3	13月前 （　年　月）	開業計画書	1. 事業計画概要 2. 資金計画Ⅰ 　① 設備投資・資金 　　イ．土地・建物 　　ロ．医療機器等 　② 運転資金等 3. 損益計画 　① 医業収入（診療収入）計画 　② 医業原価計画 　③ 経費計画 4. 資金計画Ⅱ 5. 採算性の検討 ※1. 採算性の検討 ※2. 記帳指導等の開始			
4	13月前 （　年　月）	金融機関等との打合せ	1. 金融機関の選択の順位 2. 融資を受けるポイント ※1. 経営の実態に合致した借入先の選定と交渉 　会計事務所が最も得意とする項目			
5	13月前 （　年　月）	設計事務所との打合せ	1. 基本設計（仮設計） 　　↓ 2. 本設計（設計見積り） 　　↓ 3. 建築確認申請 ※1. 病医院の設計に精通している設計事務所の選定 ※2. 開業日等（日程等の決定） ※3. 医療機器購入の概要検討 ※4. コストプラン（木・鉄骨・鉄筋コンクリート他）			

Step	期　間	項　目	内　　容	医	コ	他
6	13月前 （　年　月）	土地購入等	1．購　入 2．賃　借 ※1．敷地内容の調査			
7	12月前 〜 10月前 （　年　月）	建築施工	1．施工業者の決定（特命か競争入札か） 　　↓ 2．工事金額の決定 　　↓ 3．工事契約書の取り交わし 　　↓ 4．施　工 　　↓ 5．竣工検査 ※1．競争入札が原則 ※2．設計事務所とのすり合わせ ※3．病医院の建築に精通している業者を選定する			
8	13月前 （　年　月）	内　装	1．内装工事業者の決定（相見積り） 　　↓ 2．工事金額の決定 　　↓ 3．工事契約書の取り交わし 　　↓ 4．施　工 　　↓ 5．検　査 ※1．複数の業者から見積りを取り寄せる。 ※2．内装工事について貸主との打合せと同意。 ※3．内装業者はピンからキリまであるので、質の高い 　　業者を選定する。見積価格のみにとらわれないこと。			
9	12月前 〜 10月前 （　年　月）	医療機器の 購　入	1．医療機器業者の決定 2．医療機器の概要と見積り検討 3．医療機器の購入かリースか ※1．複数の業者から見積りを取り寄せる。 ※2．標準価格と納入価格との差が大きい。			
10	9月前 〜 6月前 （　年　月）	医薬品の 購入等	1．医薬品業者の決定 2．医薬品の購入見積り ※1．購入契約書に留意する。 ※2．医薬分業か否か。			
11	9月前 〜 6月前 （　年　月）	印刷物の 計画	1．ロゴマークの検討と決定 ※1．医業経営理念を抽象化したものがよい。			

Step	期間	項目	内容	医	コ	他
12	9月前 ～ 4月前 (　年　月)	助成金の活用	1．地域雇用開発助成金 2．新規・成長分野雇用創出特別奨励金 3．新規・成長分野就職促進給付金 ※1．開業計画書に織り込む。 ※2．事前に公共職業安定所、雇用開発協会、雇用能力開発機構などの必要な窓口へ相談に行く。			
13	9月前 ～ 2月前 (　年　月)	スタッフ募集と教育・訓練	1．募集の方法 2．募集の時期 3．労務事務 4．教育・訓練 ※1．医師の考えを理解していただく。面接採用には、時間をかける。 開院時のスタッフが開業成功の一つのポイント。 ※2．教育・訓練は開業15～30日前に予行演習が必要である。			
14	2月前 (　年　月)	工事完了	1．建物引渡し 2．医療機器の納入とテスト 3．レセプトコンピュータの導入と操作指導 4．診療機器・消耗備品のチェックと格納整理 5．各種届出書類の提出とチェック ※1．引渡し納品時の入念なチェック			
15	2月前 (　年　月)	保健所等届出	1．使用許可申請書提出準備 2．各種届出書類の提出準備とチェック ※1．会計事務所は精通していないケースが多いが、開院に当たって大変重要である。 ※2．開設月の前月20日頃までに保健所へ届出			
16	1月前 (　年　月)	リスクマネジメント	1．病医院におけるリスクマネジメント 2．人的リスク管理 3．物的リスク管理 4．利益対応リスク管理 5．患者対応リスク管理 ※1．不測の事態に対応するリスク管理も開業時から行っておく。			
17	0月 (　年　月)	医院開業	1．開業の披露を実施するかしないか 2．開業案内状 3．開院広告 4．近隣への挨拶回り ※1．開院時の各ブレーンへの配慮と挨拶回りは大事である。			
18	0月 (　年　月)	病医院の帳簿組織と記帳の実務	1．帳簿組織の確立 2．経理担当者の教育・研修・訓練 ※1．日々の記帳習慣化の確立と実践 ※2．証憑の流れ、資金の流れ、物の流れ、人の流れを明確にする。			

第1章　ステップ1　(基本事項の決定)

　新規開業する場合、多くの信頼できる関係者（以下ブレーンという）と打ち合わせ、交渉、プランづくりが必要となる。納得いくまでまた気軽に相談できるブレーンづくりが必要であり、ブレーンの選択如何によっては開業に思わぬ時間がかかり、開業成功をゆるがしかねない。

1. 経営理念の策定

　医療の経営環境は年々厳しさを増しているが、そのなかで開業し、医療活動と経営活動の両面を遂行していく。このため、開業に当たり院長の経営理念（医療理念）を鮮明にし、また開業および開業後の夢を文章化する（骨子でよい）。経営理念は病医院長の経営使命感といってもよい。

　どういう目的、内容をもって開業するのかという問いかけを院長自身にすることによってより的確な経営理念が醸成される。経営の根本、拠り所となる基本的考え方（ポリシィ）である。

　この経営理念は、医院を経営するに当たって、医師が持っている魅力的な人間性、人生観、価値感、態度、信条とそれにもとづく行動基準などがこれにあたる。

　したがって院長が自分自身で考えることが絶対必要であり、時間をかける必要がある。

具体例
(1) ①近代化 ＝ 新しい医療の追及
　　②清潔感 ＝ 清潔を求める
　　③専門性 ＝ 専門的な診療科目
　　④親近感 ＝ 医師との親近感
(2) 当院は地区内のすべての住民にもっとも信頼される病院を目指す。
(3) 当院は、何にもまして患者の生命の安全を第一主義とする。
(4) 当院は○○科においては、全国のどの病院にも負けない医療を行うことを使命とする。
(5) 当院は家庭医としての機能を重視し身近なホームドクターを目指す。
(6) 当院は耳鼻咽喉科（一例）の高度専門医として適正な医療サービスを提供する。
(7) 当院はスタッフと一致協力して地域に合った医療、看護、介護サービスを提供する。

(8) 当院は21世紀の時代に合った医療を行う。
(9) 当院は地域密着型の医療を行う。
(10) 当院は看護＋介護＋福祉の医療を目指す。
(11) 在宅医療を中心に診療所経営を行う。

2．経営方針（診療方針）の検討

1）診療所経営方針の検討

　診療所経営方針と経営基本事項を決定していくためには、経営理念の策定に基づき外部環境分析と内部環境分析を充分に把握・分析していく必要がある。外部環境分析とは病医院を取り巻く経営に影響を与える事項で、政治、経済、社会の変化、動向である。外部環境は病医院でコントロールすることができない。これに対して内部環境は病医院でコントロールできる事項で、開業計画においては開業医の得意診療分野、開業場所の選定、自己資金、借入金、設備投資額、スタッフの採用などである。外部環境は開業医で変えることができないため、診療所経営をいかに外部環境に適合し対応させていくかが重要となってくる。経営は環境適応業とよく言われているが、病医院も例外ではない。次の外部環境について主要な項目を説明する。

(1) 外部環境分析

①厚生行政の方向性
　国の医療行政を行う厚生労働省の方向に合致した、あるいは将来を先取りした診療方針を実行していくことが必要である。具体的には医療提供に関する理念、病院・診療所の開設等、医療計画、医療法人に関して規定し、わが国の医療提供体制に関する基本的法規を定めた医療法が参考になる。
　医療法は昭和23年7月30日法律205号と制定され、第一次から第五次の大きな医療法改正があり、今日に至っている。これまでの改正を概観することにより、過去の厚生行政と現行さらには将来の方向性も見えてくるであろう。
(A) 医療法改正の概観（表1－1参照）

表1-1 厚生行政の方向性

昭和23年	医療法制定 ○感染症等の急性疾患が中心の時代。 ○医療機関の量的整備が急務とされる中、医療水準の確保を図るための施設基準等を整備。
昭和60年	第一次医療法改正 ○医療施設の量的整備が全国的にほぼ達成されたことに伴い、医療資源の地域的偏在の是正と医療施設の連携の推進を目指すもの。 ○主な改正内容 ・都道府県医療計画の導入 ・医療法人の指導監督規定等の整備
平成4年	第二次医療法改正 ○人口の高齢化、疾病構造の変化、医学医術の進歩等に対応し、患者の症状に応じた適切な医療を効率的に提供するための医療施設機能の体系化、患者サービスの向上を図るための患者に対する必要な医療情報の提供等を行うもの。 ○主な改正内容 ・医療提供の理念規定の整備 ・医療施設機能の体系化(特定機能病院及び療養型病床群の制度化) ・医療に関する適切な情報提供（広告規制の緩和及び院内掲示の義務付け） ・医療機関の業務委託の水準の確保 ・医療法人に関する規定の整備
平成9年	第三次医療法改正 ○要介護者の増大への対応を直接契機としたものではあるが、国民に対し良質な医療を効率的に提供できる地域医療の構築を目指している。本医療法の成立により、医療計画の充実及び地域医療支援病院の制度化により医療機関の連携等地域医療システムの推進や特別医療法人の創設により医療法人の経営安定化等が図られる。 ○主な改正内容 ①医療提供にあたって患者への説明 ②療養型病床群の診療所設置 ③地域医療支援病院の制度化 ④医療計画の充実 ⑤医療法人制度の見直し ⑥広告事項の拡大

(B) 第四次医療法改正

　平成12年11月30日に医療法等の一部改正案(第四次医療法改正等)が可決成立した。医療法改正については公布の日から6月以内の政令の定める日からとなった。その主な内容は次の通りであり、病医院の経営方針を決定するとともに大変重要な法律である。

第4次医療法改正

改正の趣旨

　医療の高度化及び専門化並びに医療に関する情報提供についての国民の需要に応じ、良質かつ適切な医療を効率的に提供する体制の整備を図るため、病床の種別を見直すとともに、医業等に関して広告できる事項を追加し、医師及び歯科医師の臨床研修を必修化する等の所要の措置を講ずる。

Ⅰ. **入院医療を提供する体制の整備(医療法)**
1. **病床の種別**
 (1) 病床種別は、①**精神病床**、②**感染症病床**、③**結核病床**、そして現行の「その他の病床」を④**療養病床**と⑤**一般病床**に区分し、全体を5つに分類する。
 (2) ④**療養病床**とは上記①②③以外の病床であって、主として長期療養を必要とする患者を入院させるもの。人員・施設基準は、現行の「療養型病床群」と同じである。
 (3) ⑤**一般病床**とは上記①②③④以外のもので、人員・施設基準は以下のとおりである。
　　【看護婦・准看護婦】入院患者3人に1人
　　【病床面積】(新築・全面改築)患者1人当たり6.4㎡以上
　　【廊下幅】(新築・全面改築)1.8m以上(両側居室では2.1m以上)
　　【その他の人員・施設基準】現行の「その他の病床」と同じ
 (4) 経過措置
　①**へき地・離島等の病院**、または従前の「その他病床」が200床未満の病院については、その人員について、施行日から**5年間**の経過措置を定める。
　②施行日に現存する病院・診療所の病床(療養型病床群を除く)が**療養病床に移行**する場合、当分の間、病院については**廊下幅**と**機能訓練室**、診療所については**廊下幅**について現行の転換特例を認める。
　③施行日に現存する療養型病床群が療養病床に移行する場合、**当分の間**、従前の基準による。
 (5) 病床種別の届出
　現行の「その他の病床」を有する病院は、施行日から2年6月以内に新たな病床区病床種別ごとの病床数等を届け出る。

病床区分の単位は原則として**病棟単位**。療養病床と一般病床の合計数が100床未満の病院では**病室単位**で区分することも可。

2．医療計画
(1) 「必要病床数」という用語を「**基準病床数**」に改める。
(2) 施行日から病床種別が定着するまでの間は、全体として基準病床数を算定する
(3) 基準病床数は、地域間格差是正と在院日数の短縮化傾向等に対応し算定される

3．病院等の施設の基準
(1) 病院については、**給水施設、暖房施設、汚物処理施設**に関する規制を廃止。**消毒施設、洗濯施設**については規制を緩和する。**給食施設、臨床検査施設**については規制を緩和するよう厚生省令を定める。
(2) 療養病床を有する診療所については、給水施設と暖房施設に関する規制を廃止する。

4．適正な入院医療の確保
(1) 病院等の人員が厚生省令で定める場合（**違反期間が2年超、人員が基準の2分の1以下**）に該当するときは、都道府県知事等は開設者に対して、期限を定めて増員を命じるか、業務の全部または一部の停止を命じることができる。従わない場合、開設許可取消しもある。
(2) 病床数増加、病床種別変更等の許可を受けたあと正当な理由なく6月以上該当する業務を開始しない場合、許可の取消しもある。
(3) 休止後、正当な理由なく1年以上業務を再開しない場合（都道府県知事の許可を受けた場合を除く）、開設許可の取消しもある。
(4) 業務が法令等に違反または運営が著しく適正を欠く疑いがある場合、診療録・助産録・帳簿書類その他の提出・提示を命じ、病院等への立ち入り調査をすることができる。

5．その他
「収容」という用語を「**入院**」に改める。

Ⅱ．**医療における情報提供の推進（医療法）**
(1) 医業等に関して広告できる事項として、「**診療録その他の診療に関する諸記録に係る情報を提供することができる旨**」および「**助産録に係る情報を提供することができる旨**」を追加する。
(2) 以下を広告できる事項として追加する。
　①財団法人・日本医療機能評価機構が行う医療機能評価の結果
　②医師の略歴，年齢（生年月日），性別
　③共同利用できる医療機器
　④対応可能な言語（手話・点字を含む）
　⑤予防接種（種別）
　⑥健康診査の実施
　⑦保健指導および健康相談の実施
　⑧介護保険の実施に伴う事項（紹介することができる介護関連施設の名称等）

Ⅲ．医師・歯科医師の臨床研修の必修化（医師法・歯科医師法）
(1) 診療に従事しようとする医師は、大学医学部等の附属病院または厚生労働大臣の指定する病院において、臨床研修を2年以上（歯科医師は1年以上）受けなければならない。
(2) 病院・診療所の管理者は臨床研修を修了した医師・歯科医師とする。修了していない医師・歯科医師が診療所を開設しようとする場合は、医師・歯科医師以外の者と同様に許可を要することとする。

Ⅳ．施行期日等
施行日は、医療法改正については公布から6月以内の政令で定める日。医師法改正の「医師の臨床研修の必修化」については2004年4月1日から。歯科医師法改正の「歯科医師の臨床研修の必修化」は2006年4月1日から実施。

※1．病床区分の見直しについて

　一般病床と療養病床の区分については、改正法の施行（平成13年3月1日）から2年6ヶ月（平成15年8月31日まで）の間に、病院の開設者が選択して届出を行い、届出の際から新しい基準が適用されることとされた。また、一般病床の看護職員の配置基準については、200床未満のいわゆる中小病院、へき地・離島等の病院については、施行後5年間の経過措置が設けられた。また、あわせて、精神病床、感染症病床（旧伝染病床）、結核病床についても所要の見直しが行われ、病院の病床は、一般病床、療養病床とあわせて5区分とされた。なお、医療法上、一般病床と療養病床の区分は、都道府県知事の許可を経て変更可能とされている。

第4次医療法改正による病床区分の改正

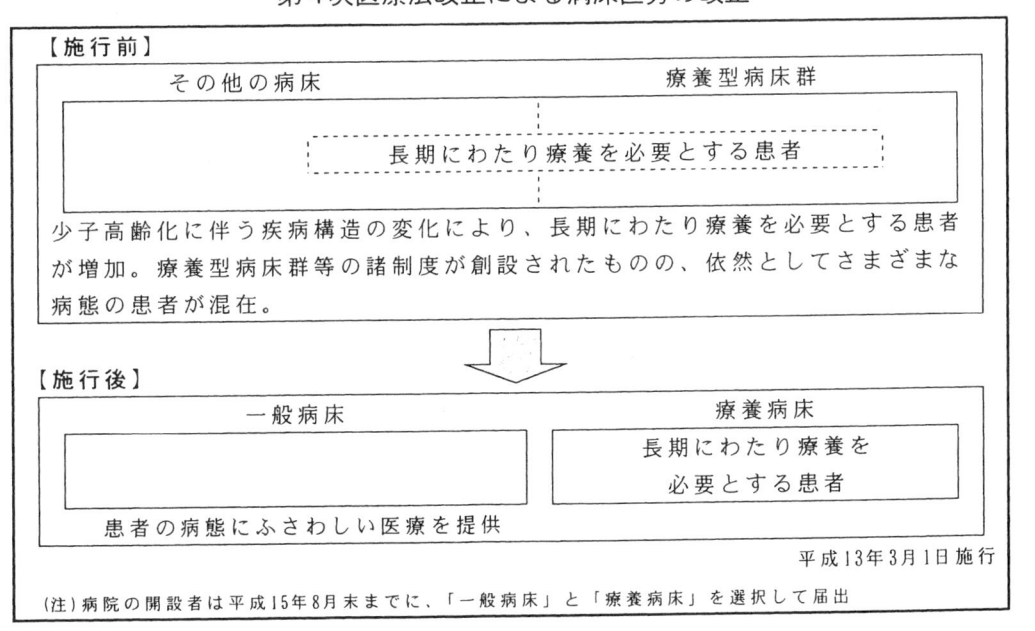

【施行前】

その他の病床	療養型病床群
長期にわたり療養を必要とする患者	

少子高齢化に伴う疾病構造の変化により、長期にわたり療養を必要とする患者が増加。療養型病床群等の諸制度が創設されたものの、依然としてさまざまな病態の患者が混在。

【施行後】

一般病床	療養病床
患者の病態にふさわしい医療を提供	長期にわたり療養を必要とする患者

平成13年3月1日施行

（注）病院の開設者は平成15年8月末までに、「一般病床」と「療養病床」を選択して届出

※2.病床区分の届出結果

　この病床区分については期限までに必要なすべての届出が行われたところであり、その結果は下記のとおりであり、全国計でみると、一般病床が約92万3千床（72.7％）、療養病床が約34万6千床（27.3％）となっている。参考までに、第4次医療法改正前の平成12年10月の統計では、旧その他病床（療養型病床群を除く）が約102万3千床、療養型病床群が約24万1千床となっていたことから、差し引きでは、療養型の病床が10万床ほど増加していることになる。

☆平成15年9月1日現在の病院の一般病床、療養病床の数（全国計）

一般病床	922,787床 （ 72.7％）
療養病床	346,170床 （ 27.3％）
合　　計	1,268,957床 （100.0％）

＊厚生労働省医政局総務課まとめ

（参考）平成12年10月1日現在の病院の旧その他病床の数（医療施設調査）

旧その他病床（療養型病床群を除く）	1,022,913床 （ 80.9％）
療養型病床群	241,160床 （ 19.1％）
合　　計	1,264,073床 （100.0％）

(C) 第五次医療法改正

　第五次医療法改正は平成18年6月21日に公布され、「患者の視点に立った、患者のための医療提供体制の改革」を基本的考え方として、医療法、医師法、歯科医師法、保健師助産師看護師法に加え、薬事法、薬剤師法など計7本の関係法律について、制度全般にわたる改革を行うものである。具体的には、患者等への医療に関する情報提供の推進、医療計画制度の見直し等を通じた医療機能の分化・連携の推進、医療従事者の資質向上等を通じた医療安全対策の推進などをその内容としている。その内容を概観すると次ページからの通りである。

第5次医療法改正

1．患者・国民の選択の支援に資する医療に関する情報提供の推進

(1) 都道府県を通じた医療情報の提供制度の創設【医療法、薬事法】（図1-1）

　医療に関する情報提供については、制度的には医療機関の任意によって行われる広告と、主として医療機関の利用者に対して行われる院内掲示に限られており、また、医療機関や都道府県のホームページ上においても医療情報の提供が行われているものの、その内容は医療機関間や地域間で大きな差があるなど、患者による医療機関の選択に資する客観的な情報の提供が限定的であるという課題がある。

　医療機関に関する情報提供を通じて、患者が適切に医療機関を選択できるよう支援し、さらには、医療機関の機能分化を図っていくことの重要性に鑑み、厚生労働省においては、これまでも広告規制の緩和等の取り組みを進めてきたところであるが、その一層の推進のためには、医療機関の任意による情報提供に任せるのではなく、地域の全ての医療機関に関する情報が比較可能でわかりやすい形で提供されるような枠組みを構築することが不可欠である。

　こうした観点から、今回の改革では、医療機関の機能に関する一定の情報について、医療機関から都道府県に報告することを義務付け、都道府県が報告のあった内容を比較可能なように整理し、インターネットなど住民が利用しやすい形で公表する仕組み（都道府県を通じた医療情報の提供制度）を創設することとした。また、薬事法の改正では、薬局についても同様の制度を設けることとしている。

　また、患者による適切な医療機関の選択を確保するためには、提供された医療機関に関する情報を患者が適切に理解できるようきめ細やかな支援を行う必要がある。今回の改革では、こうした観点から、都道府県の医療安全支援センターを医療法に位置付け、患者からの相談への対応や患者・医療機関への助言等の機能を明確化するとともに、医療機関において患者からの相談に適切に応じる努力義務も定めている。

(2) 医療に関する広告規制制度の見直し【医療法】（図1-2）

　患者に対して提供される医療情報を拡大する観点から、医療機関の任意による広告に関する制度についても大きく見直すこととした。具体的には、広告可能な事項の規定方法を、各項目を個別に列挙する方式から、一定の性質を有する事項を包括的に規定する方式（規定例：医療機関の施設、設備及び人員に関する事項等）に改めることにより、客観的な事実について相当程度広告可能な内容を拡大することとした。

また、現行の広告規制制度においては、広告できる事項として列挙されたもの以外の内容を広告した場合には、直接罰が適用されることとなっているが、少なくとも近年では適用の実績はないことや、医療情報の積極的情報を通じて患者及び国民による選択を支援するという基本的考えを踏まえ、今回の改革においては、広告できる事項を拡大させることに伴い、報告徴収、立入検査、勧告、是正命令などでまず対応する間接罰の方式に改めることとした。

２．医療計画制度の見直しなどを通じた医療機能の分化・連携の推進

(1) 医療計画制度の見直し【医療法】（図１－３）

　医療計画制度は、昭和60年に制度化されて以降、病床などの量的整備の充実に寄与し、一定の評価を受けているものの、さらに安全・安心で質の高い医療を効率的に提供していくために、住民・患者の視点の尊重に重点を置き、地域における医療機能の分化と連携を推進していくための計画としてその役割を強化することが強く期待されている。

　このため、今回の医療提供体制の改革においては、医療機能の分化・連携を推進し、地域連携クリティカルパスの普及などを通じ、急性期から回復期、在宅療養に至るまでの適切な医療サービスが切れ目なく提供することなどを目指して、医療計画制度の見直しを行うこととした。

　具体的には、
- 脳卒中、がん、小児救急医療などの疾病・事業ごとに、地域連携クリティカルパス（注）の普及などを通じて、急性期から在宅での療養に至るまでの具体的な医療連携体制を構築すること
- わかりやすい指標と数値目標を住民・患者に明示し、医療計画を事後評価できる仕組みにすること

などを内容としている。

（注）地域連携クリティカルパスとは、医療連携体制に基づく地域完結型医療を具体的に実現することを目指し、治療開始から終了までの全体的な治療計画である「クリティカルパス」を複数の医療機関で共有するもの。医療機関は、その上で、患者と共同して日常生活への復帰に向けた作業を患者と各医療提供者が共同して行うよう努める。

(2) 在宅医療の推進【医療法、薬剤師法】（図１－４）

　医療計画を通じて医療機能の分化・連携を推進する上では、在宅における療養生活を送ることができる環境整備が重要であり、また、患者の生活の質（QOL）の向上のためには、希望する患者ができる限り住み慣れた地域や家庭で生活を送れるようにすることが重要であり、在宅医療の一層の推進が求められている。

今回の改革では、医療法において、①主治医などの医療従事者のほか、介護サービスの従事者などの連携が図られるよう、地域における在宅医療に係る連携体制の構築を医療計画に位置づけること、②患者の退院時に他の医療機関など在宅医療を提供する者等との連携を図る、いわゆる退院調整機能を強化することなど、在宅医療の推進のための規定の整備を行っている。また、処方箋の確認等の調剤業務の一部を患者宅で行えるよう薬剤師法の改正を行っている。

　なお、平成18年度診療報酬改定においても、新たに在宅医療において中心的な役割を担う「在宅療養支援診療所」を設け、24時間往診、訪問看護等の提供体制を構築することとしており、これらの総合的な取り組みを通じて、在宅医療の推進を図ることとしている。

3．地域や診療科における医師不足問題への対応【医療法】（図1－5）

　へき地等の特定の地域や小児救急医療、産科医療などの特定の分野における医師の不足問題が深刻となっており、こうした問題に対応し、地域において必要な医療を確保していくことが重要である。特に小児救急医療や産科医療の分野では、病院に勤務する医師の確保が難しくなっており、厳しい労働環境の改善や医療安全の確保のため、地域において医療機能の集約化・重点化を進めていくことが重要となっている。

　今回の改革では、都道府県を中心とした取り組みを進めるため、医療法において、

- 都道府県が地域の大学病院、公的医療機関、臨床研修指定病院、地域の医師会といった医療関係者と医師確保の具体策について協議を行う場である医療対策協議会を位置づける
- 公的医療機関、病院等の医療機関の開設者・管理者、医師などの医療従事者について、それぞれ医師確保等の施策に協力すべき責務を位置づける
- へき地医療、小児救急医療、周産期医療など地域において特に確保の必要性の高い医療について、「救急医療等確保事業」として都道府県の医療計画に位置づける

などの制度的対応を行っている。

　また、地域における医師の確保については、小児救急医療やハイリスクの産科医療についての重点的評価など診療報酬による対応、女性医師バンクの設立など女性医師の就労支援の推進、へき地勤務医師に対する支援の充実、休日・夜間などの時間外の小児救急医療を行う病院に対する運営費補助金の増額など、予算面における対応も講じており、こうした総合的な取り組みを通じて、地域における医師不足問題に対応することとしている。

なお、厚生労働省においては、医療制度改革関連法案の審議における国会での議論も踏まえ、去る8月31日に、文部科学省、総務省とともに、医師確保が特に困難な県における医学部の暫定的定員増や、都道府県の医療対策協議会を通じた医師派遣等の取り組みをサポートする国レベルの中央会議の設置などを内容とする「新医師確保総合対策」をとりまとめたところであり、今後は、この対策に基づき、都道府県と国とが一体となって医師確保のための取り組みを推進することとしている。

4．医療安全対策の推進【医療法】

　国民の医療安全に対する関心が高まっており、患者が安心感や信頼感をもって医療を受けられるようにするためには、医療安全を確保するための対策をさらに推進していく必要がある。このため、医療法において、都道府県が設置する医療安全支援センターを制度的に位置づけ、その機能として、①患者又はその家族からの医療に関する苦情への対応や相談、医療機関管理者等への助言の実施、②管理者や患者や家族への医療安全に関する情報提供、③医療機関の管理者・従業者への医療の安全に関する研修の実施等、医療安全の確保のための必要な支援を行うことを明記するなど、都道府県による医療安全対策の推進のための規定の整備を行った。

　また、現在、病院、有床診療所の管理者に対して義務付けている医療安全に係る指針の整備、職員研修の実施等の安全管理体制の整備について、その対象を無床診療所、助産所にも拡大することとした。あわせて、医薬品、医療機器の安全な使用、保守管理体制の整備について新たに義務づけるなど、医療機関における医療安全対策の充実を図ることとしている。さらに、行政処分を受けた医師等に対する再教育制度を創設することとした。

5．医療従事者の資質の向上【医師法、歯科医師法、保健師助産師看護師法、薬剤師法】（図1-6）

　医療の質と安全を確保するためには、医師等の資質と能力の向上を図ることが重要であり、特に行政処分を受けた医師等に対する再教育のあり方は、患者の安全・安心や、国民の医療に対する信頼を確保する上で重要な課題となっている。

　そのため、今回の医療法等改正法においては、医師法等において、被処分者の職業倫理や医療技術が業務の再開に当たって問題がないことを被処分者自らが再確認し、国民に対し安全・安心な医療、質の高い医療を確保できるよう、行政処分を受けた医師等に対して再教育を義務づける仕組みを設けることとした。また、従来業務停止処分等としていた事例の中には、業務停止等を伴うことなく再教育を課すことが適切と考えられるものがあることや、行政指導として行っている戒告の事例の中にも再教育を課すこ

とが適切と考えられるものがあることから、再教育制度の導入に合わせて、行政処分の類型を見直し、新たに業務停止等を伴わない戒告処分を設けることとした。なお、医師等でない者による医療行為の防止等を通じて、国民の医療に対する安心・信頼の確保や医療に関する適切な選択に資する観点から、医師等の氏名・性別等を公表し、医師等の資格を有しているかどうか、国民が確認できる仕組みを設けることとした。

6．医療法人制度改革【医療法】（図1－7）

わが国の医療法人制度については、昭和25年に民間非営利部門として医療法上に位置づけられ、国民皆保険制度の下で、医療法人の開設する医療機関の整備が推進されてきたところである。

一方で、近年、市町村合併の推進や地方財政の改善に向けた取り組みの中で、自治体立病院をはじめとした公的医療機関がこれまで果たしてきた役割の見直しが進んでおり、これまで自治体立病院が中心として担ってきた地域のへき地医療、小児救急医療など地域社会にとって特に確保の必要性が高い医療サービスの提供についても、これまで以上に民間非営利部門である医療法人に期待される役割は極めて大きくなっている。

こうしたことを踏まえ、今後は民間の医療法人も地域医療の中心的な担い手としてその役割を果たせるよう、今回の医療提供体制の改革においては、

- 解散時の残余財産の帰属先の制限など医療法人の非営利性の強化
- 貸借対照表など毎事業年度の決算書類の都道府県への届出と閲覧の規定の整備による医業経営の透明性の確保
- 医療計画に位置づけられたへき地医療、小児救急医療等を担うべき新たな医療法人類型（「社会医療法人」）の創設

といった医療法人制度改革を行うこととした。

7．その他の改正

これらのほか、今回の改革においては、有床診療所に関する規制について、地域医療において有床診療所が果たしてきている役割を踏まえ、療養病床以外の病床（今回の改正で「一般病床」に改正）における48時間の入院期間制限の規定を廃止するなど、所要の見直しを行った。

また、こうした個々の改正項目のほか、法の目的として「医療を受ける者の利益の保護」を明記するなど、医療法について法の構造の見直しを行うこととしている。

8．施行期日

今回の改革の施行期日は、有床診療所に関する規制の見直しは平成19年1月1日、薬剤師、看護師等に係る再教育制度の創設等は平成20年4月1

日、それ以外については平成 19 年 4 月 1 日となっている。

図1－1　医療機能情報の提供制度の創設（医療法、薬事法）

医療機関に対し、医療機関の医療機能に関する一定の情報について、都道府県への報告を義務づけ、都道府県が情報を集約してわかりやすく提供する仕組みを創設する（薬局についても同様の仕組みを創設）。

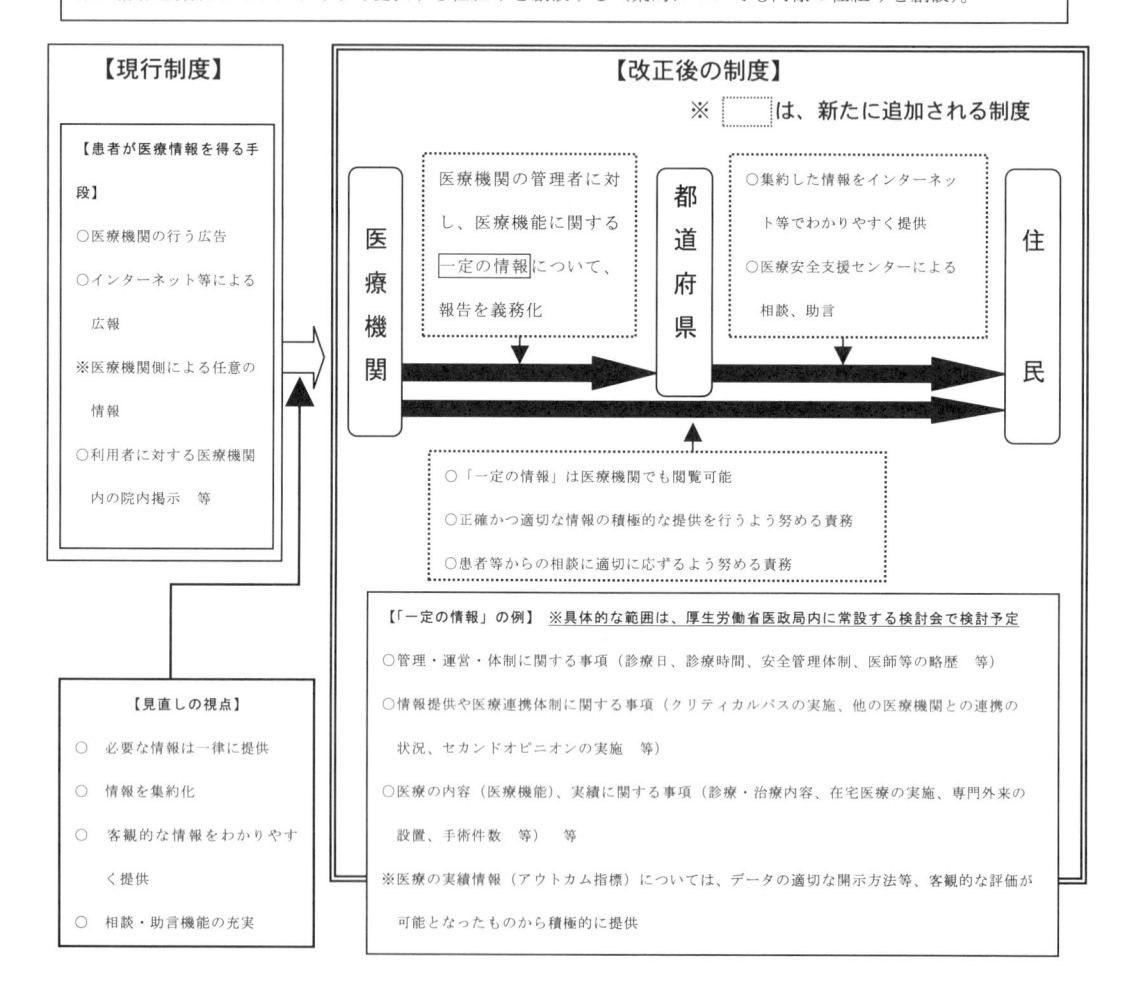

【現行制度】

【患者が医療情報を得る手段】
○医療機関の行う広告
○インターネット等による広報
※医療機関側による任意の情報
○利用者に対する医療機関内の院内掲示　等

【見直しの視点】
○　必要な情報は一律に提供
○　情報を集約化
○　客観的な情報をわかりやすく提供
○　相談・助言機能の充実

【改正後の制度】
※　□　は、新たに追加される制度

医療機関 → 都道府県 → 住民

医療機関の管理者に対し、医療機能に関する一定の情報について、報告を義務化

○集約した情報をインターネット等でわかりやすく提供
○医療安全支援センターによる相談、助言

○「一定の情報」は医療機関でも閲覧可能
○正確かつ適切な情報の積極的な提供を行うよう努める責務
○患者等からの相談に適切に応ずるよう努める責務

【「一定の情報」の例】　※具体的な範囲は、厚生労働省医政局内に常設する検討会で検討予定
○管理・運営・体制に関する事項（診療日、診療時間、安全管理体制、医師等の略歴　等）
○情報提供や医療連携体制に関する事項（クリティカルパスの実施、他の医療機関との連携の状況、セカンドオピニオンの実施　等）
○医療の内容（医療機能）、実績に関する事項（診療・治療内容、在宅医療の実施、専門外来の設置、手術件数　等）　等
※医療の実績情報（アウトカム指標）については、データの適切な開示方法等、客観的な評価が可能となったものから積極的に提供

図1－2　広告規制制度の見直しによる広告可能な事項の拡大（医療法）

・広告規制制度における広告可能な事項の規定方式について、現行の個別事項を細かく列挙する方式を改め、一定の性質をもった項目群ごとに、「〇〇に関する事項」というように包括的に規定する方式に改める。　→広告規制の大幅な緩和

・広告可能な事項以外の内容を広告した場合の対応について、直接罰方式から間接罰方式へと改める。

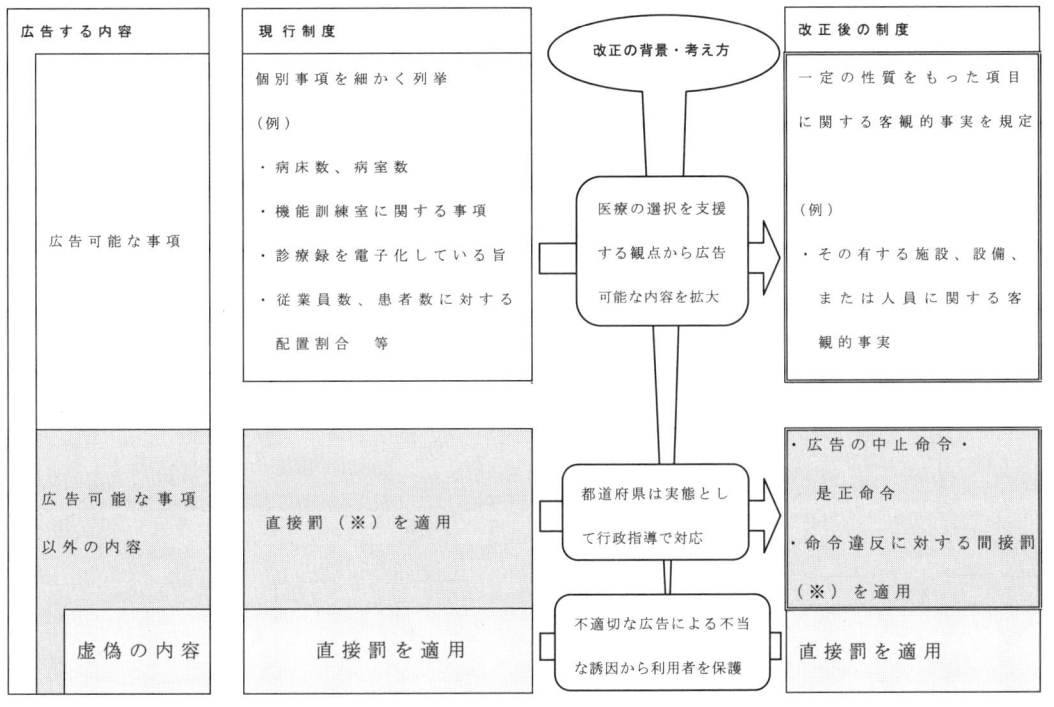

広告する内容	現行制度	改正の背景・考え方	改正後の制度
広告可能な事項	個別事項を細かく列挙 （例） ・病床数、病室数 ・機能訓練室に関する事項 ・診療録を電子化している旨 ・従業員数、患者数に対する配置割合　等	医療の選択を支援する観点から広告可能な内容を拡大	一定の性質をもった項目に関する客観的事実を規定 （例） ・その有する施設、設備、または人員に関する客観的事実
広告可能な事項以外の内容	直接罰（※）を適用	都道府県は実態として行政指導で対応	・広告の中止命令・是正命令 ・命令違反に対する間接罰（※）を適用
虚偽の内容	直接罰を適用	不適切な広告による不当な誘因から利用者を保護	直接罰を適用

※・・・6ヶ月以下の懲役または30万円以下の罰金。

【緩和される広告の例】
○医療スタッフの略歴、従事者の受けた研修、専門性　　○院内感染対策に関する事項
○提供している診療、治療内容のわかりやすい提示　　○医療機器に関する事項　　等

図1−3　新たな医療計画制度

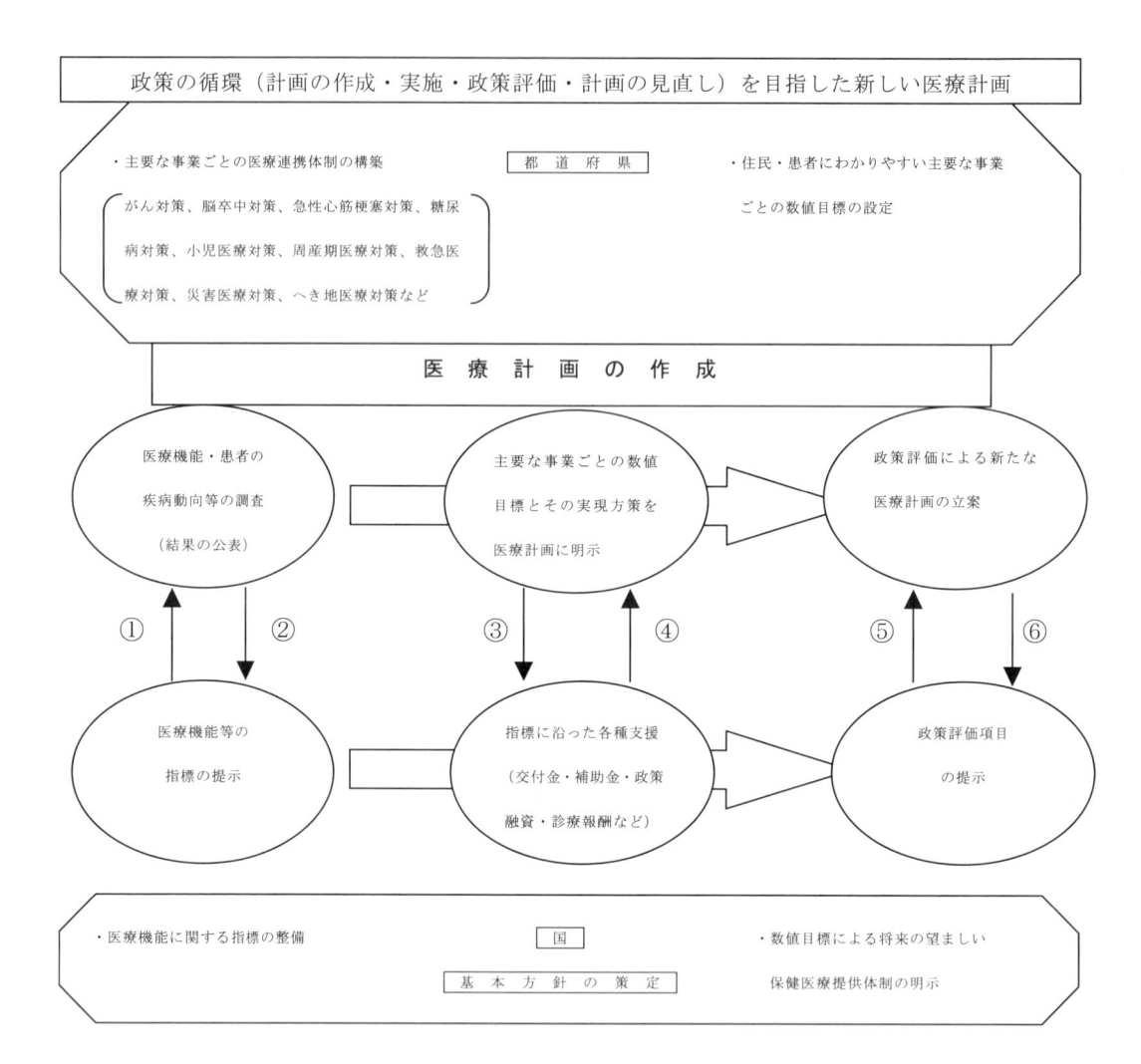

政策の循環（計画の作成・実施・政策評価・計画の見直し）を目指した新しい医療計画

　　　　　　　　　　　　　　　　都　道　府　県

・主要な事業ごとの医療連携体制の構築　　　　　　　　　　　　　・住民・患者にわかりやすい主要な事業
　がん対策、脳卒中対策、急性心筋梗塞対策、糖尿　　　　　　　　　ごとの数値目標の設定
　病対策、小児医療対策、周産期医療対策、救急医
　療対策、災害医療対策、へき地医療対策など

医　療　計　画　の　作　成

- 医療機能・患者の疾病動向等の調査（結果の公表）
- 主要な事業ごとの数値目標とその実現方策を医療計画に明示
- 政策評価による新たな医療計画の立案

① ② ③ ④ ⑤ ⑥

- 医療機能等の指標の提示
- 指標に沿った各種支援（交付金・補助金・政策融資・診療報酬など）
- 政策評価項目の提示

　　　　　　　　　　　　　　　　　　国
・医療機能に関する指標の整備　　　　　　　　　　　　　　　　　・数値目標による将来の望ましい
　　　　　　　　　　　　　基　本　方　針　の　策　定　　　　　　保健医療提供体制の明示

図1-4　在宅医療を推進するための規定の整備（医療法・薬剤師法）

○患者、家族が希望する場合の選択肢となり得る体制を地域において整備することが重要

○人としての尊厳の保持という観点も踏まえ、終末期医療を含む在宅医療の充実は、今後の大きな課題

○高齢者ができる限り住み慣れた家庭や地域で療養しながら生活を送れるよう、また、身近な人に囲まれて在宅での死を迎えることを選択できるよう、支援する体制の構築が必要

在宅医療推進に当たっての主な視点

◎主治医の役割発揮、介護を含む多職種での連携
- 在宅医療を担う医師の取組の支援
- 訪問看護サービスの充実、適切な薬物治療・服薬指導の充実
- ケアマネージャーや各種在宅サービスとの連携
- 在宅医療を行う医療従事者に対する研修の実施　等

◎患者が在宅医療を選択する妨げになっている原因の除去
- 複数の医師の連携による24時間往診可能な体制確保（看取りの体制の確保）
- 急性増悪の際の緊急入院先の確保

◎患者・国民に対する情報提供

具体的改正内容

・地域で在宅医療に係る<u>医療連携体制</u>を構築し、
　－ <u>医療計画の記載事項に在宅医療を明記</u>するとともに、
　－ 在宅医療の充実を客観的に評価できる<u>数値目標を設定</u>

・医療機関の管理者に対する努力義務規定を創設し、
　－ 患者の退院時に他の医療機関など在宅医療を提供する者等との連携を推進（いわゆる<u>退院調整機能</u>）
　－ 医療計画に位置付けられた在宅医療の推進、在宅医療提供を支援

・地域医療支援病院の管理者に対する義務規定を創設し、
　－ <u>地域医療支援病院による「在宅医療に係る支援」</u>を実施

・医療情報の都道府県への届出制度において<u>在宅医療の実施に関する情報を届出対象</u>

※このほか医療法改正事項以外では、以下の事項についても実施することとしている。
- 診療報酬による在宅医療の支援
- 処方せんの確認等の調剤業務の一部を患者宅で行うことの容認（薬剤師法改正）
- 麻薬が適切かつ円滑に提供される体制整備（適切な譲渡、保管、管理に関するマニュアル作成等）
- ケアハウスなど居宅系サービスの充実や多様な居住の場での在宅医療の充実
- 医療従事者の研修　等

図1－5 地域や診療科による医師不足問題への対応（医療法）

【医療制度改革大綱（平成17年12月1日　政府・与党医療改革協議会）抜粋】

（医師不足問題への対応）

　地域ごとの医師の偏在により、へき地等における医師不足が大きな問題となっている。また、小児科、産科などの特定の診療科における医師の不足が深刻化している。このため、都道府県ごとに医療対策協議会を設置し、医学部入学定員の地域枠を拡大するなど、地域の実情に応じた医師確保策を総合的に講じていく。

へき地等の特定地域、小児科、産科などの特定の診療科における医師不足の深刻化に対応し、医師等医療従事者の確保策を強化する。

☆関係3省（厚労省・総務省・文科省）で連携した取組み　→　「医師確保総合対策」（平成17年8月）に基づき、施策を推進

医療計画による医療連携体制の構築を通じた地域医療確保の推進

①都道府県
- 医療計画の記載事項として、へき地医療、救急医療等、当該都道府県において医療提供体制の確保に当たり特に必要と認める事業を重点的に位置付け
- へき地医療、救急医療等の医療連携体制の構築
（小児科・産科における医療資源の集約化・重点化等）
- 医療連携体制の構築に当たっての、医療従事者等地域の関係者による競技の実施についての責務
- へき地医療、救急医療等に従事する医師等医療従事者確保のための、医療関係者による協議の制度化
＝医療対策協議会の制度化

②公的医療機関　へき地医療、救急医療等の確保に必要な協力義務

協力の努力義務

③開設者・管理者（医療提供施設）
→医療連携体制構築のために必要な協力

④医療従事者
→医療対策協議会の協議結果を踏まえて都道府県が行う医療従事者確保のための施策に協力

図1－6　医療従事者の資質の向上（医師法等）

【医療制度改革大綱(平成17年12月1日　政府・与党医療改革協議会)抜粋】
(信頼できる医療の確保)
　信頼できる医療を確保していくため、患者のニーズや医療現場の実態を踏まえ、以下の対策を推進する。
　・医療従事者の資質向上

　安心、安全な医療を提供し、国民の医療に対する信頼を確保するため、行政処分を受けた医師等への再教育制度の創設等、医療従事者の資質の向上に向けた取組みを推進する。

【現行制度の課題】
◆業務停止を受けた医師、歯科医師、薬剤師、看護職員は、医業停止期間を過ぎれば、特段の条件なく医業（歯科医業）等に復帰でき、業務停止という行政処分だけでは、十分な反省や適正な医業等の実施が期待できない。
◆長期にわたる業務停止については、停止前の医療技術を保つことが困難であり、また、停止期間中の医療技術の進歩も十分に習得できていないという懸念がある。
◆安全、安心な医療を確保する観点から、看護職員に関する制度見直しの検討が必要である。

⇒

【改正後】
☆行政処分を受けた医師等に対する再教育制度を創設する。
☆「戒告」等業務停止を伴わない新たな行政処分の類型を設置する。また、長期間の業務停止処分について見直しを行う。
☆個人情報保護に配慮しつつ医師等の氏名等の情報提供をする。
☆看護師、助産師等について、現行の業務独占規定に加え、名称独占規定を設ける等必要な措置を講じる。
☆外国人看護師、救急救命士等についても、医師、歯科医師と同様に、臨床修練制度の対象とする。

図1－7　医療法人制度改革（医療法）

【医療制度改革大綱（平成17年12月1日　政府・与党医療改革協議会）抜粋】
（医療法人制度改革）
　公益性の高い法人類型の創設等の医療法人制度改革を行う。

◎非営利性の徹底を通じた医療法人に関する国民の信頼の確立。
◎「官から民への流れ」、「官民のイコールフッティング」をふまえ、従来公立病院等が担っていた医療を民間の医療法人が積極的に担うよう推進。
◎効率的で透明性のある医業経営の実現による地域医療の安定的な提供。

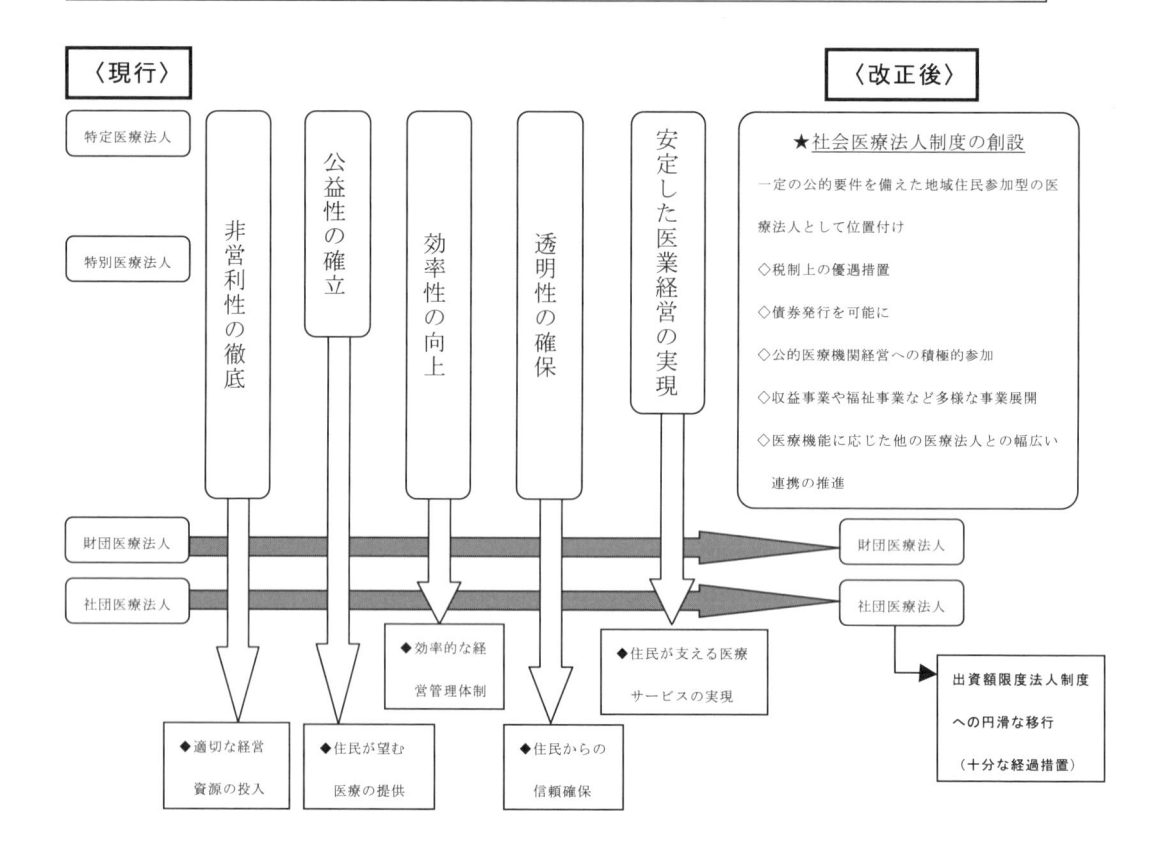

〈現行〉

- 特定医療法人
- 特別医療法人
- 財団医療法人
- 社団医療法人

- 非営利性の徹底
- 公益性の確立
- 効率性の向上
- 透明性の確保
- 安定した医業経営の実現

〈改正後〉

★社会医療法人制度の創設
一定の公的要件を備えた地域住民参加型の医療法人として位置付け
◇税制上の優遇措置
◇債券発行を可能に
◇公的医療機関経営への積極的参加
◇収益事業や福祉事業など多様な事業展開
◇医療機能に応じた他の医療法人との幅広い連携の推進

- 財団医療法人
- 社団医療法人

→ 出資額限度法人制度への円滑な移行（十分な経過措置）

◆適切な経営資源の投入
◆住民が望む医療の提供
◆効率的な経営管理体制
◆住民からの信頼確保
◆住民が支える医療サービスの実現

(D) 医療制度改革

　平成17年12月1日に政府与党医療改革協議会により医療制度改革大綱がとりまとめられた。それを受け平成20年4月から医療制度改革が本格的にスタートした。第五次医療法改正もこの中に包括されている。また、病医院の経営にとって、医療制度改革の内容を把握しておくことはマクロ的に大事なので、ここに概要の説明をする（図1－8参照）。

ⓐ医療制度改革の背景と目的

　厳しい経済情勢により日本の財政状況が逼迫するなか、少子高齢化や医療の高度化、疾病構造の変化、患者ニーズの多様化などにより国民医療費は急速に伸び続けている。このまま放置しておくと保険財政は崩壊し、将来的に国民皆保険制度の維持が難しくなる恐れも出てきた。そこで、これまでの枠組みだけの改革ではなく、制度の抜本的な見直しを行い、予防医療の推進や平均在院日数の短縮、機能の明確化による地域完結型の医療提供体制の構築など、実効性のある計画で、増大する医療費を計画的に抑制していくことになったわけである。

ⓑ医療制度改革の具体的施策とスケジュール

　「医療費適正化計画」を中心に、「地域医療計画」や「健康増進計画」「地域ケア整備構想」「医師確保対策」「後期高齢者医療制度」などと連動しながら進められていくことになる。それぞれの計画は、平成20年度から平成24年度までの5年間を第1期として実施され、平成24年度までに達成すべき目標や具体的な施策などが設定されている（表1－2参照）。

図1－8　医療制度改革法の概要

医療制度改革大綱の基本的な考え方
1．安心・信頼の医療の確保と予防の重視
(1) 患者の視点に立った安全・安心で質の高い医療が受けられる体制の構築
・医療情報の提供による適切な選択の支援
・医療機能の分化・連携の推進による切れ目のない医療の提供（医療計画の見直し等）
・在宅医療の充実による患者の生活の質（QOL）の向上
・医師の偏在によるへき地や小児科等の医師不足問題への対応　等
(2) 生活習慣病対策の推進体制の構築
・メタボリックシンドロームの概念を導入し、"予防"の重要性を促す国民運動の展開
・保険者の役割を明確化するとともに、40歳以上の被保険者・被扶養者に「特定健診・特定保健指導」を義務付け
・「健康増進計画」の内容を充実し、運動・食生活・喫煙等に関する目標を設定　等
2．医療費適正化の総合的な推進
(1) 「医療費適正化計画」で政策目標を掲げ医療費を抑制（中長期対策：生活習慣病の予防徹底、平均在院日数の短縮など）
(2) 公的保険給付の内容・範囲の見直し等（短期的対策）
3．超高齢社会を展望した新たな医療保険制度体系の実現
(1) 新たな高齢者医療制度の創設
(2) 都道府県単位の保険者の再編・統合

【良質な医療を提供する体制の確立を図るための医療法等の一部を改正する法律】
① 都道府県を通じた医療機関に関する情報の公表制度の創設など情報提供の推進
② 医療計画制度の見直し等（4疾病5事業の地域連携の構築、数値目標の設定等）
③ 地域や診療科による医師不足問題への対応（都道府県医療対策協議会の制度化等）
④ 医療安全の確保（医療安全支援センターの制度化等）
⑤ 医療従事者の資質向上（行政処分後の再教育の義務化等）
⑥ 医療法人制度改革　等

【健康保険法等の一部を改正する法律】
① 医療費適正化の総合的な推進
・「医療費適正化計画」（地域医療計画、介護保険事業支援計画、健康増進計画との調和）の策定、保険者に対する一定の予防健診の義務付け
・保険給付の内容、範囲の見直し等
・介護療養型医療施設の廃止
② 新たな高齢者医療制度の創設（後期高齢者医療制度の創設、前期高齢者の医療費にかかる財政調整）
③ 都道府県単位の保険者の再編・統合（国保の財政基盤強化、政管健保の公法人化等）　等

表1-2 医療制度改革の具体的施策とスケジュール

平成20年 (2008年)	平成21年 (2009年)	平成22年 (2010年)	平成23年 (2011年)	平成24年 (2012年)	平成25年 (2013年)
医療費適正化計画 ・生活習慣病対策 ・長期入院の是正 第一期スタート	【第一期達成目標】 ■生活習慣病対策:「特定健診・特定保健指導」の義務化 ・特定健診の実施率:対象者の70%以上の受診 ・特定保健指導の実施率:対象者の45%以上の指導 ・メタボリックシンドロームの該当者・予備軍の減少率:20年度対比10%（27年度までに25%） ■長期入院の是正:療養病床の再編・平均在院日数の削減 ・療養病床の再編:医療療養病床を15万床に削減（介護療養病床は全廃） ・平均在院日数の削減:最短の都道府県との差を9分の3短縮				第二期 スタート
地域医療計画 ・4疾病5事業ごとの連携体制構築 第一期スタート	■計画の概要 「がん」「脳卒中」「心疾患」「糖尿病」の4疾病、「救急医療」「災害医療」「へき地医療」「周産期医療」「小児医療」の5事業ごとに連携体制を構築し、医療の効率的な提供・質の向上を目指す 【第一期達成目標】 ・疾病別の年間の入院日数　・基本健診受診率 ・在宅看取り率　・脳卒中などの死亡率 ・地域連携クリティカルパス普及率　・入院中のケアプラン策定率　等				第二期 スタート
地域ケア整備構想 ・療養病床再編への推進策 第一期スタート	■療養病床の円滑な転換を支援 ・介護療養型老人保健施設の創設 ・在宅医療と「住まい」の場を組み合わせたサービス提供体制の構築 ・サテライト型施設の多様化　等 【第一期達成目標】 ・医療療養病床23万床、介護療養病床12万床のうち、医療療養病床を15万床に、介護療養病床を全廃				第二期 スタート
後期高齢者医療制度	■制度のポイント ・75歳以上及び65歳以上の一定の障害のある高齢者が被保険者 ・被保険者から保険料を徴収（原則、年金から天引き） ・被保険者の資格管理、保険料の賦課、給付、財政運営などは後期高齢者医療広域連合が行う　等				
平成20年度 診療報酬改定		平成22年度 診療報酬改定		平成24年度 診療報酬 介護報酬 同時改定	
	平成21年度 介護報酬改定				

②診療報酬

　診療報酬は、保険診療の際に医療行為等について計算される報酬の対価である。診療報酬点数表に基づいて計算され、点数で表現される。医療行為を行った医療機関・調剤薬局の医業収入の総和を意味する。医業収入には、医師（または歯科医師）の医療行為に対する対価である技術料、薬剤師の調剤行為に対する調剤技術料、処方された薬剤の薬剤費、使用された医療材料費、医療行為に伴って行われた検査費用などが含まれる。保険診療では患者はこの一部を窓口で支払い、残りは公的医療保険で支払われる。診療報酬は「公定価格」であり、医業経営の収入を左右する重要なものである。ここ20年間の診療報酬改定の状況は次のとおりである。

表1－3　診療報酬改定

	全体改定率	本　体	薬　価	診療材料
昭和63(1988)年	3.40%	5.44%	-2.04%	
平成2(1990)年	3.70%	6.40%	-2.70%	
平成4(1992)年	5.00%	7.40%	-2.40%	
平成6(1994)年	2.68%	4.80%	-2.12%	
平成8(1996)年	0.80%	3.40%	-2.60%	
平成10(1998)年	-1.30%	1.50%	-2.70%	-0.10%
平成12(2000)年	0.20%	1.90%	-1.60%	-0.10%
平成14(2002)年	-2.70%	-1.30%	-1.30%	-0.10%
平成16(2004)年	-1.05%	0.00%	-0.89%	-0.16%
平成18(2006)年	-3.16%	-1.36%	-1.60%	-0.20%
平成20(2008)年	-0.82%	0.38%	-1.10%	-0.10%
平成22(2010)年	0.19%	1.55%	-1.23%	-0.13%

注：平成9(1997)年4月：消費税率引き上げに伴う改定あり

　診療報酬改定は2年に1度行われるが、平成8年の診療報酬改定までは全体改定率はプラスであったが、平成10年にマイナス改定となり、平成12年に0.20％のプラス改定があったが、平成14年からはマイナス改定が続いている。

（A）平成12年度診療報酬改定

　平成12年度の診療報酬改定は第四次医療法改正を先取りした内容となっており、少子高齢化を主な誘因とする医療保険制度の再構築途上にある。また、介護報酬（介護保険）との関係も影響しており、地域における病医院機能を明確にし、サービスの質を高めなければ診療報酬点数算定につながらない。

(B) 平成14年度診療報酬改定

　平成14年度の診療報酬改定で初めての本体マイナス改訂となった。改訂のキーワードは「質の向上と効率化」である。

〔基本的な考え方〕

a. 平成14年度診療報酬改定は、賃金・物価の動向や最近の厳しい経済動向等を踏まえ、本体マイナス1.3％の改定（内訳：医科△1.05％、歯科△0.1％、調剤△0.15％）となった。このため、基本診療料を含めた広範な項目についての合理化を行うとともに、医療の質の向上等の観点から重点的な評価を行っている。

b. 具体的には、「効率的な医療提供体制の確保」、「患者の特性に応じた医療の評価」、「医療技術の適正評価」などの観点から所要の見直しを行うとともに、体系的な見直しを進める観点から「長期入院に係る保険給付の範囲の見直し」や「特定機能病院等における医療機関別包括評価の導入」、「患者ニーズの多様化に対応するための特定療養費制度の見直し」等の改定が進められた。

c. さらに、平成14年度薬価制度改革、保健医療材料制度改革に併せて「薬剤関連技術料の見直し」や「医療技術に係る施設要件の見直し」等を行った。

(C) 平成16年度診療報酬改定

〔基本的な考え方〕

○平成16年度診療報酬改定は、フリーアクセスを原則としつつ、国民皆保険体制を持続可能なものとし、患者中心の質がよく安心できる効率的な医療を確立するという基本的考え方に立って、合理的でメリハリのついたものとする。

○現状の厳しい経済社会情勢を反映する中で、医療の安全・質の確保、具体的には、DPC、小児医療・精神医療等を重点的に評価し、国民が納得できる改定とすることとし、改定率は±0％とする。

(D) 平成18年度診療報酬改定

〔基本的な考え方〕

○平成18年度診療報酬改定については、「基本方針」に沿って、①患者から見て分かりやすく、患者の生活の質（QOL）を高める医療を実現する視点、②質の高い医療を効率的に提供するために医療機能の分化・連携を推進する視点、③我が国の医療の中で今後重点的に対応していくべきと思われる領域の評価の在り方について検討する視点、④医療費の配分の中で効率化余地があると思われる領域の評価の在り方について検討する視点、の4つの視点から検討を行った。

○具体的な診療報酬点数の設定に当たっては、基本的な医療政策の方向性を明確にしないまま診療報酬施策によって医療機関の診療行動や患者の受療行動を誘導しようと

するのではなく、基本的な医療政策の方向性に沿って個別に診療報酬点数を設定していく中で対応していくことを基本とした。

(E) 平成20年度診療報酬改定
〔基本的な考え方〕
　平成20年4月の診療報酬改定では診療報酬本体の改定率は＋0.38％（医科・歯科の改定率はそれぞれ＋0.42％、調剤は＋0.17％）となった。しかし、薬価（－1.1％）及び材料（－0.1％）の引き下げが合計1.2％であるため、診療報酬全体の改定率は－0.82％となった。今回の改定では、病院勤務医の負担軽減を「緊急課題」として冒頭に掲げていることが特徴で、特に産科・小児科・検査部門の勤務医が過酷な労働環境におかれ、病院を退職し診療所を開業する傾向にあり、それが新臨床研修制度と重なって中小病院の医師不足を招き、地域医療が崩壊寸前であると捉えられている。

(F) 平成22年度診療報酬改定の基本方針

Ⅰ．基本的な考え方
1．基本認識・重点課題等
○　医療は、国民の安心の基盤であり、国民一人一人が必要とする医療を適切に受けられる環境を整備するため、医療提供者や行政、保険者の努力はもちろんのこと、患者や国民も適切な受診をはじめとする協力を行うなど、各人がそれぞれの立場で不断の取組を進めていくことが求められるところである。

○　我が国の医療費が国際的にみても GDP に大して極めて低水準にあるなかで、これまで医療現場の努力により、効率的で質の高い医療を提供してきたところであるが、高齢化の進展による患者増などにより、医療現場は疲弊してきている。

○　前回の診療報酬改定においても、こうした医療現場の疲弊や医師不足などの課題が指摘される中で所要の改定が行われたところであるが、これらの課題は必ずしも解消しておらず、我が国の医療は、依然として危機的な状況に置かれている。

○　このような状況については、前回改定の改定率が必ずしも十分でなかったために、医療現場が抱える各種の課題が解消できなかったと考えられることから、今回の改定においては、医療費全体の底上げを行うことにより対応すべきであるとの意見があった。一方で、賃金の低下や失業率の上昇など、国民生活も厳しい状況に置かれており、また、保険財政も極めて厳しい状況にある中で、医療費全体を引き上げる状況にはなく、限られた財源の中で、医療費の配分の大幅な見直しを行うことにより対応すべきとの意見があった。また、配分の見直しのみでは医療危機を食い止めることは困難なところまできているので、今回は医療費全体の底上げと配分の見直しの両者により対応すべきとの意見があった。

○　このような議論を踏まえた上で、平成 22 年度診療報酬改定においては、「**救急、産科、小児、外科等の医療の再建**」及び「**病院勤務医の負担の軽減（医療従事者の増員に努める医療機関への支援）**」を改定の**重点課題として取り組む**べきである。

○　また、その際には、診療報酬だけで現在の医療が抱える課題の全てを解決できるものではないことから、診療報酬が果たすべき役割を明確にしつつ、地域特性への配慮や使途の特定といった特性を持つ補助金をはじめとする他の施策との役割分担を進めていくべきである。

2．改定の視点
○　「救急、産科、小児、外科等の医療の再建」、「病院勤務医の負担の軽減（医療従事者の増員に努める医療機関への支援）」といった重点課題以外にも、がん対策や認知症対策など、国民の安心・安全を確保していく観点から充実が求められている領域も存在している。

このため、「<u>充実が求められる領域を適切に評価していく視点</u>」を今回の診療報酬改定の視点の一つとして位置付けるべきである。
○　一方、医療は、これを提供する側と受ける側との協働作業であり、患者が必要な情報に基づき納得した上で医療に参加していける環境を整えることや、安全であることはもちろん、生活の質という観点も含め、患者一人一人の心身の状態にあった医療を受けられるようにすることが求められる。
　このため、「<u>患者から見て分かりやすく納得でき、安心・安全で、生活の質にも配慮した医療を実現する視点</u>」を今回の診療報酬改定の視点の一つとして位置付けるべきである。
○　また、患者の視点に立った場合、質の高い医療をより効率的に受けられるようにすることも求められるが、これを実現するためには、国民一人一人が日頃から自らの健康管理に気を付けることはもちろんのこと、生活習慣病等の発症を予防する保健施策との連携を図るとともに、医療だけでなく、介護も含めた機能分化と連携を推進していくことが必要である。
　このため、「<u>医療と介護の機能分化と連携の推進等を通じて、質が高く効率的な医療を実現する視点</u>」を今回の診療報酬改定の視点の一つとして位置付けるべきである。
○　次に、医療を支える財源を考えた場合、医療費は保険料や公費、患者負担を財源としており、国民の負担の軽減の観点から、効率化の余地があると思われる領域については、その適正化を図ることが求められる。
　このため、「<u>効率化の余地があると思われる領域を適正化する視点</u>」を今回の診療報酬改定の視点の一つとして位置づけるべきである。

Ⅱ．平成22年度診療報酬改定の基本方針（2つの重点課題と4つの視点から）
1．重点課題
(1) 救急、産科、小児、外科等の医療の再建
(2) 病院勤務医の負担の軽減（医療従事者の増員に努める医療機関への支援）
2．4つの視点
(1) 充実が求められる領域を適切に評価していく視点
(2) 患者からみて分かりやすく納得でき、安心・安全で、生活の質にも配慮した医療を実現する視点
(3) 医療と介護の機能分化と連携の推進等を通じて、質が高く効率的な医療を実現する視点
(4) 効率化余地があると思われる領域を適正化する視点

Ⅲ．後期高齢者医療の診療報酬について

○ ７５歳以上の方のみに適用される診療報酬については、若人と比較した場合、複数の疾病に罹患しやすく、また、治療が長期化しやすいという高齢者の心身の特性等にふさわしい医療を提供するという趣旨・目的から設けられたものであるが、行政の周知不足もあり、高齢者をはじめ国民の方々の理解を得られなかったところであり、また、中央社会保険医療協議会が行った調査によれば、必ずしも活用が進んでいない実態等も明らかになったところである。

○ このため、７５歳以上という年齢に着目した診療報酬体系については、後期高齢者医療制度本体の見直しに先行して廃止することとするが、このような診療報酬が設けられた趣旨・目的にも配慮しつつ、具体的な報酬設定を検討することとするべきである。

◆平成22年度診療報酬改定の概要

平成22年度診療報酬改定の基本方針を受けて、次のとおり平成22年度診療報酬改定の概要となった。

1．平成22年度診療報酬改定の概要

全体改定率　＋0.19％（約700億円）
　→　10年ぶりのネットプラス改定
診療報酬（本体）　＋1.55％（約5,700億円）
　医科　＋1.74％　（入院　＋3.03％（約4,400億円））
　（約4,800億円）（外来　＋0.31％（約400億円））

　急性期入院医療に概ね4000億円を配分
　歯科　＋2.09％（約600億円）
　調剤　＋0.52％（約300億円）
薬価等　　　△1.36％（約5,000億円）

社会保障審議会の「基本方針」
1. 重点課題
・救急、産科、小児、外科等の医療の再建
・病院勤務医の負担軽減
2. 4つの視点
　充実が求められる領域の評価　など
3. 後期高齢者という年齢に着目した診療報酬体系の廃止

〔重点課題への対応〕
・救命救急センター、二次救急医療機関の評価
・ハイリスク妊産婦管理の充実、ハイリスク新生児に対する集中治療の評価
・手術料の引き上げ、小児に対する手術評価の引き上げ
・医師事務作業補助体制加算の評価の充実、多職種からなるチーム医療の評価

〔4つの視点（充実が求められる領域の評価、患者から見てわかりやすい医療の実現など）〕
・がん医療・認知症医療・感染症対策・肝炎対策の推進、明細書の無料発行など

〔後期高齢者医療の診療報酬について〕
・75歳という年齢に着目した診療報酬体系の廃止

2．救急医療の評価の充実について
〔救急入院医療の充実〕
　○充実した体制の救命救急センターの評価
　　　救命救急入院料　充実段階Aの加算　　　500点　→　1,000点
　○二次救急医療機関における入院医療の評価
　　　救急医療管理加算　　　　　600点　→　800点
　　　乳幼児救急医療管理加算　　150点　→　200点
　○手厚い急性期入院医療の評価
　　　ハイケアユニット入院医療管理料　3,700点　→　4,500点
〔地域の連携による救急外来の評価〕
　○病院・診療所の小児科医師の連携による救急外来の評価
　　　地域連携小児夜間・休日診療料1（24時間対応なし）350点　→　400点
　　　地域連携小児夜間・休日診療料2（24時間対応あり）500点　→　550点
　○病院・診療所の医師の連携による救急外来の評価
　　　㊟　地域連携夜間・休日診療料　100点

3．産科・小児医療の評価の充実について
〔ハイリスク妊産婦管理の充実・拡大〕
　○ハイリスク分娩管理の評価
　　　ハイリスク分娩管理加算　2,000点　→　3,000点（1日につき）＋対象拡大
　○緊急搬送された妊産婦の受入の評価
　　　妊産婦緊急搬送入院加算　5,000点　→　7,000点（入院初日）＋対象拡大
〔新生児集中治療の評価〕
　○ハイリスク新生児に係る集中治療の評価
　　　新生児特定集中治療室管理料　8,500点　→　10,000点
　○ＮＩＣＵよりハイリスク児を直接受け入れる後方病床の評価
　　　㊟　新生児治療回復室入院医療管理料　5,400点
〔小児の入院医療の充実〕
　○地域の小児救急入院医療を担う医療機関の評価
　　　㊟　小児入院医療管理料　2（区分新設）　4,000点
　　　（特定機能病院においても小児入院医療管理料の算定を認める）

4．病院勤務医の負担の軽減について
〔病院勤務医の事務負担の軽減〕
　○医師事務作業補助体制加算の評価の充実

医師事務作業補助体制加算（入院初日）

25対1	50対1	75対1	100対1
355点	185点	130点	105点

⇒

15対1	20対1	25対1	50対1	75対1	100対1
810点	610点	490点	255点	180点	138点

※一般病床数に対する配置人数に応じて加算

〔手厚い人員体制による入院医療の評価〕

○7対1病棟、10対1病棟における看護補助者の配置の評価
- 新 急性期看護補助体制加算1（50対1配置）　120点（14日まで）
- 新 急性期看護補助体制加算2（75対1配置）　80点（14日まで）

〔多職種からなるチームによる取組の評価〕

○栄養サポートチームによる栄養改善の取組の評価
- 新 栄養サポートチーム加算　200点（週1回）

○呼吸ケアチームによる人工呼吸器離脱に向けた取組の評価
- 新 呼吸ケアチーム加算　150点（週1回）

5．手術料の適正な評価について

〔外保連試案を活用した手術料の引き上げ〕

○主として病院で実施している難易度が高く人手を要する手術について、現行点数を30％から50％増とすることを目安とし、
脳動脈瘤頸部クリッピング、大動脈瘤切除術など約1800項目のうちの約半数程度を増点

〔小児に対する手術評価の引き上げ〕

○3歳未満の小児に係る手術に加え、3歳以上6歳未満の小児についても乳幼児加算の対象とする

〔新規医療技術の保険導入〕

○先進医療専門家会議及び医療技術評価分科会における検討結果を踏まえ、新規手術の保険導入を行う。
腹腔鏡下肝部分切除術、肝門部胆管癌切除術及びバイパス術を併用した脳動脈瘤手術など約80項目の新規手術を保険導入

6．明細書発行の推進について

〔明細書発行の推進〕

○電子請求が義務付けられている病院・診療所・薬局
→正当な理由のない限り、原則として明細書を無料で発行
　正当な理由　①明細書発行機能が付与されていないレセコンを使用
　　　　　　　②自動入金機の改修が必要な場合

> 注）明細書発行を行う旨を院内掲示するとともに、明細書発行を希望しない方には、その旨の申し出を促す院内掲示を行うなどの配慮を行う。

- ○電子請求が義務付けられていない病院・診療所・薬局
  - →<u>明細書発行に関する状況を院内掲示する</u>
    - 院内掲示の内容 → 明細書発行の有無、手続き、費用徴収の有無、その金額など

〔診療報酬上の支援〕
- ○明細書の無料発行等を行っている診療所の評価
  - 新 <u>明細書発行体制等加算　1点（再診料に加算）</u>

7．急性期の入院医療の評価

〔早期の入院医療の評価〕
- ○一般病棟入院基本料において入院早期の加算を引き上げる
  - <u>14日以内の期間の加算　428点 → 450点（1日につき）</u>

〔急性期の医療機関における入院患者の看護必要度の評価〕
- ○一般病棟入院基本料等（10対1入院基本料）の届出医療機関において、患者の重症度・看護必要度を継続的に測定し、評価を行っていることを評価
  - 新 <u>一般病棟看護必要度評価加算　5点（1日につき）</u>

8．急性期医療に対する後方病床機能の強化

〔初期加算の創設（有床診療所の一般病床）〕
- ○有床診療所一般病床が担う後方病床機能の評価
  - 新 <u>有床診療所一般病床初期加算　100点（7日まで）</u>
    急性期医療を担う病院の一般病床、老健、特養及び自宅等からの転入院患者を当該有床診療所の一般病床で受け入れた場合に算定。

〔初期加算の創設（病院の療養病棟及び有床診療所の療養病床）〕
- ○療養病床が担う後方病床機能の評価
  - 新 <u>救急・在宅等支援療養病床初期加算　150点（14日まで）</u>
    急性期医療を担う病院の一般病床、老健、特養及び自宅等からの転入院患者を療養病床で受け入れた場合に算定。

9．地域医療を支える有床診療所の評価

〔有床診療所入院基本料の再編成〕
- ○実態を踏まえた評価区分の見直し

【現　行】		
有床診療所 入院基本料1 (看護職員 5人以上)	～7日	810点
	8～14日	660点
	15～30日	490点
	31日～	450点
有床診療所 入院基本料2 (看護職員 1～4人)	～7日	640点
	8～14日	480点
	15～30日	320点
	31日～	280点

【改定後】		
有床診療所 入院基本料1 (看護職員 7人以上)	～14日	760点
	15～30日	590点
	31日	500点
有床診療所 入院基本料2 (看護職員 4～6人)	～14日	680点
	15～30日	510点
	31日	460点
有床診療所 入院基本料3 (看護職員 1～3人)	～14日	500点
	15～30日	370点
	31日	340点

〔初期加算等の創設〕

○後方病床機能の評価

　㊟　有床診療所一般病床初期加算（100点、7日まで）
　　　救急・在宅等支援療養病床初期加算（150点、14日まで）

○医師配置加算の見直し

　医師配置加算1（60点→88点）　医師配置加算2（60点）

○入院基本料等加算の拡充

　新たに「無菌治療室管理加算」等を有床診療所でも算定可能に

10. 在宅復帰後を見越した地域連携の評価

〔在宅復帰後も含めた地域連携診療計画の評価〕

○回復期等の病院を退院した後の療養を担う医療機関・介護施設等との連携を含めた3段階の地域連携診療計画を評価

現　　行		
急性期	地域連携診療計画管理料	900 点
回復期	地域連携診療計画退院時指導料	600 点

⇩

改　定　後		
急性期	地域連携診療計画管理料	900 点
回復期	地域連携診療計画退院時指導料1	600 点
(新) 回復期	地域連携診療計画退院計画加算	100 点
(新) 在宅復帰後	地域連携診療計画退院時指導料2	300 点

〔介護支援専門員（ケアマネジャー）との連携の評価〕
　○入院中の医療機関の医師等とケアマネジャーが共同して、患者に対し、退院後に利用可能な介護サービス等について指導を行った場合の評価を新設
　　(新) 介護支援連携指導料　300 点（入院中2回）

11．がん医療の推進について　　〈省　略〉

12．新型インフルエンザや結核等の感染症対策の推進　　〈省　略〉

13．地域の連携による疾患対策の評価について　　〈省　略〉

14．精神医療の評価の充実について　　〈省　略〉

15．在宅及び障害者歯科医療について
〔在宅歯科医療の推進〕
　○歯科衛生士による在宅療養患者に対する歯科衛生指導の充実
　　　訪問歯科衛生指導料
　　　（複雑なもの）350 点 → 360 点　　（簡単なもの）100 点 → 120 点
　○在宅療養患者に対するきめ細やかな歯科疾患の管理の充実
　　(新) 歯科疾患在宅療養管理料
　　　　（在宅療養支援歯科診療所の場合）　　140 点（月1回）
　　　　（その他の場合）　　　　　　　　　　130 点（月1回）

〔障害者歯科医療の充実〕
　○歯科衛生士による障害者に対する実地指導の充実
　　(新) 歯科衛生実地指導料2　　100 点（月1回）

○障害者歯科医療の連携の促進（歯科診療所では歯科治療が困難であった障害者を病院歯科や口腔保健センター等が受入れ、治療を行った場合を評価）
　㊗　障害者歯科医療連携加算　　100点（初診時1回）

16．病院歯科機能の強化及び生活の質に配慮した歯科医療の充実　〈省　略〉

17．歯科固有の技術の評価について
〔歯科固有の技術の適切な評価〕
　○う蝕（むし歯）、歯周病、有床義歯（入れ歯）等の評価の見直し
　　根管貼薬処置（歯の根の治療）
　　　（単根管）　　　　　　　　　　14点　→　　20点
　　　（3根管以上）　　　　　　　　28点　→　　30点
　　総義歯（総入れ歯）　　　　　　2050点　→　2060点
　　歯周組織再生誘導手術（一次手術）　630点　→　730点
　○歯科診療報酬体系の簡素化（一部の技術を基本診療料に包括して評価）
　　歯科初診料　　　　　　　　　　182点→　218点
　　歯科再診料　　　　　　　　　　 40点→　 42点
　　スタディモデル　　　　　　　　 50点→　廃止
　　歯科疾患管理料（1回目）　　　 130点→　110点（引下げ分）

〔新規の歯科医療技術の保険導入〕
　○歯周病の手術を行う際のレーザーによる歯石除去等を評価
　　㊗　手術時歯根面レーザー応用加算　　40点

18．手術以外の医療技術の適正な評価について　〈省　略〉

19．再診料等の見直しについて
〔外来管理加算の見直し〕
　○時間の目安（いわゆる5分ルール）については廃止
　○「懇切丁寧な説明に対する評価」をより明確化する観点から、要件を追加
　　　多忙等を理由により、投薬のみの要請があり、簡単な症状等の確認を行ったのみで継続処方を行った場合は算定不可
〔再診料の見直し〕
　○再診料の病診統一　　再診料（診療所）　　71点
　　　　　　　　　　　　　　　　　　　　　　　→　再診料　69点
　　　　　　　　　　　再診料（病院）　　　60点

〔地域医療貢献に対する評価〕
○患者からの電話問い合わせに対し、標榜時間以外も対応を行う体制を有している診療所を評価
　　㊟　地域医療貢献加算　3点（再診料に加算）

20．医療安全対策の推進について
〔医療安全対策の充実〕
○医療安全対策の評価

　　医療安全対策加算（専従の医療安全管理者）　50点
　　　　⇒　医療安全対策加算1（専従の医療安全管理者）　85点
　　　　㊟　医療安全対策加算2（専任の医療安全管理者）　35点
○感染防止対策チームによる抗菌薬適正使用等の取組の評価
　　㊟　感染防止対策加算　100点

〔医薬品安全管理の充実〕
○医薬品安全管理の評価
　　㊟　医薬品安全性情報等管理体制加算　50点

〔医療機器安全管理の充実〕
○医療機器安全管理の評価
　　医療機器安全管理料1　　50点　→　100点
　　医療機器安全管理料2　1,000点　→　1,100点

21．人工腎臓の適正な評価について　〔省　略〕
22．質が高く効率的な急性期入院医療の推進（ＤＰＣ）　〔省　略〕
23．療養病棟入院基本料の見直し　〔省　略〕
24．疾患別リハビリテーションの充実
〔脳血管疾患に対するリハビリテーションの充実〕
○脳血管疾患等リハビリテーションの評価の引き上げ
　　脳血管疾患等リハビリテーション料（Ⅰ）　235点　→　245点（1単位につき）
　　脳血管疾患等リハビリテーション料（Ⅱ）　190点　→　200点（1単位につき）

〔発症・術後早期の運動器リハビリテーションの充実〕
○充実した体制による入院中の運動器リハビリテーションを評価
　　㊟　運動器リハビリテーション料（Ⅰ）　175点（1単位につき）

〔発症早期からのリハビリテーションの充実〕
○早期リハビリテーション加算の引き上げ
　　早期リハビリテーション加算　30点　→　45点（1単位につき）

〔維持期のリハビリテーション〕
○介護保険によるリハビリテーションの提供状況等を踏まえ、維持期における月13単位までのリハビリテーションの提供は継続

25．回復期リハビリテーション等の推進
〔回復期リハビリテーションの評価〕
○回復期リハビリテーション病棟入院料に、提供すべきリハビリテーションの単位数の基準を設けるとともに、評価を引き上げる
　　回復期リハビリテーション病棟入院料1　1,690点→1,720点（1日につき）
　　・1人1日あたり2単位以上のリハビリテーションが行われていること
　　・新規入院患者のうち2割以上が重症の患者であること
　　回復期リハビリテーション病棟入院料2　1,595点→1,600点（1日につき）
　　・1人1日あたり2単位以上のリハビリテーションが行われていること

〔亜急性期におけるリハビリテーションの充実〕
○亜急性期病床において充実したリハビリテーションを提供している場合を評価
　　新　リハビリテーション提供体制加算　50点（1日につき）

26．在宅医療の評価について
〔訪問診療の評価〕
○患者の求めに応じ居宅に赴いて診療を行う往診料の評価
　　往診料　650点　→　720点
○小児に対する在宅医療の評価
　　新　在宅患者訪問診療料　　乳幼児　加算　200点
　　新　退院前在宅療養指導管理料　乳幼児　加算　200点

〔在宅移行を支える医療機関の評価〕
○365日、24時間体制で地域の在宅医療を支える病院の評価
　　在宅療養支援病院の要件見直し
　　半径4キロメートル以内に診療所が存在しないもの
　　　→　半径4キロメートル以内に診療所が存在しない又は　200床未満の病院
○入院医療から在宅医療への移行を推進するため、在宅医療に移行した患者の早期の医学管理を評価
　　新　在宅移行早期加算　100点

27．訪問看護の推進について　　〔省　略〕

28. 患者に分かりやすく安全・安心を重視した調剤の推進
　〔長期投薬の増加を踏まえた調剤料の見直し〕
　　○一包化薬調剤料について、内服薬調剤料との差を分かりやすくするため、**加算**として整理した上で、**長期投薬時の評価を適正化**
　　　　一包化薬調剤料　→　内服薬調剤料の一包化加算
　　　　7日ごとに89点　→　7日ごとに30点、57日分以上は一律270点を加算
　　　　　※併せて、内服薬調剤料に 31 日分以上の区分（89 点）を創設
　〔ハイリスク薬(要注意薬)を服用する患者への指導〕
　　○抗がん剤などの**ハイリスク薬**を服用する患者に対して**副作用の確認や必要な指導を行う**場合の加算を創設
　　　　㊨　特定薬剤管理指導加算　4点
　〔調剤基本料の特例（通常 40 点→18 点）の見直し〕
　　○地域医療を支える薬局に配慮し、特例の**要件**（処方せん受付回数が 4,000 回超／月）**を一部緩和**するとともに、**点数を引上げ**
　　　　調剤基本料（特例）　18 点　→　24 点
　　　　※処方せん受付回数から、時間外加算、訪問薬剤管理指導等に係る処方せんを除外

29. 後発医薬品（ジェネリック医薬品）の更なる使用促進
　〔薬局における取組の評価等〕
　　○後発医薬品の**調剤数量の割合に応じて段階的な加算**を適用
　　　　後発医薬品調剤体制加算　4点（処方せんベースの調剤率　30％以上）
　　　　　→　6点、13点、17点（数量ベースの調剤率　20，25，30％以上）
　　○「変更不可」欄に署名等のない処方せんの場合、**含量違い又は類似した別剤形の後発医薬品への変更調剤**を認める
　　　　※変更後の薬剤料が増えないことと、患者の同意を得ることが条件
　　　　　含量違いの例　　　：処方薬（10mg 1錠）　→　後発医薬品(5mg 2錠)
　　　　　類似した別剤形の例：処方薬（カプセル剤）　→　後発医薬品（錠剤）
　〔医療機関における取組の評価〕
　　○後発医薬品の**品質、安全性、安定供給体制等の情報を収集・評価**した上で、**使用を進める**体制の評価（入院基本料への加算）
　　　　㊨　後発医薬品使用体制加算　30点
　　　　※採用品目数の割合が 20％以上であること

30. 検体検査の評価の充実について　〔省　略〕
31. 効率化余地があると思われる領域を適正化する視点　〔省　略〕

32. エックス線撮影料　〈省　略〉
33. コンピューター断層撮影診断料の見直し　〈省　略〉

34. 後期高齢者医療の診療報酬について
〔後期高齢者診療料関連の点数の廃止〕
・心身全体の管理を行う担当医の評価は高齢者に限って行われるべきでない
・本点数と機能が重複している生活習慣病管理料を全年齢対象とする
　　　後期高齢者診療料　600点　→　廃止
〔後期高齢者終末期相談支援料関連の点数の廃止〕
　診療報酬上評価することについて国民的合意が得られていない
　　　後期高齢者終末期相談支援料　200点　→　廃止
〔その他の後期高齢者関連点数について〕　※「後期高齢者」との名称はすべて削除
　○原則として全年齢に拡大
　　（例）後期高齢者特定入院基本料　→　特定入院基本料
　　　　　　（退院支援状況報告書の提出により従来と同じ扱い）
　　　　　後期高齢者在宅療養口腔機能管理料　→　歯科疾患在宅療養管理料
　　　　　後期高齢者退院時薬剤情報提供料　　⎱→　退院時薬剤情報管理指導料
　　　　　薬剤管理指導料退院時服薬指導加算　⎰
　○その他の見直し
　　（例）後期高齢者退院時栄養・食事管理指導料　→　廃止（栄養サポートチーム加算で対応）
　　　　　後期高齢者退院調整加算→急性期病棟等退院調整加算
　　　　　（介護との連携促進のため、65歳以上等を対象に）

◆平成22年度診療報酬改定の影響

1．診療所
　一般診療所に関する主な変更点は次のとおりである。

【主な変更点】
○再診料は2点引き下げ、外来管理加算の5分要件は撤廃
○電子化加算3点を廃止して、地域医療貢献加算3点、明細書発行体制等加算1点を新設
○血液化学検査引き下げ、画像診断の撮影料をアナログ、デジタルへ再編
○手厚い人員配置の有床診療所を評価　等

　診療所の再診料が71点から2点引き下げられ69点になり、病院の60点を9点引き上げて69点に統一した。また、再診料への「外来管理加算」は「5分要件」を廃止した。ただし、薬の処方だけを目的とした医師の簡単な問診による「お薬外来」では算定ができなくなった。一方、診療時間外に患者からの電話問い合わせに対応し、必要に応じて診察したり、専門医を紹介したりする診療所には「地域医療貢献加算」（3点）を新設した。さらにレセプト電子請求を行う医療機関には、原則として個々の医療行為が具体的に記載された明細書を無料で発行することを義務づけた。無料発行する診療所だけに限定して「明細書発行体制等加算」(1点)を新設した。

　この結果、再診料は△2点になるが、地域医療貢献加算と明細書加算で、差引＋2点の増点となる。ただし、厚生労働省では地域医療貢献加算を算定できるのは全診療所の3割程度と見込んでいて、それ以外の診療所では実質的な引き下げとなると予想される。

　次に、眼科、耳鼻咽喉科の生体検査、皮膚科の処置を引き下げているため、これらの診療科診療所もマイナスとなりそうである。また、運動器リハビリを3区分にして外来で算定する「新運動器(Ⅱ)」は165点と「旧運動器(Ⅰ)」よりも5点引き下げた。整形外科で理学療法士を雇用して行う運動器リハの「新運動器(Ⅱ)」が多い無床診療所ではマイナスとなるであろう。

　なお、以上のことを考えると、無床診療所は診療科目にもよるが、概ね診療報酬改定による診療収入は改定前と同一水準にはなると思われる。有床診療所は専門性の高い医療、夜間・休日を含めた緊急時の医療などを担うとともに、在宅医療や介護施設の後方支援病床としても機能し、地域医療を支えてきている。しかしながら、低い入院基本料や経営効率の悪さが病床の運営を困難にし、その施設数は減少してきている。

　平成22年度診療報酬改定ではこれまでの「看護職員 5人以上」「看護職員 1～4人」という2区分の点数を、「看護職員 7人以上」「看護職員 4～6人」「看護職員 1～3人」の3区分にした。これにより有床診療所の地域における入院機能の評価が幾分向上することが期待される。また、急性期医療及び在宅医療等に対する後方病床の機能を有して

地域医療を支える有床診療所の機能を、「初期加算の新設」「医師配置加算の見直し」「重症児等の受け入れ」の項目で評価した。

２．在宅医療

在宅医療に関する主な変更点は次のとおりである。

【主な変更点】
○往診料を 70 点引き上げて 720 点へ
○マンション等の訪問診療を「同一建物居住者」として 830 点から 200 点へ
○許可病床 200 床未満病院は在宅療養支援病院の届出が可能に　等

往診料は 70 点引き上げで 720 点になったが、計画的な訪問診療を評価した「在宅患者訪問診療料 830 点」は変わっていない。反対にこれまでマンションや団地等の別世帯患者はそれぞれ 830 点を算定できていたが、これを「同一建物居住者」として 200 点の算定とした。マンション居住患者の多い医療機関には影響がある。今回在宅医療での最大のポイントは在宅療養支援病院の要件緩和である。これまで「半径４キロメートル以内に診療所が存在しない」という要件のため、へき地や離島の病院に届出は限定されていた。これを「許可病床数が 200 床未満の病院」は届出可能とした。在宅療養支援病院になることで「在宅時医学総合管理料(月１回)」が、在宅療養支援診療所と同じ高い点数が病院でも算定可能となる。

在宅時医学総合管理料（月１回）	許可病床 200 床未満の病院	在宅療養支援病院
イ　院外処方せんを交付	2,200 点	4,200 点
ロ　処方せんを交付しない	2,500 点	4,500 点

また、在宅ターミナルケア加算の要件緩和も行われた。これまでも在宅療養支援診療所または在宅療養支援病院の保険医が死亡日前 14 日以内に２回以上の往診または訪問診療を実施し、死亡前 24 時間以内に訪問して患者を看取った場合に 10,000 点加算があった。これに「往診または訪問診療を行った後、24 時間以内に在宅以外で死亡した場合を含む」を要件に追加した。つまり、往診や訪問診療を行った患者が、その後急変などで病院などに運ばれ 24 時間以内に死亡した場合でも、同加算が算定できることになった。

③介護保険
(A) 介護保険の導入

　平成12年4月1日から介護保険が導入施行され"医療と福祉（介護）の混淆"により成り立っている現在の病医院の経営基盤に対して、"医療と福祉（介護）の分離"という根本的な経営的影響を多大に及ぼすことになった（図1－9）。

　それによって、病医院の「収入」が医療保険の収入と介護保険の収入とに分離されることになり、医師の自由裁量による収入決定権（医療保険）が、介護保険の収入については介護認定審査会の裁量による収入（介護保険）となり、収入決定権は制限ないし喪失することになる。

　さらに、その結果、社会的入院などを中心とする「適用除外による減収」と、「請求額の減少による減収」との打撃をうけ、病医院の収入はなんらかの変革を成し遂げなければ、おおむね5～15％ぐらいの減収を余儀なくされることになり、病医院経営の収入基盤に激烈な影響を及ぼしかねない。

　平成10年のモデル事業の実施結果では、地域により相違しているが、5～10％程度の除外（自立など）がでているようである。

　介護保険による「医療と福祉の分離」に対する病医院の経営対策は、分離される福祉（介護）の分野、特に居宅介護分野を積極的に取り込む収入戦略をとることが必要不可欠となる。

　また、「適用除外」による減収と、「請求額減少」による減収とに対する「減収抑止対策」とともに、それによって抑止しきれない減収については、「代替収入対策」をとることが必要不可欠となる。

　したがって診療所においても、居宅サービスのうち医療系5種類についてはみなし指定があり、これらの居宅サービスを積極的に取り込むことが必要である（表1－4）。

図1-9 老人福祉・保健制度の再編成

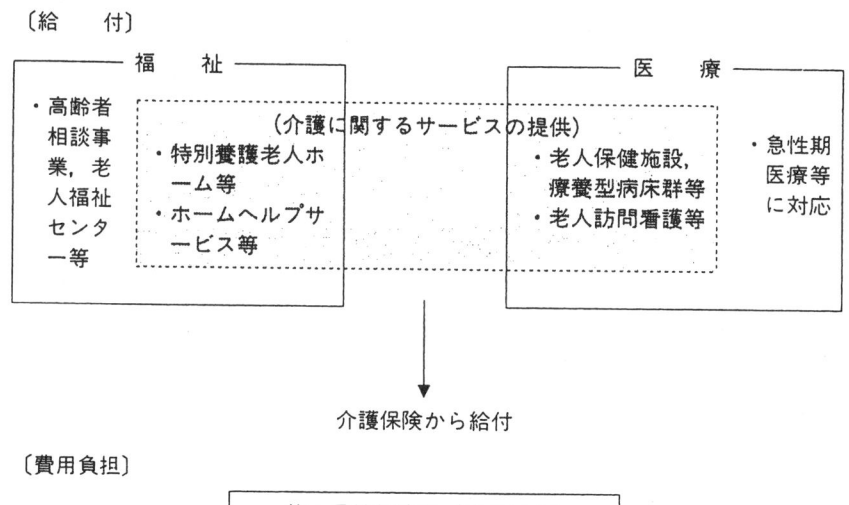

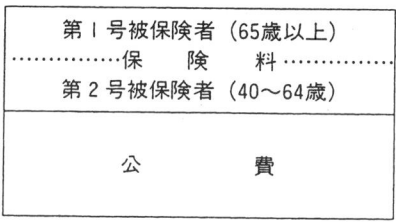

〔給付〕

┌─── 福 祉 ───────────────┐ ┌─── 医 療 ───────────┐
│・高齢者   (介護に関するサービスの提供)   │ │   │・急性期│
│ 相談事   ・特別養護老人ホ   ・老人保健施設,   │ │医療等│
│ 業,老   ーム等   療養型病床群等   │ │に対応│
│ 人福祉   ・ホームヘルプサ   ・老人訪問看護等   │ │   │
│ センタ   ービス等   │ │   │
│ ー等   │ │   │
└─────────────────────────┘ └───────────┘

↓ 介護保険から給付

〔費用負担〕

┌─────────────────────┐
│ 第1号被保険者（65歳以上）   │
│ ……………… 保　険　料 ……………… │
│ 第2号被保険者（40〜64歳）   │
│   │
│   公　　　費   │
└─────────────────────┘

この結果,

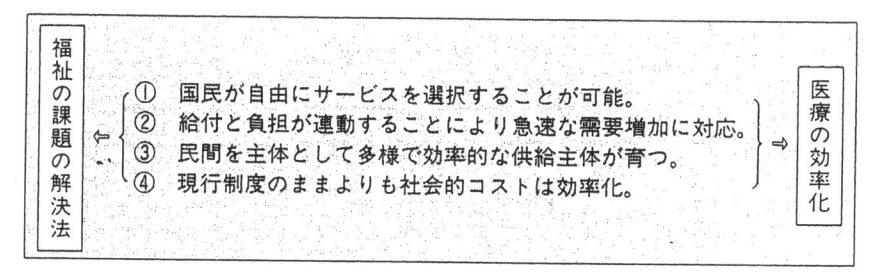

┌福┐ ┌─────────────────────────────┐ ┌医┐
│祉│ │① 国民が自由にサービスを選択することが可能。   │ │療│
│の│ │② 給付と負担が連動することにより急速な需要増加に対応。   │ │の│
│課│⇔│③ 民間を主体として多様で効率的な供給主体が育つ。   │⇒│効│
│題│ │④ 現行制度のままよりも社会的コストは効率化。   │ │率│
│の│ │   │ │化│
│解│ │   │ │ │
│決│ │   │ │ │
│法│ │   │ │ │
└─┘ └─────────────────────────────┘ └─┘

（厚生省資料より）

表1-4 居宅サービス（医療系5種類）にかかるみなし指定

	居宅療養管理指導	訪問看護	訪問リハビリテーション	短期入所療養介護	通所リハビリテーション
介護療養型医療施設（療養型病床群等）				○	※
保険医療機関（病院・診療所）	○	○	○	※	※
介護老人保健施設	×	×	×	○	○
保険薬局	○	×	×	×	×

（注）○：みなし指定あり
　　　×：事業者として該当せず
　　　※：事業者となるためには、人員基準等を満たし、都道府県知事の指定を受けなければならない

（出典：医療と介護保険Q＆A　小室明子著　ブックマン社）

(B) 医療保険制度と介護保険制度の違い

　医療保険制度は現物給付である。すなわち、医療サービスという現物を給付する。日本全国どの医療機関も同質のサービスを提供するという前提で被保険者は一部負担金を支払う。一方、介護保険制度は現金給付である。被保険者は介護サービスを受けたときに原則として全額を事業者に支払い、その後保険者が被保険者に費用を支給することになっている。制度上は事業者による代理請求が認められているため実際には保険者が被保険者の支払うべき費用を立て替えることが多い。このため、医療と同様、あたかも介護サービスも現物給付の印象を受けている。しかし、両制度は根本的に異なる。現物給付の介護保険では、被保険者が利用するサービスを自らの判断で選択できるため、保険給付の範囲外の「上乗せ」や「横出し」などについても自己負担で利用できる仕組みとなっている。上乗せとは介護保険の給付上限を超えてサービスを利用する際にかかる費用であり、上乗せ部分は市場が値段を決め全額自己負担となる（例えば月4回を超えるショートステイ）。横出しとはもともと介護保険給付の対象にならないサービスをいう（例えば配食サービス、寝具乾燥、移送サービス、外出介助など）。

(C) 平成21年度介護報酬改定

　病医院の経営に関係する介護報酬改定について骨子を掲げる。

１．基本的な考え方 (1) 改定率について 　〇介護従事者の離職率が高く、人材確保が困難であるといった状況 　〇本年の通常国会で「介護従事者等の人材確保のための介護従事者の処遇改善に関する法律」が成立 　〇平成20年10月30日に、政府・与党において「介護従事者の処遇改善のための緊急特別対策」として、平成21年度介護報酬改定率を3.0％とすることが決定 　　【介護報酬改定率3.0％】　（うち、在宅分1.7％、施設分1.3％） (2) 基本的な視点 　〇介護従事者の人材確保・処遇改善 　〇医療との連携や認知症ケアの充実 　　・医療と介護の機能分化・連携の推進 　　・認知症高齢者等の増加を踏まえた認知症ケアの推進 　〇効率的なサービスの提供や新たなサービスの検証 　　・サービスの質を確保した上での効率的かつ適正なサービスの提供 　　・平成18年度に新たに導入されたサービスの検証及び評価の見直し ２．各サービスの見直しの内容（主な事項） (1) 介護従事者処遇改善に係る各サービス共通の見直し 　〇サービスの特性に応じた業務負担に着目した評価

○介護従事者の専門性等のキャリアに着目した評価
　　○地域区分の見直し
　　○中山間地域等における小規模事業所の評価
　　○中山間地域等に居住する者にサービス提供した事業所への評価
(2) **居宅介護支援・介護予防支援**
　　○多数担当ケースに係る逓減制の見直し（超過部分にのみ逓減制を適用）
　　○事業所の独立性・中立性を高める観点からの特定事業所加算の見直し
　　○入院時や退院・退所時に、病院等と利用者に関する情報共有等を行う際の評価
　　○認知症高齢者等や独居高齢者への支援等に対する評価
　　○小規模多機能型居宅介護事業所との連携に対する評価
　　○初回の支援に対する評価
　　○介護予防支援に対する業務実態を踏まえた評価
(3) **訪問系サービス**
　①**訪問介護**
　　○サービスの効果的な推進を図る等の観点からの短時間の訪問に対する評価
　　○訪問介護員等及びサービス提供責任者の段階的なキャリアアップを推進する観点からの特定事業所加算の見直し
　　○サービス提供責任者の労力が特にかかる初回及び緊急時に着目した評価
　　○3級ヘルパーについて、原則として平成21年3月末で評価を廃止（現に業務に従事している者については、一定の条件の下に一年間限定の経過措置）
　　○訪問介護事業所の効率的な運営や非常勤従事者のキャリアアップを図る観点から、サービス提供責任者の常勤要件を一部緩和
　②**訪問看護**
　　○特別管理加算の対象者の拡大及び特別管理加算の対象者に対する長時間の訪問看護の評価
　　○複数名訪問の評価
　　○ターミナルケア加算の算定要件の緩和及び評価の見直し
　③**訪問リハビリテーション**
　　○サービス提供時間に応じた評価への見直し
　　○通所リハビリテーションを終了した者について、介護老人保健施設の医師の指示による訪問リハビリテーションの評価
　　○短期集中リハビリテーション実施加算の評価の見直し
　④**居宅療養管理指導**
　　○看護職員による相談等の評価
　　○薬剤師による居宅療養管理指導の評価の見直し
　　○居住系施設入居者に対する居宅療養管理指導の評価の適正化
(4) **通所系サービス**

①通所介護
　○規模に応じた報酬設定の在り方の見直し
　○機能訓練の体制やサービスの提供方法に着目した評価
　○療養通所介護について、利用定員及び専用の部屋の面積に関する規定の見直し

②通所リハビリテーション
　○短時間・個別のリハビリテーションの評価
　○理学療法士等を手厚く配置している事業所の評価
　○規模に応じた報酬設定の在り方の見直し
　○短期集中リハビリテーションの充実
　○リハビリテーションマネジメント加算の評価方法の見直し（月1回の評価）
　○理学療法士等の配置に関する規定の見直し

(5) 短期入所系サービス

①短期入所生活介護
　○夜間における手厚い職員配置に対する評価
　○常勤の看護師の配置や手厚い看護職員の配置に対する評価

②短期入所療養介護
　○日帰りの短期入所療養介護（特定短期入所療養介護）の評価方法の見直し（サービス提供時間に応じた評価）
　○個別リハビリテーションの評価
　○緊急時のニーズへの対応の拡充
　○診療所の一般病床のうち、面積や人員配置等の要件を満たすものについて短期入所療養介護の実施を可能とする指定基準の見直し

(6) 特定施設入居者生活介護
　○介護従事者の処遇改善を図る観点からの基本サービス費の評価（介護予防特定施設入居者生活介護については、在宅サービスとの均衡を考慮した評価の見直し）
　○特定施設の看護職員と協力医療機関等との連携に着目した評価

(7) 福祉用具貸与・販売（介護予防福祉用具貸与・販売も同様）
　○価格競争の活性化に資するための取り組み（製品毎等の貸与価格の分布状況等の把握・分析・公表等、介護給付費通知の活用）
　○福祉用具に係る保険給付の在り方については、引き続き議論・検討を行い、早急に必要な対応を実施

(8) 地域密着型サービス

①小規模多機能型居宅介護
　○事業開始後一定期間における経営安定化を図るための評価
　○認知症高齢者等への対応や常勤の看護職員の配置に対する評価
　○サービスの提供が過少である事業所に対する評価の適正化
　○宿泊サービスの利用者がいない場合の夜間の人員配置基準の見直し
　○居間及び食堂の面積基準の見直し

②夜間対応型訪問介護
　○日中におけるオペレーションサービスの評価
　○定期巡回サービスの評価の見直し
　○オペレーターの資格要件の見直し（准看護師及び介護支援専門員の追加）
　○管理者の兼務規定の見直し

(9) 介護保険施設
①介護老人福祉施設（地域密着型介護老人福祉施設を含む。）
　○介護が困難な者に対して質の高いケアを実施する施設に対する評価
　○夜間における手厚い職員配置に対する評価
　○常勤の看護師の配置や手厚い看護職員の配置等に対する評価
　○外泊時費用の見直し

②-1 介護老人保健施設（介護療養型老人保健施設を含む）
　○夜間における手厚い職員配置等に対する評価
　○ターミナルケアに係る評価
　○在宅復帰支援機能に係る評価の見直し
　○入所後間もない期間に集中的に行うリハビリテーションの評価
　○外泊時費用の見直し
　○人員配置基準上、言語聴覚士を理学療法士、作業療法士と同等に位置付け
　○支援相談員の配置基準の見直し

②-2 介護療養型老人保健施設
　○入所者に対する医療サービスに要するコスト、要介護度の分布等の実態を踏まえた評価の見直し
　○施設要件の見直し
　○夜間配置基準の特例

③介護療養型医療施設
　○リハビリテーションの評価の見直し
　○集団コミュニケーション療法の評価
　○夜間における手厚い職員配置に対する評価
　○外泊時費用、他科受診時費用の見直し

(10) 認知症関係サービス
①認知症対応型共同生活介護（グループホーム）
　○退居者が自宅や地域での生活を継続できるように相談援助する場合の評価
　○利用者の重度化や看取りに対応した評価

②認知症短期集中リハビリテーション（介護老人保健施設、介護療養型医療施設、通所リハビリテーション）
　○対象者の拡大（中等度・重度の者も対象）
　○実施施設・事業所の拡大（介護療養型医療施設及び通所リハビリテーションを追加）

③認知症の行動・心理症状への対応（短期入所系サービス、グループホーム）
　○認知症の行動・心理症状が出現したことにより在宅生活が困難になった者を緊急的にショートステイで受け入れた場合についての評価

④若年性認知症対策（施設系サービス、短期入所系サービス、通所系サービス、グループホーム）
　○若年性認知症患者を受け入れ、本人やその家族の希望を踏まえた介護サービスを提供することについての評価

⑤専門的な認知症ケアの普及に向けた取り組み（施設系サービス、グループホーム）
　○認知症介護について一定の経験を有し、国や自治体が実施又は指定する認知症ケアに関する専門研修を修了した者が介護サービスを提供することについての評価

⑥認知症の確定診断の促進（介護老人保健施設）
　○認知症の疑いのある介護老人保健施設入所者を認知症疾患医療センター等に対して紹介することについての評価

(11)栄養管理体制・栄養マネジメント加算等の見直し
　○栄養管理体制の見直し（基本サービス費に包括化）
　○栄養マネジメントの適切な実施を担保する観点から栄養マネジメント加算の見直し

(12)口腔機能向上、栄養改善（栄養マネジメント）サービスの見直し
　○サービス提供に係る労力等を適切に評価する等の観点からの評価の見直し（口腔機能向上加算、栄養改善（栄養マネジメント）加算及びアクティビティ実施加算）
　○アクティビティ実施加算の算定要件の見直し
　○医療と重複しない範囲での、歯科医療と口腔機能向上加算との給付範囲の見直し
　○施設入所者に対する計画的な口腔ケアの推進

(13)事業所評価加算の見直し
　○要支援状態の維持をより高く評価する方向での算定要件の見直し

④国民の医療機関を選択する意識の変化

　患者ニーズに合わせる。例えば清潔感あふれる医院、駐車場スペースが十分確保されているかということは勿論のこと、今後患者が自分に合った病医院を主体的に選択していくことが強まってくる。ホームページを媒体として病医院の情報提供が今後ますます普及し、病医院選択の重要な一要素となる。

⑤高齢社会の到来

　高齢者に必要な診療科目の選択、慢性疾患、高齢者が来院しやすい病医院づくりを推進していく。2007年10月1日現在でわが国の人口は1億2,777万人、そのうち65歳以上の人口は21.5％を占めている。今後65歳以上の人口割合は年々増加していき、2055年には40.5％になると推計されている。このため、今後病医院は医療サービスを基本に関連する介護分野へのサービス提供や介護事業者、福祉事業者との連携関係がますます必要となってくるものと思われる。2003年3月に老健局長の私的研究会として設置された「高齢者介護研究会」は「2015年高齢者介護〜高齢者の尊厳を支えるケアの確立に向けて〜」と題する報告書を発表しているので参考になる（図1−10）。

⑥出生率の低下

　産婦人科、小児科などは影響を受ける。従って関連ある必要な他科を併科する必要がある。

⑦疾病構造の変化

　診療科目を決定し標榜するときに重要となる。

　一般診療医療費を主傷病による傷病分類別にみると、「循環器系の疾患」5兆7,725億円（23.0％）が最も多く、次いで「新生物」2兆8,787億円（11.5％）、「呼吸器系の疾患」2兆1,224億円（8.5％）、「精神及び行動の障害」1兆9,369億円（7.7％）、「筋骨格系及び結合組織の疾患」1兆8,017億円（7.2％）となっている（表1−5、図1−11）。

　なお、平成18年の一般診療医療費は表1−6のようになっている。65歳未満と65歳以上のそれぞれ上位5傷病の構成割合をみると、65歳未満では「循環器系の疾患」、「呼吸器系の疾患」、「新生物」の3傷病で36.2％であるのに対し、65歳以上では「循環器系の疾患」が30.7％を占めている（図1−12）。

⑧医療供給の過剰化

　医療従事者数からみてみると、医師数も人口10万対医師数は平成18年206.3（昭和50年118.4）、歯科医師数は平成18年74.0（昭和50年38.9）と増加している。そこで総合性か専門性かあるいは開院時間帯などの特徴を明確にし、今後とも患者視点に立った医療サ

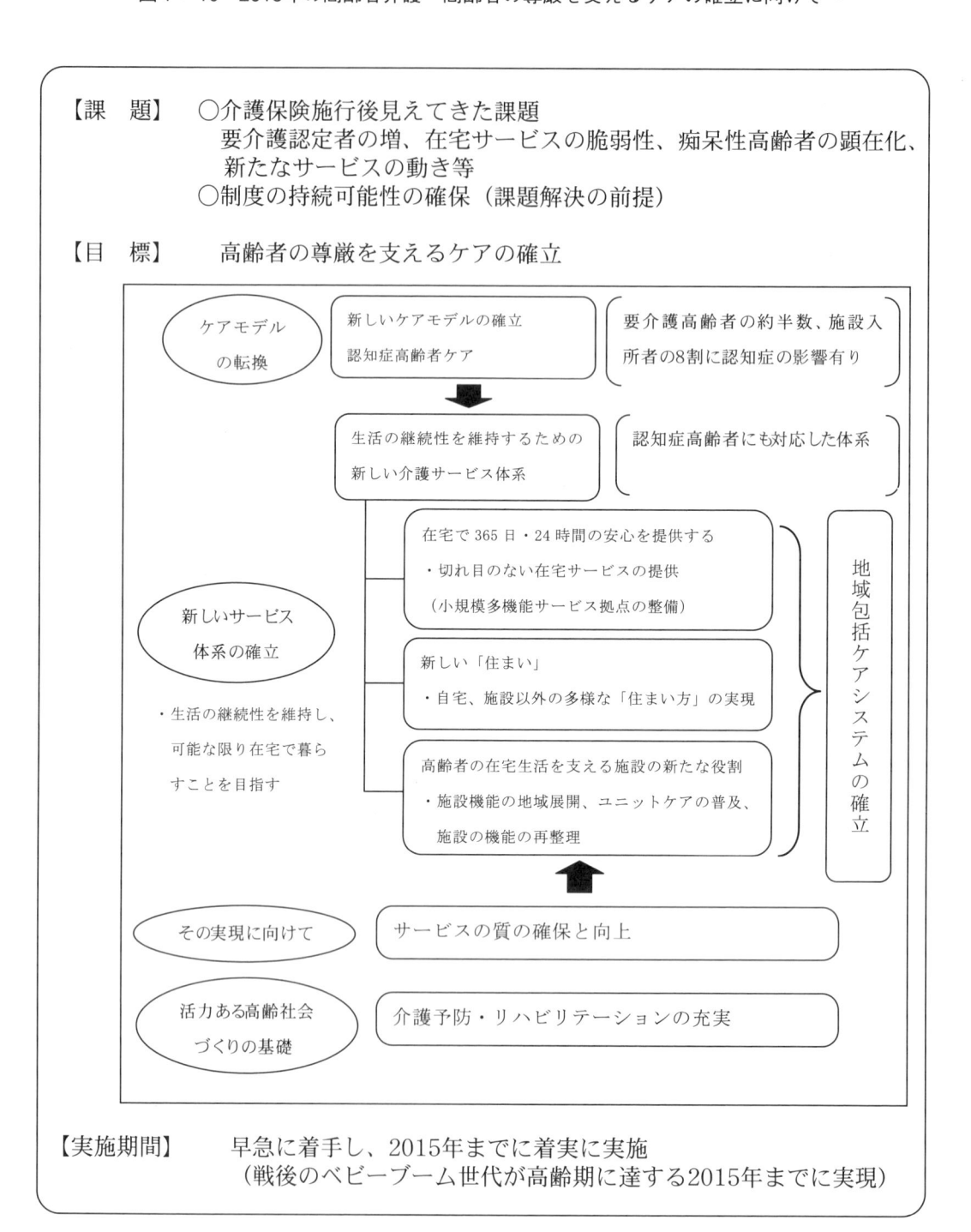

図1－10　2015年の高齢者介護～高齢者の尊厳を支えるケアの確立に向けて～

【課　題】　〇介護保険施行後見えてきた課題
　　　　　　　要介護認定者の増、在宅サービスの脆弱性、痴呆性高齢者の顕在化、
　　　　　　　新たなサービスの動き等
　　　　　〇制度の持続可能性の確保（課題解決の前提）

【目　標】　高齢者の尊厳を支えるケアの確立

- ケアモデルの転換
  - 新しいケアモデルの確立　認知症高齢者ケア
  - 要介護高齢者の約半数、施設入所者の8割に認知症の影響有り
  - ↓
  - 生活の継続性を維持するための新しい介護サービス体系
  - 認知症高齢者にも対応した体系

- 新しいサービス体系の確立
  ・生活の継続性を維持し、可能な限り在宅で暮らすことを目指す
  - 在宅で365日・24時間の安心を提供する
    ・切れ目のない在宅サービスの提供
    （小規模多機能サービス拠点の整備）
  - 新しい「住まい」
    ・自宅、施設以外の多様な「住まい方」の実現
  - 高齢者の在宅生活を支える施設の新たな役割
    ・施設機能の地域展開、ユニットケアの普及、施設の機能の再整理

- 地域包括ケアシステムの確立

- その実現に向けて
  - サービスの質の確保と向上

- 活力ある高齢社会づくりの基礎
  - 介護予防・リハビリテーションの充実

【実施期間】　早急に着手し、2015年までに着実に実施
　　　　　　　（戦後のベビーブーム世代が高齢期に達する2015年までに実現）

ービスを一層心がけることが必要となってくる。

⑨地域の医療ニーズの把握
　ⓐ地域の概況
　　各市町村が発行している市町村勢要覧などが参考になる。
　ⓑ人口の変化
　　各市町村住民課等で毎年統計表がでている。町丁別の人口は各市町村のホームページでも大部分入手できるようになっている。
　ⓒ受療動向など
　　各都道府県の福祉保健部に問い合わせるか、厚生統計協会発行の「地域医療基礎統計」などが参考になる。

表1-5　上位5傷病別一般診療医療費

傷病分類	平成18年度 推計額（億円）	構成割合（％）	平成17年度 推計額（億円）	構成割合（％）
\multicolumn{5}{c}{一般診療医療費}				
総数	250 468	100.0	249 677	100.0
循環器系の疾患	57 725	23.0	53 792	21.5
新生物	28 787	11.5	30 535	12.2
呼吸器系の疾患	21 224	8.5	21 329	8.5
精神及び行動の障害	19 369	7.7	18 863	7.6
筋骨格系及び結合組織の疾患	18 017	7.2	17 148	6.9
その他	105 347	42.1	108 009	43.3
\multicolumn{5}{c}{65歳未満}				
総数	114 095	100.0	116 321	100.0
循環器系の疾患	15 908	13.9	13 607	11.7
呼吸器系の疾患	13 134	11.5	13 400	11.5
新生物	12 378	10.8	13 598	11.7
精神及び行動の障害	11 399	10.0	11 188	9.6
損傷・中毒及びその他外因の影響	8 320	7.3	8 549	7.3
その他	52 956	46.4	55 973	48.1
\multicolumn{5}{c}{65歳以上}				
総数	136 373	100.0	133 355	100.0
循環器系の疾患	41 817	30.7	40 183	30.1
新生物	16 409	12.0	16 935	12.7
筋骨格系及び結合組織の疾患	11 227	8.2	10 290	7.7
内分泌、栄養及び代謝疾患	9 453	6.9	9 336	7.0
損傷・中毒及びその他外因の影響	9 338	6.8	8 855	6.6
その他	48 126	35.3	47 753	35.8

（出典：平成18年度国民医療費　厚生労働省大臣官房統計情報部編）

第1章 ステップ1

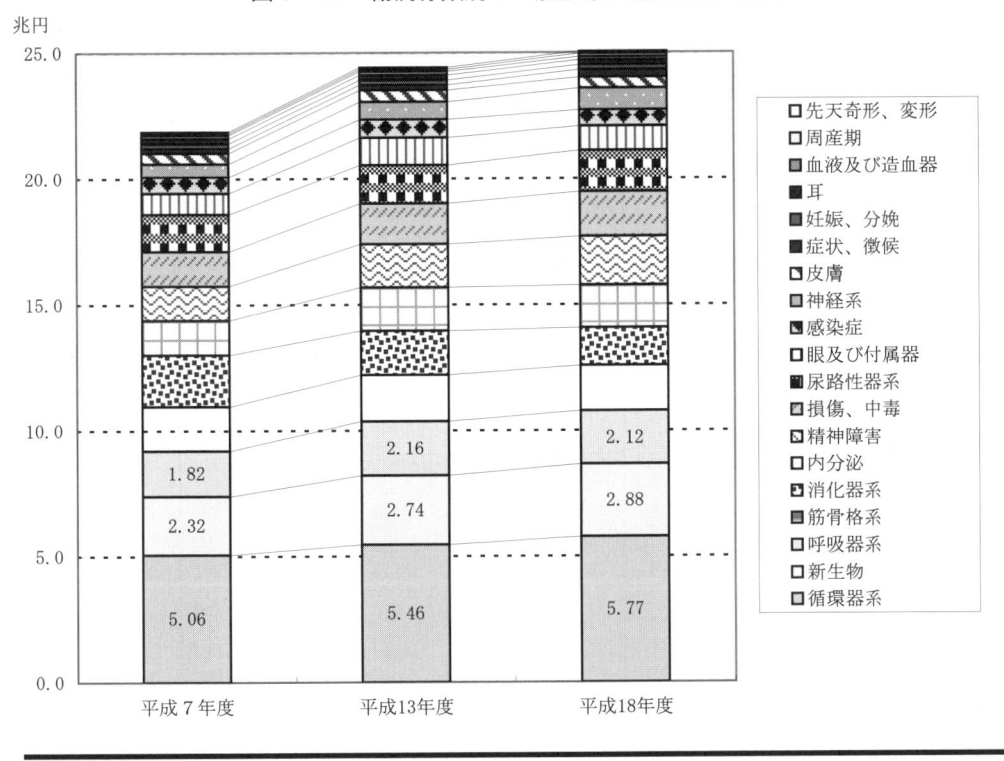

図1-11 傷病分類別の一般診療医療費割合の推移

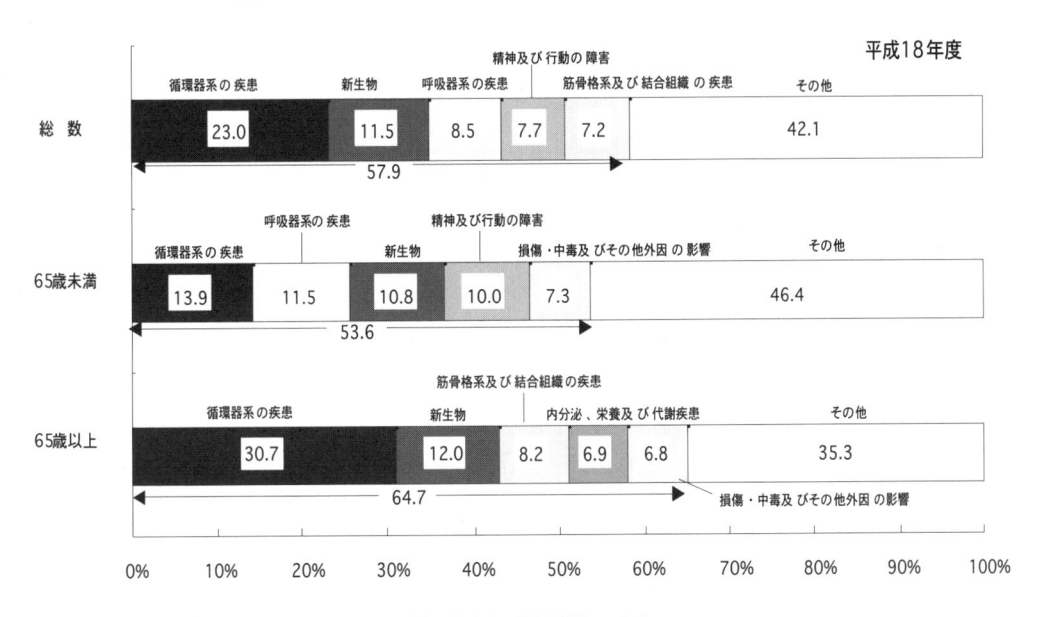

凡例:
- 先天奇形、変形
- 周産期
- 血液及び造血器
- 耳
- 妊娠、分娩
- 症状、徴候
- 皮膚
- 神経系
- 感染症
- 眼及び付属器
- 尿路性器系
- 損傷、中毒
- 精神障害
- 内分泌
- 消化器系
- 筋骨格系
- 呼吸器系
- 新生物
- 循環器系

平成7年度: 5.06 / 2.32 / 1.82
平成13年度: 5.46 / 2.74 / 2.16
平成18年度: 5.77 / 2.88 / 2.12

図1-12 上位5傷病別一般診療医療費構成割合（％）

平成18年度

総数: 循環器系の疾患 23.0 ／ 新生物 11.5 ／ 呼吸器系の疾患 8.5 ／ 精神及び行動の障害 7.7 ／ 筋骨格系及び結合組織の疾患 7.2 ／ その他 42.1　（57.9）

65歳未満: 循環器系の疾患 13.9 ／ 呼吸器系の疾患 11.5 ／ 新生物 10.8 ／ 精神及び行動の障害 10.0 ／ 損傷・中毒及びその他外因の影響 7.3 ／ その他 46.4　（53.6）

65歳以上: 循環器系の疾患 30.7 ／ 新生物 12.0 ／ 筋骨格系及び結合組織の疾患 8.2 ／ 内分泌、栄養及び代謝疾患 6.9 ／ 損傷・中毒及びその他外因の影響 6.8 ／ その他 35.3　（64.7）

注：1) 傷病分類は、「第10回修正国際疾病、傷害及び死因分類」による。
　　2) 「その他」とは、上位5傷病以外の傷病である。

（出典：平成18年度国民医療費　厚生労働省大臣官房統計情報部編）

表1-6 傷病分類、年齢階級別一般診療医療費（平成18年度）

(単位：億円)

傷病分類		総数	0～14歳	15～44歳	45～64歳	65歳以上	70歳以上(再掲)	75歳以上(再掲)
総	数	250 468	15 582	32 522	65 990	136 373	110 132	78 938
I	感染症及び寄生虫症	6 515	1 162	1 302	1 636	2 415	1 877	1 116
	結核 (再掲)	373	1	41	72	260	233	164
II	新生物	28 787	346	2 460	9 572	16 409	12 326	8 065
	悪性新生物 (再掲)	24 836	222	1 481	8 150	14 983	11 256	7 329
III	血液及び造血器の疾患並びに免疫機構の障害	1 294	121	300	258	614	472	354
IV	内分泌、栄養及び代謝疾患	17 142	363	1 435	5 891	9 453	7 188	4 514
	糖尿病 (再掲)	11 342	28	619	3 865	6 832	5 226	3 293
V	精神及び行動の障害	19 369	185	4 237	6 977	7 970	5 963	4 038
VI	神経系の疾患	8 615	556	1 721	1 935	4 403	3 693	2 723
VII	眼及び付属器の疾患	9 479	731	1 375	1 969	5 405	4 384	3 006
	白内障 (再掲)	3 064	4	28	442	2 591	2 188	1 507
VIII	耳及び乳様突起の疾患	1 898	541	301	463	592	448	267
IX	循環器系の疾患	57 725	213	1 796	13 899	41 817	34 952	26 303
	高血圧性疾患 (再掲)	22 077	4	680	6 403	14 991	12 195	8 762
	虚血性心疾患 (再掲)	6 755	35	170	1 723	4 826	3 837	2 771
	脳血管疾患 (再掲)	18 689	54	351	3 757	14 527	12 482	9 714
X	呼吸器系の疾患	21 224	6 407	3 697	3 030	8 090	7 036	5 628
	急性上気道感染症 (再掲)	4 490	2 235	1 224	582	448	323	183
	気管支炎及び慢性閉塞性肺疾患 (再掲)	1 625	117	174	201	1 134	1 005	828
	喘息 (再掲)	3 934	1 575	543	574	1 241	1 051	802
XI	消化器系の疾患	14 894	416	2 319	4 464	7 696	6 131	4 253
	胃潰瘍及び十二指腸潰瘍 (再掲)	3 022	5	436	1 022	1 560	1 270	924
	胃炎及び十二指腸炎 (再掲)	2 530	39	450	708	1 334	1 087	753
	肝疾患 (再掲)	2 303	21	254	801	1 227	905	549
XII	皮膚及び皮下組織の疾患	4 443	955	1 382	970	1 136	887	612
XIII	筋骨格系及び結合組織の疾患	18 017	292	1 765	4 732	11 227	9 171	6 302
XIV	腎尿路生殖器系の疾患	16 525	169	2 390	5 706	8 259	6 238	4 232
	糸球体疾患、腎尿細管間質性疾患及び腎不全 (再掲)	11 622	85	997	4 467	6 074	4 468	2 997
XV	妊娠、分娩及び産じょく	1 923	0	1 917	5	-	-	-
XVI	周産期に発生した病態	1 073	988	84	1	-	-	-
XVII	先天奇形、変形及び染色体異常	868	540	163	79	85	72	52
XVIII	症状、徴候及び異常臨床所見・異常検査所見で他に分類されないもの	3 021	257	548	754	1 461	1 216	916
XIX	損傷、中毒及びその他の外因の影響	17 657	1 342	3 330	3 648	9 338	8 078	6 554

注：1) 傷病分類は「第10回修正国際疾病、傷害及び死因分類」による。
　　2) 推計の基礎資料として、特定月（4月、5月）の各調査を使用している。

(出典：平成18年度国民医療費の概況　厚生労働省大臣官房統計情報部編)

(2) 内部環境分析

①医師の専門、得意分野（診療範囲の検討）

診療方針は診療の柱となる医師の専門、特徴に決定づけられる。診療所の場合、逆にいうと医師として自分の特徴を充分に伸ばすことのできる地域を選定することが求められることになる。

病院の場合、これから開設しようというときには、どんな専門の医師を集めるかということになるし、医院の場合でも診療方針の転換変更は、医師を入れ替えることで可能となる。極論すると病医院が繁栄するか否かの基盤は個々の医師と患者との信頼関係にほかならない。

　ⓐ卒業大学
　ⓑ卒後研修医
　ⓒ卒後実務医（臨床経験）などが診療科目の決定要因となる。

②医師の年齢

開業する医師の年齢によっても開業計画のたて方が変わってくる。開業して20年は医院経営を続けていくのが一つの目安である。診療科目によっても若干相違するが、70歳で交代、廃業であれば、遅くとも50歳には開業したいところである。

③自己資金額、担保・保証人の状況

自己資金額や担保、保証人の状況により、借入金額、施設の形態なども変わってくる。

2）対象患者、診療方針の検討（診療科目の決定）

前記の(1)外部環境分析、(2)内部環境分析により決定することになるが、医師の主たる標榜科目の他に地域の医療ニーズにあった科目も、従たる標榜科目であっても標榜する必要がでてくる。また、医療系の介護サービス（居宅サービス）は自院で取り込みが可能なものは順次計画を立てて実施していくことが診療所経営の安定経営（収入増加）につながっていく。さらに、他の介護事業者との連携も今後とも重要である。

3. 施設の規模、診療形態の検討

1）新規開業か承継開業か

　新規開業は医師の考えている診療ができるが、地域医療ニーズ、施設規模などを充分検討する。

　承継開業の場合は患者の確保がされているというメリットはあるが、デメリットとして既存施設をそのまま使用しなければならないので、開業希望の医師が思っているとおりの診療が必ずしも出来るとは限らない。

2）診療所の場合、何科を開設するか

　患者からみて診療所を選択する情報は、診療科目しかない。

　医療法に規定された診療科目であれば自由に標榜することができるので、自分の専門科目以外に地域医療の貢献から関連する診療科目は、例1のように標榜することも一方法である。また、施設規模からみて内科と皮膚科を比較すると、例2のようになる。

例1
　　内　科 ― 内科の他に循環器科を併科する。
　　外　科 ― 外科の他に整形外科も標榜する。
例2
　　内　科 ― 医療機器類が多く、スペースが広くいる。
　　皮膚科 ― 医療機器類が非常に少なく、スペースが広くいらない。

3）プライマリーケア重点か、高度な専門医療重点か

　診療科目によってプライマリーケアか高度専門医療を目指しているか。また、同一診療科であってもプライマリーケアを目指すか、高度な専門医療を目指すかによって施設の規模、スタッフ、診療圏なども異なってくる。

4）無床診療所か有床診療所か

　地域医療ニーズと医師の診療方針に決まってくる。
　一床単価も地域によって、もちろん、かなりバラツキがある。

5）一戸建診療所かビル内診療所（ビル診）

　診療科目や開業資金により、郊外の住宅地の一戸建診療所（住宅付き）とするか、オフィス街や駅周辺のビル内診療所において開業するかについて検討する必要がある。そ

表1-7　一戸建診療所とのメリット・デメリット

	一戸建診療所	ビル内診療所
メリット	●診療スペースや医療機器をある程度自由に決めることができる。 ●診療所が担保となるために比較的、開業資金を借入れしやすい。	●診療と家庭生活の区分ができる（職住分離）。 ●開業資金は少額ですむ。
デメリット	●診療と家庭生活の区分が難しい。 ●開業資金が多額になる。 ●土地の手当てが難しい。	●診療所は担保にはできないので、開業資金を借り入れにくい。 ●診療所のスペースや医療機器が限られる。
注意すべき事項	●患者は、地域住民（主婦、子供、老人）が主体。 ●診療科目としては、内科、小児科、産婦人科、外科、整形外科。 ●将来、修復費、改装費が必要になる。 ●学校医などになることにより、患者を確保できる。 ●駐車場を確保する。	●オフィス街では、患者はサラリーマンが主体。 ●診療科目は耳鼻咽喉科、眼科、皮膚科、内科。 ●家賃の上昇率が、診療収入の伸びを上回ると、経営的に苦しい。 ●産業医になることにより、患者を確保できる。 ●ビル自体の集客力（銀行、飲食店などのテナントの有無を確かめる）。

（ヘルスケア新時代の医院経営マニュアルより）

れにより施設規模が変わってくる。

　なお、ビル内診療所で特に注意すべきことは、ビル自体に診療所に必要なX線等医療用機器の設置に必要な電気工事、患者用トイレ、洗面等の給排水工事ができているか、また、放射線防護工事等が可能であるかを確認しておくことである。両形態のメリット、デメリットは表1-7のとおりである。

6）商業施設内ビル診療所

　中心市街地活性化のためにあるいは土地有効活用のために、新たな商業施設や再開発ビル（以下商業ビル等という）が各都道府県で計画されている。このような商業ビル等は、日常生活品である最寄り品はもとより買回品、さらには専門品を揃えた大型ショッピングセンターとなる場合もある。また、駐車場も相当数配置し、かなりの集客力がある場合が想定されている。

　このような商業ビル等に必ずプランニングの段階から内科を中心とする診療所や歯科

診療所を計画している場合があるので、このような情報を収集し、開業地としての選定候補にあげることも必要である。

7）大型住宅団地開発に伴う診療所

郊外に大型住宅団地が開発されている場合もある。このような団地開発計画にも診療所地を用意しているところもある。デベロッパーなどから情報を入手し、開業地としての選定候補にあげることも必要である。

8）施設医療プラス在宅医療

施設医療（待ちの医療）から在宅医療（動く医療）も今後重要視されてきている。老人訪問看護ステーション、老人デイケア、グループ・ホームなどへの取組みも必要となってくる。

※次章の「第2章 立地選定と診療圏分析」のあと、第1章の3.については再度検討が必要となる場合がある。

参 考

表1－8に参考までに開業医に必要な資質能力チェックリストを掲げたので、チェックして不十分な点がある場合は充分検討して改善をし、またブレーンと相談し、指導を受ける必要がある。

9）在宅医療

在宅医療は、病院の入院、診療所の外来に次ぐ第三の医療ともいわれている。在宅医療の基本的理念は「生活の場で提供される医療」ということである。戦後、医学の発展と経済復興が疾病構造を変化させ、その結果、慢性疾患を増加させるとともに、平均寿命を延長させ、高齢社会へとなってきた。

そして、病弱な要介護老人だけでなく寝たきり老人や痴呆性老人の増加、さらに核家族化により虚弱老人世帯や独居老人が増え、高齢者の多様なニーズがでてきた。それらは高度専門医療や入院医療では解決できない疾病であり、要介護状態であり、退院しても家で生活できる条件がないため、「社会的入院」の増加をきたした。

その結果、医療費の高騰につながる要因となり、長期入院の弊害の反省から虚弱要介護老人のQOL（生活の質）として家・地域で生活できる条件づくりが求められ、在宅医療、訪問医療の必要性が増大している。最近では「在宅医療」のみを行う無床診療所が全国各地に開設されている。

なお、「在宅医療」に特に力を入れている全国組織は次の通り（※1）であり、1997年8月現在230を超える診療所が加入している。

表1-8 開業医に必要な資質能力チェックリスト

- [ ] 新しい開業の時代に独自の経営方針があるか
- [ ] 確固とした経営方針を有しているか
- [ ] 開業する目的、目標が明確にできるか
- [ ] 適切な投資計画とそれに見合った収支予測が立てられるか
- [ ] 医院経営は立地産業であることを理解しているか
- [ ] 最適な立地条件とはどういうものか知っているか
- [ ] 競合医院の経営状態が分析できてなぜ患者が集まるか判断できるか
- [ ] 隣接する病医院と協調して診療の連携が図れるか
- [ ] 地元医師会との関係を良好にできるか
- [ ] 大学医局とのパイプがあるか
- [ ] 医業経営に関する勉強をしているか
- [ ] 自分の経営方針・診療方針を従業員に理解させられるか
- [ ] 従業員にたいして謙虚で平等な姿勢がとれるか
- [ ] 従業員の勤務時間に配慮しているか
- [ ] 最低限、相場並みの給料を保証できるか
- [ ] 院長夫人にふさわしい行為がとれるようにしているか
- [ ] 自分を客観的に見つめ、改めるべきところは改められるか
- [ ] 自分の考えを人に押しつけようとしていないか
- [ ] 力となってくれるブレーンをたくさん持っているか
- [ ] メインバンクとなるべき金融機関とのつき合いができているか
- [ ] 開業資金計画は正確に立てられているか
- [ ] 半年以上の収支計画を立て、金融機関からの信頼を得られるか
- [ ] 新規開業に詳しい人材が近くにいるか
- [ ] 薬品卸・材料卸などの業者と幅広くつきあいがあり強力な関係を保っているか
- [ ] 建築設計・不動産関係業者で、病医院建築に実績のあるところを知っているか
- [ ] 税務関係の知識が豊富か
- [ ] 帳簿付けなど、細かい事務処理をいとわずできるか
- [ ] 病医院の税務顧問を行っている会計事務所を知っているか
- [ ] 経営改善をするために外部ブレーンに投資をするという意識があるか
- [ ] 経営コンサルタントに相談し、適切な指導を受けようという前向きな考えができるか
- [ ] 信頼できる医療経営に特化したコンサルタントを知っているか

※1.「NPO在宅ケアを支える診療所全国ネットワーク」
　　大阪事務局　大阪府高槻市安岡寺町2－3－1　なかじま診療所気付
　　　　　　TEL 072－687－7561　　FAX 0726－689－9121

10) ソロ診療かグループ診療か

　診療所の開設は基本的には医師1人のソロ診療である。本書でもソロ診療を前提とした解説を行っている。ところで最近グループ診療ということがいわれてきているので、本書でも若干基本的な内容についてふれておくことにしたい。

①グループ診療の定義

　医療法上はグループ診療は存在しないし、定義づけもない。このためわが国では明確な定義や基準は定められていないが、唯一グループ診療研究会が次のように定めている。
ⓐ複数の医師が同一の場所に集まって協力診療を行うこと。
ⓑ医師は正式の契約により組織化されていること。
ⓒ施設、設備、医療機器、医療協力者、諸システムを共有ないし共同利用すること。
ⓓ収入や経費の配分はあらかじめ定められた方法によること。

②グループ診療の管理運営方法

　グループ診療研究会によると、わが国で可能なグループ診療の管理運営方法は、次の3つのタイプに分類できるとしている。
ⓐパートナーシップ型
　グループ診療の医師全員がまったく対等な立場で知識、技術、労働および資本を出し合い、利益、経費、損失も平等に分け合う管理運営方法である。
　パートナーシップ型は、グループ診療が普及して医師らのグループ診療に関する知識が豊かにならないと有効に機能しないであろう。また参画する医師が多数になればなるほど、管理運営上の意思決定が遅くなる。
ⓑアソシエーション型
　グループ診療の医師たちが管理運営のために少数の執行部を選出し、当該執行部に権限の一部を委任してグループ診療を管理運営していく方法である。アソシエーション型は魅力ある優れたリーダーシップを発揮する医師がいれば成功する形態である。
ⓒHSS (Health Service Support＝ヘルス・サービス・サポート) 型
　グループ診療の医師たちがHSSの法人組織とタイアップして、グループ診療を管理運営していく方法である。
　HSS型は、パートナーシップ型やアソシエーション型とタイアップして管理運営していくものと、グループの各診療科が独立採算制でHSSとタイアップして管理運営していく

ものの2つのタイプに分けられる。HSS型を採用する場合、診療と管理運営とを分離する必要性とグループ診療の安定した継続性から考えると、わが国の現状では各科独立採算制が好ましいタイプであろう。

③グループ診療の分類
　グループ診療を諸基準により分類すると、次のようになると思われる。
イ．診療の種類による分類
　ⓐ診療科目の異なった医師がグループ化するもの
　ⓑ同一の診療科目の医師がグループ化するもの
　ⓒ前二者の混合でグループ化するもの
　　ⓒが最も適しているといわれている。
ロ．医療法上と診療報酬支払方式の拘束力による分類
　ⓐ法的拘束力がある
　　（例）病院は医療法、また診療報酬支払方式などによる、法律的に認められたグループ診療そのものであるといえる。また、医療法人の運営による経営の多角化を図るグループ診療もある。
　ⓑ法的拘束力はないが、診療報酬支払方式の拘束力がある
　　（例）・病院と診療所の連携
　　　　・診療所と診療所の連携
　　　　・医療法人などが運営する老人訪問看護ステーションなど
　ⓒ法的拘束力も診療報酬支払方式の拘束力もない
　　（例）・医師会活動として取り組むグループ診療
　　　　・個人の努力によるグループ診療（例えば仲間が協力して行う24時間連携体制）
　　　　・クリニックビルに異なった診療科が集まって行うグループ診療方式など
ハ．グループ診療の管理運営方法による分類
　前述したⓐパートナーシップ型、ⓑアソシエーション型、ⓒHSS型とがある。

④グループ診療のメリット、デメリット
　グループ診療によるメリット、デメリットは次のとおりである。
イ．メリット
　ⓐ診療の質の向上と維持が図れる
　　協力診や対診の重視でこれらが円滑に行われること、検査の共同利用で豊富な検査が行われること。診療以外の業務をHSSに代行でき、診療に専念できる。
　ⓑ医師の経済効率がよい
　　事務、検査、施設、設備などの共同利用、PR、委託業務、健診などの共同事業、

開業資金などの資金調達、医薬分業、診療圏の拡大等により、経済効率がよくなる。
ⓒ医師は地域の保健、福祉活動に積極的に出向くことができる。
ⓓ医療協力者は、自身の専門業務に専念することができる。
　事務部門、検査部門、看護部門、薬剤部門などが組織化されて役割分担が明確になる。
ⓔ患者の利便性
　いろいろな診療科が病院のように集まっているので便利である。
ⓕ患者は十分な信頼感や満足感をもてる
　協力診や対診、検査の充実、医師の時間的余裕があるため、十分な対話やインフォームドコンセントが得られる。
ⓖ地域医療の向上に役立つ
　プライマリ・ケアの特性である近接性、包括性、協調性、継続性、責任性のすべての機能を高めることができるため。

ロ．デメリット
　ⓐ医師の自由が制限される
　　診療時間帯、物品調達、PRのしかた、設備機器の選定などについて、グループで行動しなければならないため、医師の自由が制限される。
　ⓑ医師間の競合性
　　診療科が多くなればなるほど競合性は強くなる。
　ⓒ秘密保持
　　HSSを設立した場合、特に患者や医師のプライバシーの漏洩が心配である。
　ⓓ人間関係が複雑になりがちである
　　雇用関係の異なる者たちが一堂で活動していくので、人間関係の調整が必要となる。
　ⓔ行政上の制約
　　現在では、グループ診療に関する医療法規がまったくない。したがって、グループ診療の開設届は提出できず、各医師がそれぞれ開設届を提出することになる。
　　また、共同利用の検査室や事務室の設置場所、検査室の管理者、検査技師の所属について疑義が生じやすい。
　　さらに、近接する保険調剤薬局は医療行政サイドから医療機関の第2薬局とみなされやすい。

⑤主体別グループ診療型開業方法
　グループ診療型開業を誰が主体となって推進するかにより、主に3つのケースが考えられる。
ⓐ医師主体ケース

主体となる医師がグループ診療をよく理解し、リーダーシップ力を発揮できることが必要である。主体となる医師が複数になる場合は代表を決定し、代表のもとに各医師が役割分担を決めて、組織的に活動をしていくこと。決定事項、検討事項などは書類で残しておく。また、客観的立場にある第三者の強力な支援が重要である。

ⓑHSS主体ケース

HSSにグループ診療を行う医師が参画するケースと、HSSは第三者が行い、グループ診療の医師はまったく参画しないケースとがある。医師が医療に専念できる環境をつくるためには、第三者によるHSSが主体となって進めるケースがよいと思われる。

ⓒ一般法人組織主体ケース

一般法人組織、具体的には建築・不動産業者、商事会社、薬品関係会社などが株式会社の形態で行う場合である。医療の非営利性からして、このケースは現実的には経営の主体とはなれない。

ⓓ自治体（市町村など）、医師会主体ケース

従来、グループ診療は都市部の開業状態として議論されることが多かった。しかし最近では、高齢化の進行した市町村部において重要な開業形態の1つとして考えられている。それは住民の高齢化とともに開業医も高齢化し、3～4割の開業医に承継予定者がないためである。

このような状況を改善し、安心してより良い医療・福祉活動が出来るように、市町村などが開業医を支援するグループ診療形態を推進することは重要である。具体的には、自治体による施設の確保、グループ診療経営を自治体と開業医が分担するなどのケースが考えられる。自治体などが主体となるケースは過疎地域では特に必要であろう。

グループ診療型開業の経営主体について4ケースに分類したが、一般法人組織は別として、コンサルタントとしてはどの経営主体によるグループ診療型開業が一番適切なのかを判断し、助言していく必要がある。

⑥グループ診療型開業の手順

グループ診療型開業のコンサルティングとしての主要項目を掲げる。

ⓐ第1ステップ：地域の医療・福祉ニーズの把握

地域の医療・福祉のニーズを地域の人口（年齢別、年度別、地区別、昼間人口、夜間人口、流入・流出人口など）、医療施設・福祉施設数、診療科数、受療動向等から把握する。

ⓑ第2ステップ：グループ診療の種類と内容の決定

①診療科目の異なった医師がグループ化するか、同一診療科目の医師がグループ化するか、前二者の混合でグループ化するかということを決定していく。

②入院施設を設けるかどうかの検討

③また高齢社会に対応して、施設医療、往診、訪問看護、通所ケア、在宅医療などに、グループ診療でどのように取り組むかということも検討、決定していく。

ⓒ第3ステップ：グループ診療の場所の決定（立地選定）

グループ診療の種類と内容の決定により立地条件が良い中心部にするのか郊外にするのか、ビル診か戸建てか、郊外であれば広い駐車場を有する場所などを決定する。

ⓓ第4ステップ：採算性の検討（事業計画書の策定）

ⓔ第5ステップ：金融機関の選択と交渉

ⓕ第6ステップ：グループ診療の運営タイプの決定

パートナーシップ型、アソシエーション型、HSS型など、グループ診療の実態に合った運営タイプを決定していく。わが国の現状からすると、診療（各診療科、各セクション）は独立採算制で、検査は共同利用、診療以外のことはHSSに管理運営を委託するという方式が実態に合っているであろう。

ⓖ第7ステップ：医療施設の設計、建築施工や内装

グループ診療の理念が実践できるような医療施設の設計、建築施工などを行う必要がある。また、業者は病医院の建築に実績がある業者を選定する。設計事務所と施工業者は別々に決定し、競争入札が原則である。レイアウトについても参画する医師と十分に検討し、決定する。

ⓗ第8ステップ：医師、歯科医師、看護婦、薬剤師、検査技師、事務員などの募集と選考

ⓘ第9ステップ：グループ診療を実行していくための参画する医師との契約の取り交わし

契約内容はグループ診療運営上のルール、HSSとの契約、物件の賃貸借に関することなどが考えられる。契約については参画する医師やHSSと十分に検討し、納得した上で契約書を作成することが必要である。

ⓙ第10ステップ：開設届の提出

グループ診療という形で届出はできないので、各診療所で行う。

※グループ診療の参考図書としては、下記のものが信頼できる。

　　　かとうクリニック・院長　加藤一彦／医業経営コンサルタント・高橋雄樹　共著
　　　『グループ診療事始め』　A5判、横1段組、180頁、定価（本体3,000円＋税）
　　　　1998年10月第1刷　　　日本プランニングセンター・発行（本書の発行元）

11）開業相談相手など

　また、開業相談相手の特徴（表1－9）をまとめたので参考にしていただきたい。客観的に公平・適切・広汎に対応できるのは、医業経営コンサルティングを本来業務として行っている医業経営コンサルタントか、会計事務所系の医業経営コンサルタントであろう。

　また、開業項目でそれぞれの分野で専門性を発揮する医業経営コンサルタントもある。詳しくは社団法人日本医業経営コンサルタント協会へお問い合わせするとよいであろう。なお、各地域の医師会に問い合わせをするのも一つの方法である。

※1．社団法人日本医業経営コンサルタント協会（会長：松田　朗）
　　　〒103-0004　東京都中央区東日本橋1－1－7　野村不動産東日本橋ビル3階
　　　TEL　03-5822-6996（代表）　　URL http://www.jahmc.or.jp/

※2．医師会入会のメリット

①低金利での資金調達が出来る（医師会提携融資）。
②万一、医療事故が発生した場合、医師会が適切な処理をしてくれる（医事紛争特別委員会の設置、日本医師会の医事賠償責任保険制度、訴訟費用の一部給付等）。
③機関誌・紙、各種研修等さまざまな情報の入手の場となる。
④予防接種、学校保健、救急医療等地域に密着した診療の場の提供をしてくれる。
⑤医師共済事業、従業員の退職共済事業の利用。
⑥地元医師との親睦が図られ、仕事がやりやすくなる。

表1-9 開業相談相手の特徴

相　手　先	特　　徴
①医薬品メーカー	医業経営に関する深い知識はどうか。幅広い情報は持っている。眼科などの診療科の全国レベルの情報がある。コンサルを我々に依頼する方が多い。
②医薬品卸	
③不動産会社	売りたい物件を優先。売ったら終わり。医業については素人。
④建設会社 （設計事務所）	医院建築を専門にしている業者や設計事務所もある。欠点は、採算性を度外視して高額な建物になる傾向がある。
⑤医療機器販売会社	良心的商いをするかどうか。一社だけに限定されやすい。精度の高い開業情報が早い。
⑥開業医の先輩	本当のことをなかなか言わないが、会計事務所を紹介することも多い。
⑦会計事務所	医業のことを知っているかどうか。事務所間における格差が著しい。どこまで依頼できるかが心配。
⑧コンサルタント	報酬の問題。何が得意か。当たり外れが大きい。期待しすぎる。
⑨医業経営コンサルタント	社団法人日本医業経営コンサルタント協会が認定した「認定登録医業経営コンサルタント」は医業経営に精通しており信頼ができる。本部・各都道府県に支部があり、問い合わせができる。
⑩金融機関	銀行業務の範囲までで特に医療を専門に研究している部門はほとんどない。但し、地域の病医院の財務内容を中心とした経営資料は保有している。
⑪医師会	開業相談において各都道府県の医師会の対応はバラツキがあるが、開業相談相手には是非加えておく必要がある。

4. 基本事項の決定リスト

		内　　容	
1　医業経営理念の策定	(1) 医院の診療方針・経営方針を箇条書きに記入する		
	(2) 院長の人生観について簡単に記入する		
	(3) 院長の座右の銘を記入する		
	(4) 患者さんに対してどんな医院にしていきたいですか		
	(5) 従業員に対してどんな医院にしていきたいですか		
	(6) (1)〜(5)をまとめて医業経営理念を策定する		
2　経営方針（診療方針）の検討	(1) 厚生行政の方向性		
	(2) 患者ニーズ（地域の医療ニーズ）		
	(3) 開業地の地域特性	(1) 地方町村（農村地域）型 (2) 地方町村中心街型 (3) 地方都市の郊外住宅型 (4) 地方都市中心地区型 (5) 臨海地帯等のニュータウン型 (6) 地方中核都市（県庁所在地）中心街型 (7) 大都市中心商業地型 (8) その他（　　　　　　）	
	(4) 保険加入割合	(1) 社保中心型 (2) 国保中心型 (3) その他（　　　　　　）	
	(5) 開業地年齢別人口構成	(1) 高齢者中心型世帯 (2) 若夫婦中心型 (3) 夫婦学生中心型 (4) 三世代同居型 (5) その他（　　　　　　）	

2 経営方針（診療方針）の検討	(6) 人口動態	(1) 安定型 (2) 増加型 (3) 減少型 (4) その他（　　　　　　　　　）	
	(7) 通勤	(1) 流出型 (2) 流入型 (3) その他（　　　　　　　　　）	
	(8) 通学	(1) 流出型 (2) 流入型 (3) その他（　　　　　　　　　）	
	(9) 疾病構造（疾病項目） 開業地の地域特性が あれば記入		
	(10) 医療供給 競合医院と思われる 医院名を記入	(1)　　　　　　　　　　　　　　（　　床） (2)　　　　　　　　　　　　　　（　　床） (3)　　　　　　　　　　　　　　（　　床） (4)　　　　　　　　　　　　　　（　　床） (5)　　　　　　　　　　　　　　（　　床） (6)　　　　　　　　　　　　　　（　　床） (7)　　　　　　　　　　　　　　（　　床） (8)　　　　　　　　　　　　　　（　　床）	
	(11) 診療方針の決定	①診療所　ア．プライマリーケア 　　　　　イ．高度専門医 　　　　　ウ．在宅専門 ②診療科目 　診療科目アルファベットに○をつける 　**医業** 　　　ア．内科 　　　イ．精神科 　　　ウ．神経科（または神経内科） 　　　エ．呼吸器科 　　　オ．消化器科（または胃腸科） 　　　カ．循環器科 　　　キ．小児科 　　　ク．外科 　　　ケ．整形外科 　　　コ．形成外科 　　　サ．美容外科 　　　シ．脳神経外科	

2 経営方針（診療方針）の検討	(11)診療方針の決定	ス．呼吸器外科 セ．心臓血管外科 ソ．小児外科 タ．皮膚泌尿器科（又は皮膚科、泌尿器科） チ．性病科 ツ．肛門科 テ．リハビリテーション科（理学診療科） ト．産婦人科（又は産科、婦人科） ナ．眼科 ニ．耳鼻咽喉科 ヌ．気管食道科 ネ．放射線科（放射線診断科、放射線治療科） ノ．麻酔科 ハ．アレルギー科 ヒ．心療内科 フ．リウマチ科 ヘ．病理診断科 ホ．臨床検査科又は救急科 **歯科医業** 　ア．一般歯科 　イ．矯正歯科 　ウ．小児歯科 　エ．歯科口腔外科 ③ベッド 　ア．有床　　（　　　　床） 　イ．無床 ④診療時間帯 | 曜日	午　前	休　憩	午　後
月			
火			
水			
木			
金			
土			
日				

2 経営方針（診療方針）の検討

⑤スタッフ
a－1．メディカルスタッフ（一般医科）

		総　数	内　訳 正社員	内　訳 パート	備　考
①医師	常　　勤	人	人	人（　h）	
①医師	非　常　勤	人	人	人（　h）	
①医師	そ　の　他	人	人	人（　h）	
①医師	計	人	人	人（　h）	
②看護師	正　看　護　師	人	人	人（　h）	
②看護師	准　看　護　師	人	人	人（　h）	
②看護師	見　　習	人	人	人（　h）	
②看護師	計	人	人	人（　h）	
③診断・検査	臨　床　検　査	人	人	人（　h）	
③診断・検査	放　射　線　検　査	人	人	人（　h）	
③診断・検査	Ｏ　　Ｔ	人	人	人（　h）	
③診断・検査	Ｐ　　Ｔ	人	人	人（　h）	
③診断・検査	そ　の　他	人	人	人（　h）	
③診断・検査	計	人	人	人（　h）	
④薬局	薬　剤　師	人	人	人（　h）	
④薬局	そ　の　他	人	人	人（　h）	
④薬局	計	人	人	人（　h）	
⑤給食	栄　養　士	人	人	人（　h）	
⑤給食	そ　の　他	人	人	人（　h）	
⑤給食	計	人	人	人（　h）	
⑥その他	介護支援専門員	人	人	人（　h）	
⑥その他	介　護　助　手	人	人	人（　h）	
⑥その他	そ　の　他	人	人	人（　h）	
⑥その他		人	人	人（　h）	
⑥その他	計	人	人	人（　h）	

a－2．管理スタッフ（一般医科）

		総　数	内　訳 正社員	内　訳 パート	備　考
管理	受　　付	人	人	人（　h）	
管理	総　務　経　理	人	人	人（　h）	
管理	人　　事	人	人	人（　h）	
管理	事　務　長	人	人	人（　h）	
管理	Ｍ　　Ｓ	人	人	人（　h）	
管理	そ　の　他	人	人	人（　h）	
管理	計	人	人	人（　h）	

※ＭＳとはＭＳ法人からの派遣者をいう。

2 経営方針（診療方針）の検討

b-1. メディカルスタッフ（歯科）

<table>
<tr><th colspan="2"></th><th rowspan="2">総　数</th><th colspan="2">内　訳</th><th rowspan="2">備　考</th></tr>
<tr><th>正社員</th><th>パート</th></tr>
<tr><td rowspan="4">①歯科医</td><td>常　　　勤</td><td>人</td><td>人</td><td>人（　h）</td><td></td></tr>
<tr><td>非　常　勤</td><td>人</td><td>人</td><td>人（　h）</td><td></td></tr>
<tr><td>そ　の　他</td><td>人</td><td>人</td><td>人（　h）</td><td></td></tr>
<tr><td>計</td><td>人</td><td>人</td><td>人（　h）</td><td></td></tr>
<tr><td rowspan="4">②歯科衛生士</td><td>歯科衛生士</td><td>人</td><td>人</td><td>人（　h）</td><td></td></tr>
<tr><td>見　　　習</td><td>人</td><td>人</td><td>人（　h）</td><td></td></tr>
<tr><td>そ　の　他</td><td>人</td><td>人</td><td>人（　h）</td><td></td></tr>
<tr><td>計</td><td>人</td><td>人</td><td>人（　h）</td><td></td></tr>
<tr><td rowspan="4">③その他</td><td></td><td>人</td><td>人</td><td>人（　h）</td><td></td></tr>
<tr><td></td><td>人</td><td>人</td><td>人（　h）</td><td></td></tr>
<tr><td></td><td>人</td><td>人</td><td>人（　h）</td><td></td></tr>
<tr><td>計</td><td>人</td><td>人</td><td>人（　h）</td><td></td></tr>
</table>

b-2. 管理スタッフ（歯科）

<table>
<tr><th colspan="2"></th><th rowspan="2">総　数</th><th colspan="2">内　訳</th><th rowspan="2">備　考</th></tr>
<tr><th>正社員</th><th>パート</th></tr>
<tr><td rowspan="7">管理</td><td>受　　　付</td><td>人</td><td>人</td><td>人（　h）</td><td></td></tr>
<tr><td>総　務　経　理</td><td>人</td><td>人</td><td>人（　h）</td><td></td></tr>
<tr><td>人　　　事</td><td>人</td><td>人</td><td>人（　h）</td><td></td></tr>
<tr><td>事　務　長</td><td>人</td><td>人</td><td>人（　h）</td><td></td></tr>
<tr><td>M　　　S</td><td>人</td><td>人</td><td>人（　h）</td><td></td></tr>
<tr><td>そ　の　他</td><td>人</td><td>人</td><td>人（　h）</td><td></td></tr>
<tr><td>計</td><td>人</td><td>人</td><td>人（　h）</td><td></td></tr>
</table>

※ＭＳとはＭＳ法人からの派遣者をいう。

⑥ 設　備

a．不動産

・土　地　　　　　　　　　坪（　　　　㎡）

　　購入　　　　　　　　千円

　　借地　賃料　　　　　　千円／月

・建　物　　　　　　　　　坪（　　　　㎡）

　　購入　　　　　　　　千円

　　借用　賃料　　　　　　千円／月

・建物内装

　　工事金額　　　　　　　千円

2 経営方針（診療方針）の検討

b．医療機器等（主たる）

No.	名　　称	購　入(千円)	リース(千円)
1			
2			
3			
4			
5			
6			
7			
8			
9			
10			

※レセコン、看板、往診車なども含む

c．その他

No.	品　名	支払金額(千円)
1	保証金・敷金	
2	医師会入会金	
3		
4		
5		
6		
7		
8		
9		
10		

⑦ 医薬品
　a．院内処方
　b．医薬分業（院外処方）

⑧ 資　金　　　　　　　　　　　　　　　　　　　　（単位：千円）

	総　額	自己資金	贈　与	借　入	リース
〈設　備〉					
土　　地					
建　　物					
医療機器					
その他					
計					
〈運　転〉					
開業諸経費					
固定支出					
計					

※「固定支出」の欄は目安として月間固定支出の6ヶ月分は計上

第2章　ステップ2（立地選定と診療圏分析）

1. 開業地の選定と交渉

　診療所の経営が順調に発展していくためには、どこで開業するかが重要な課題である。患者の確保等を考えた場合、出身地や出身大学や勤務先の周辺のように、地域の状況のよく分かっているところを第一に考えるのが良いが、基本的にはドクターの診療方針と地域の医療ニーズが一致することが重要であり、そのためには医療の需要・供給関係も立地選定上大変重要なウェイトをしめることになる。

　開業地の選定にあたっては、一般的には次のような立地条件が望ましいとされている。
①人が多く生活している場所（住宅街やオフィス街など）
②人の集まる場所（商店街、繁華街など）
③人の通る場所（駅周辺、バス停の近くなど）
④分かりやすい場所、利用しやすい場所（大通りに面した正面、オフィスビルの中など）
　が挙げられ、そのうえで、
⑤競合病医院の少ないところ
⑥将来の発展が見込めそうなところといった条件が満たされているのが望ましい。

1）立地調査

　立地調査に当たっては、医業経営コンサルタントが実際に行ってみることが絶対必要である。

　主要道路の状況、交通機関の利用、駅、バス停留所、用地の有無、住宅環境、川や橋、鉄道、人口の集積度、ショッピングセンター、スーパー、競合病院等について確認する。また、信頼のおける宅地建物取引業者に土地の取得を行うための仲介を依頼することも必要となる。さらに、市町村役場の都市計画課に行き将来の街づくりを含め都市計画の状況などを聞く。そのなかで、新規の住宅団地で診療所を誘致する計画があるかどうかを調査する。なお、既存の診療所が廃院、廃院予定で、譲渡や賃貸を希望しているところはないか調査する。その場合、下記に留意し検討する。
①以前の診療方針、内容はどうであったか。
②スタッフも引き続き引き受ける方がよいか。

③譲渡代金もしくは賃貸料は適正かどうか。
④廃院の理由は何か。
⑤地域での評価はどうだったか。
⑥その他。

（1）土地条件

①土地上の制約

　ⓐ用途地域と用途制限

　都市計画区域では、都市計画法に基づき、地方公共団体ごとに用途地域が定められている。用途地域は工場や住宅など、環境条件が異なる用途の混在を防ぎ、地域ごとに協調する用途の建築物で環境形成をすることを目的としている。大きく、住居系（7つ）、商業系（2つ）、工業系（3つ）の3つの区分で、無指定区域も含めると計13種類に分類されている。用途地域の中でどんな建築物が建てられるかは、建築基準法の別表第2にまとめられている。用途規制に適合しない建築物を建築する際には、特定行政庁による許可を取らなければならない（建築基準法48条ただし書）。また、敷地に用途地域の異なる地域がある場合、過半を占める用途地域が敷地の用途地域となる（建築基準法91条）。

　風土や歴史、特性は地域ごとに異なるため、行政庁は条例で用途地域による建築制限を強化・緩和できる。このとき制限が強化・緩和された地区を特別用途地区という（法49条）。例えば、学校の多い地区を「文教地区」に指定したり、旧市街の歴史や文化のある街並みが残る地域では、その賑わいを守るために大規模集客施設の建設を制限する「大規模集客施設制限地区」を指定したりする。

　用途地域の制限が緩和される場合は、国土交通大臣の承認が必要となる。なお、特別用途地区は、用途地域による制限を緩和や抑制をして補完するものである。したがって用途地域の指定がない区域（無指定区域）では、特別用途地区を単独で指定されない。

　一方、用途地域以外の区域（市街化調整区域以外）で、地方公共団体が建築物に対して規制を加えることのできる地域を「特定用途制限地域」（法49条の2）という。この地域に指定されると、用途地域以外でも、危険性の高い工場の建設や風俗産業の建築物などを規制することができる。

　また、診療所や住宅等の建物（建築物）は、都市計画法や建築基準法によって、建築できる地域が制限される。都市計画法においては、都道府県知事は都市の健全な発展と秩序ある整備を図るため「都市計画区域」を指定することができるとされている。都市計画区域には市街化区域や市街化調整区域などを定め、さらに市街化区域は用途地域を定める。

　市街化区域は、すでに市街地を形成している区域及びおおむね10年以内に優先的かつ

計画的に市街化を図る地域である。また、市街化調整区域は市街化を抑制すべき区域で原則的に建物等の建築はできない。用途地域の種類とその内容は次の表2－1・2のとおりである（建築基準法48条、別表第2を参照）。開業地が都市計画区域に当たるかどうかについては都道府県または市町村の都市計画担当課で確認できる。また、市販の都市計画図でも調べることができる。なお、用途地域に関連していくつかの留意点を説明しておく。

※市街化調整区域の場合、平成19年11月30日から、市街化調整区域に病医院を建築する場合には開発許可が必要となった。

ⓑ農地の場合

農地の場合は農地のままでは建物が建築できないので、市町村の農業委員会の転用許可が確実に得られるかどうかを検討する。農地には、農振法（農業振興地域に関する法律）による規制と農地法による規制があるため、農地に医院を建てる場合には、定められた手続が必要になる。土地によっては、医院を建てられない場合もある。農振法による農用地区域に該当する場合は、除外申請をする必要があり、次の5つをすべて満たさないと、除外申請はできないことになっている。

1. 非代替性
2. 農業上の支障軽微
3. 農地の集団性保持
4. 土地の非混在性
5. 土地基盤整備事業後8年経過

一方で、農地法による農地の場合は、農地転用することが求められる。転用許可基準には、立地基準と一般基準がある。それぞれのポイントは次のようになっている。

■立地基準
1. 農用地区内農地・・・原則不許可
2. 甲種農地・・・原則不許可（公共性高い場合は例外許可）
3. 第1種農地・・・原則不許可（公共性高い場合は例外許可）
4. 第2種農地・・・非代替の立地の場合に許可
5. 第3種農地・・・原則許可
6. 市街化区域内の農地・・・届け出制

■一般基準（すべてを満たすと農地転用が許可される）
1. 転用実現が確実であること
2. 周辺農地の営農条件への支障がないこと

一般的には、農振法の除外申請と農地転用の申請手続きは、行政書士が行う。添付書類としては、事業計画書、配置図、建物の平面図、自己資金の残高証明書、融資を受ける場合の融資予定証明書等が必要になる。金融機関等に確認をして準備する。

表2-1 用途地域の種類

略称	用途地域	内容
1低	第1種低層住居専用地域	低層住宅の良好な住環境を守るための地域。床面積の合計が50㎡までの住居を兼ねた一定条件の店舗や小規模な公共施設、小中学校、診療所などを建てることができる。例として、2階建て程度の戸建て住宅・アパート主体の住宅地。通常コンビニも建てられない。日用品・日常生活のための小規模な店舗兼用住宅が点在する程度。
2低	第2種低層住居専用地域	主に低層住宅の良好な住環境を守るための地域。150㎡までの一定条件の店舗等が建てられる。例として、第一種低層住居専用地域の例に加え、コンビニなどの小規模な店舗などがあるもの。
1中	第1種中高層住居専用地域	中高層住宅の良好な住環境を守るための地域。500㎡までの一定条件の店舗等が建てられる。中規模な公共施設、病院・大学なども建てられる。例として、3階建て以上のアパートやマンションがある住宅街など。店舗が目立つようになる。
2中	第2種中高層住居専用地域	主に中高層住宅の良好な住環境を守るための地域。1500㎡までの一定条件の店舗や事務所等が建てられる。例として、第一種中高層住居専用地域の例に加え、小規模のスーパー、その他やや広めの店舗・事務所などがあるもの。
1住	第1種住居地域	住居の環境を保護するための地域。3000㎡までの一定条件の店舗・事務所・ホテル等や、環境影響の小さいごく小規模な工場が建てられる。例として、中規模のスーパー、小規模のホテル、中小の運動施設、その他中規模の店舗・事務所などがあるもの。
2住	第2種住居地域	主に住居の環境を保護するための地域。10000㎡までの一定条件の店舗・事務所・ホテル・パチンコ屋・カラオケボックス等や、環境影響の小さいごく小規模な工場が建てられる。具体例としては、郊外の駅前や幹線道路沿いなど。アパートやマンションがあり、大きめのスーパーや商業店舗・事務所などがあるもの。
準住	準住居地域	道路の沿道等において、自動車関連施設などと住居が調和した環境を保護するための地域。10000㎡までの一定条件の店舗・事務所・ホテル・パチンコ屋・カラオケボックス等や、小規模の映画館、車庫・倉庫、環境影響の小さいごく小規模な工場も建てられる。具体例としては、国道や幹線道路沿いなどで、宅配便業者や小規模な倉庫が点在するような地域である。道路沿いの住宅街に倉庫を建てさせたいという目的で設置された用途地域とも言える。車庫について規制解除された他は第二種住居地域に準じている。
近商	近隣商業地域	近隣の住民が日用品の買物をする店舗等の、業務の利便の増進を図る地域。ほとんどの商業施設・事務所のほか、住宅・店舗・ホテル・パチンコ屋・カラオケボックス等のほか、映画館、車庫・倉庫、小規模の工場も建てられる。延べ床面積規制が無いため、場合によっては中規模以上の建築物が建つ。具体例としては、駅前商店街である。小さな商店がたくさんある状態から、中規模以上の商業施設まで有り得る。
商業	商業地域	主に商業等の業務の利便の増進を図る地域。ほとんどの商業施設・事務所、住宅・店舗・ホテル・パチンコ屋・カラオケボックス等、映画館、車庫・倉庫、小規模の工場のほか、広義の風俗営業および性風俗関連特殊営業関係の施設も建てられる。延べ床面積規制が無く、容積率限度も相当高いため、高層ビル群も建てられる。具体例としては、都心部の繁華街（東京の歌舞伎町、名古屋の栄、大阪のキタやミナミなど）やオフィスビル街（東京大手町、名古屋駅前、大阪駅前など）など。都心回帰により、近年は商業地域に高層マンションなども建設されている。工場関係以外はほぼ何でも建設可能な地域である。

準工	準工業地域	主に軽工業の工場等、環境悪化の恐れのない工場の利便を図る地域。住宅や商店も建てることができる。ただし、危険性・環境悪化のおそれが大きい花火工場や石油コンビナートなどは建設できない。
工業	工業地域	主に工業の業務の利便の増進を図る地域。どんな工場でも建てられる。住宅・店舗は建てられる。学校・病院・ホテル等は建てられない。例えば、大規模な工場の隣に社員寮やスーパーがあるような状態など。
工専	工業専用地域	工業の業務の利便の増進を図る地域。どんな工場でも建てられる。住宅・物品販売店舗・飲食店・学校・病院・ホテル等は建てられない。福祉施設（老人ホームなど）も不可。住宅が建設できない唯一の用途地域でもある。簡単に言えば、京浜工業地帯などに代表される湾岸地域などである。石油コンビナートや製鉄所などの環境悪化の可能性が大きい設備が設立されている地域である。また、花火工場などの危険性が極めて大きい工場もこの地域に建設される。

②建ぺい率・容積率等の制限

　建築基準法により都市計画区域内の建築物については安全上、防災上及び衛生上の視点から建ぺい率・容積率など各種の制限が定められている。

　ⓐ建ぺい率

　建ぺい率とは、建築物の建築面積の敷地面積に対する割合で、用途地域によって定められた数値を超えて建物を建築することはできない。

　ⓑ容積率

　容積率とは、建築物の延べ面積の敷地面積に対する割合で、用途地域によって定められた数値を超えて建物を建築することはできない。なお、容積率の緩和規定もあるので必要に応じて確認する（建築基準法52条他参照）。

　その他、高さ制限、斜線制限、日影制限、接道制限などがある。

　建ぺい率、容積率は、表2-3,4,5を参考にされたい（建築基準法52条、53条、55条、56条参照）。

③建築上の制約

　建築上の制約として次の諸点に留意する。

　ⓐ地　価　開業計画にあった地価であること。そうしないと建築費（物）への制約がでてくるからである。

　ⓑ敷地面積、敷地形状　建ぺい率、容積率などの関係があるからである。

　ⓒ防火指定　市街地における火災の危険を防除するための指定される地域である。防火地域内では、階数が3以上（地階を含む）または延べ面積が100㎡を超える建物は耐火建築物または簡易耐火建築物とする必要がある。

　ⓓ浄化設備要因　下水道が完備している地域か否かにより建築設計上にも影響がある。

④土地の物理的条件

　土地の物理的条件は次のとおりであるが、購入・賃貸にあたっては以下の諸点に留意する。

表2－2 用途規制 ― サービス・宿泊・医療・福祉 ―

○建築可 △店舗（物品販売飲食）は禁止 ×禁止（法別表第2）

分類	建築物の用途	規模制限 用途に供する階	規模制限 用途に供する床面積	1低	2低	1中	2中	1住	2住	準住	近商	商業	準工	工業	工専	無指定
サービス等	サービス店舗［※1］兼用住宅		≦50㎡ 店舗≦住宅	○	○	○	○	○	○	○	○	○	○	○	×	○
	サービス店舗［※2］	≦2階	≦150㎡	×	○	○	○	○	○	○	○	○	○	○	△	○
	公衆浴場			○	○	○	○	○	○	○	○	○	○	○	○	○
	ソープランド（個室付浴場）			×	×	×	×	×	×	×	×	○	×	×	×	×
宿泊	ホテル・旅館		≦3,000㎡	×	×	×	×	×	○	○	○	○	○	×	×	○
			＞3,000㎡	×	×	×	×	×	×	○	○	○	○	×	×	○
	ラブホテル（専ら異性を同伴する客の休憩の用に供する施設）			×	×	×	×	×	×	×	×	○	×	×	×	×
医療	診療所・医院・助産所・施術所・老人保健施設（≦19床）			○	○	○	○	○	○	○	○	○	○	○	○	○
	病院・老人保健施設（≧20床）			×	×	○	○	○	○	○	○	○	○	×	×	○
老人福祉	有料老人ホーム			○	○	○	○	○	○	○	○	○	○	○	×	○
	老人デイサービスセンター・老人短期入所施設・養護老人ホーム・特別養護老人ホーム・軽費老人ホーム			○	○	○	○	○	○	○	○	○	○	○	×	○
	老人福祉センター		≦600㎡	○	○	○	○	○	○	○	○	○	○	○	○	○
			＞600㎡	×	×	○	○	○	○	○	○	○	○	○	○	○
児童福祉	保育所（無認可含む）			○	○	○	○	○	○	○	○	○	○	○	○	○
	児童厚生施設（児童館・児童遊園等）		≦600㎡	○	○	○	○	○	○	○	○	○	○	○	○	○
			＞600㎡	×	×	○	○	○	○	○	○	○	○	○	○	○
	乳児院・母子寮・養護施設・精神薄弱児施設・精神薄弱児通園施設・盲ろうあ児施設・虚弱児施設・肢体不自由児施設・重症心身障害児施設・教護院			○	○	○	○	○	○	○	○	○	○	○	×	○
生活保護	救護施設・更生施設・宿所提供施設			○	○	○	○	○	○	○	○	○	○	○	○	○
	授産施設	継続的入居		○	○	○	○	○	○	○	○	○	○	○	×	○
		集会・通園	≦600㎡	○	○	○	○	○	○	○	○	○	○	○	○	○
			＞600㎡	×	×	○	○	○	○	○	○	○	○	○	○	○
身体障害者	身体障害者社会参加支援施設			○	○	○	○	○	○	○	○	○	○	○	×	○
	身体障害者授産施設	継続的入居		○	○	○	○	○	○	○	○	○	○	○	×	○
		集会・通園	≦600㎡	○	○	○	○	○	○	○	○	○	○	○	○	○
			＞600㎡	×	×	○	○	○	○	○	○	○	○	○	○	○
	身体障害者福祉センター・補装具製作施設・視聴覚障害者情報提供施設		≦600㎡	○	○	○	○	○	○	○	○	○	○	○	○	○
			＞600㎡	×	×	○	○	○	○	○	○	○	○	○	○	○

※1：理髪店・美容院・クリーニング取次店・質屋・貸衣装屋等（葬儀屋等）・学習塾・華道教室・囲碁教室等（武道塾・音楽教室等）

※2：理髪店・美容院・クリーニング取次店・質屋・貸衣装屋等（葬儀屋等）・学習塾・華道教室・囲碁教室等（武道塾・音楽教室等）

表2-3　容積率

〈指定容積率と前面道路から算出した容積率の小さい方の値を採用する〉

用途地域	1低	2低	1中	2中	1住	2住	準住	近商	準工	商業	工業	工専	無指定
都市計画による指定容積率（％）（前面道路幅員≧12mの場合）	50　60　80　100　150　200		100　150　200　300　400　500						200　300　400　500　600　700　800　900　1,000　1,100　1,200　1,300	100　150　200　300　400		(50)　(80)　(100)　(200)　(300)　(400)　[※]
前面道路による容積率（前面道路幅員＜12mの場合）	前面道路幅員×4/10		前面道路幅員×4/10（特定行政庁指定区域：6/10）						前面道路幅員×6/10（特定行政庁指定区域：4/10、または8/10）			

※：特定行政庁が都市計画審議会の議を経て定める

表2-4　建ぺい率の原則（建築基準法53条）

用途地域	指定容積率
第1・2種低層住居専用地域 第1・2種中高層住居専用地域	30, 40, 50, 60
第1・2種住居地域 準住居地域	50, 60, 80
近隣商業地域	60, 80
商業地域	80
準工業地域	50, 60, 80
工業地域	50, 60
工業専用地域	30, 40, 50, 60
無指定区域	30, 40, 50, 60, 70 [※]

※：特定行政庁が都市計画地方審議会の議を経て指定する区域の数値

表2-5 建ぺい率の緩和（建築基準法53条）

種別	適用要件等	1低	2低	1中	2中	1住	2住	準住	近商	商業	準工	工業	工専	無指定	適用条項
原則	①一般の敷地	30 40 50 60	30 40 50 60	30 40 50 60	30 40 50 60	30 40 50 60	50 60 80	50 60 80	60 80	80	50 60 80	50 60	30 40 50 60	30 40 50 60 70 [※1]	法53条1項
緩和	②角地等［※2］	①+10	①+10	①+10	①+10	①+10	①+10	①+10	①+10	①+10	①+10	①+10	①+10	①+10	法53条3項2号
	③防火地域内の耐火建築物［※3］	①+10	①+10	①+10	①+10	①+10	①+10	①+10	①+10	—	①+10	①+10	①+10	①+10	法53条3項1号
	④上記②+③［※3］	①+20	①+20	①+20	①+20	①+20	①+20	①+20	①+20	—	①+20	①+20	①+20	①+20	法53条3項
	防火地域内で建ぺい率が80％の地域内の耐火建築物	—	—	—	—	—	制限なし 100	制限なし 100	制限なし 100	—	制限なし 100	—	—	—	法53条5項
	敷地が建ぺい率制限の異なる2以上の地域・地区にわたる	\multicolumn{14}{l}{それぞれの地域に属する敷地の部分の面積比の加重平均で建ぺい率を算定する（上記①は敷地全体に及ぶ） 建ぺい率制限を受けない区域にわたる場合、受けない部分を100％として加重平均で建ぺい率を算定する}													法53条2項
	敷地が防火地域の内外にわたる	\multicolumn{14}{l}{敷地内の建築物がすべて耐火建築物の場合、敷地はすべて防火地域内にあるとみなされ緩和が適用される}													法53条6項
	建ぺい率の制限を設けない建築物	\multicolumn{14}{l}{巡査派出所・公衆便所・公共用歩廊［※4］等 公園・広場・道路・川等の内にある建築物［※5］}													法53条5項2・3号
		\multicolumn{14}{l}{壁面線の指定があり、特定行政庁が許可した建築物}													法53条4項

※1：特定行政庁が都市計画地方審議会の議を経て指定する区域の数値
※2：角敷地または角敷地に準ずる敷地で特定行政庁が指定するものの内にある建築物（各特定行政庁の角地指定基準に適合するもの）
※3：建ぺい率80％以外の区域
※4：商店街に設けるアーケードや多雪地帯の雪除けのための「がんぎ」などが該当する
※5：特定行政庁が安全・防火・衛生上支障がないと認めて建築審査会の同意を得て許可したもの

ⓐ **敷地面積**　診療スペースと必要な駐車場の確保できる広さが必要。
ⓑ **敷地形状**　形状は正方形か長方形で変形地でない方がよい。
ⓒ **取付道路幅（接道）**

　病医院には車で通院する患者もいるため、車道と敷地との関係も大切であり、次の点に留意する。

1. 医院敷地に接する車道が多ければ、駐車の利便性が高まる（1方向接道より2方向接道）。
2. 医院敷地と敷地に進入するための車道に高低差があるほど、造成費が増える。
3. 敷地に進入する車道が、建築基準法第42条2項に該当する場合は、敷地面積が減少する。
4. 敷地に進入する車道と敷地の間に歩道がある場合は、道路法第24条の規定により、歩道の切り下げ工事が必要になる。

　3．の建築基準法第42条2項の定めは、「セットバック」という。幅が4m未満の道路に面する土地は、その道路の中心線から水平距離で2mの範囲内に建物や門、塀等を建築できないという規定である。その土地は実質上、道路になる。容積率や建ぺい率の計算では、敷地面積から除外されることになる。4．においては、車で敷地に入る際に歩道がある場合は、歩道を切り下げて車を入りやすくするための工事が必要である。切り下げる幅は、歩行者の安全確保のために制限されている。

ⓓ **地　盤**　軟弱な地盤より安定している地盤がよい。
ⓔ **河　川**　大雨などで影響を受けるような河川に隣接していない。
ⓕ **道　路**　公道が近くにあり出入りがしやすく、所在地が説明しやすいところがよい。
ⓖ **集　落**　近くに商業地、住宅地など人が集まり、生活基盤が確立されている商業・住宅地がいい。

次に土地の簡単なチェックポイントを掲げる（表2-6）。

表2-6 土地の簡単なチェックポイント

項　　目	チェックポイント
建ぺい率	小さいものより大きいもの
容 積 率	小さいものより大きいもの
地　　形	複雑な形のものより正方形、長方形
位　　置	角　　地
間　　口	狭いものより広いもの
全面道路	狭いものより広いもの
用途制限	限度の多いものより少ないもの
段　　差	フラット　段差のないもの

(2)交通の便利性

　来患数は交通の便利性によっても大きく左右される。患者は病医院への距離もさることながら時間が重要な要素となる。距離感の判定要素として絶対時間の他に情緒的時間もあることを認識しておく。交通機関としては、公的交通機関と私的交通機関とに分類できる。

①公的交通機関
　ⓐ近隣人口密集地と人口　近隣密集地から診療所近くに駐停車する交通機関があるか。
　ⓑ病医院へのバス、電車停での所要時間、本数（何分おきか）　交通機関所要時間が短く、しかも本数が多い方がよい。
　ⓒ主要ターミナルまでの所要時間、本数　主要ターミナルまでの所要時間が短く本数が多い方がよい。
　ⓓ主要ターミナルからの交通機関の種類と本数　主要ターミナルまでの交通機関の種類と本数が多い方がよい。

②私的交通機関
　ⓐ近隣人口密集地と人口
　ⓑ近隣人口密集地と経路　一方通行より両方通行以上がありまた、診療所の入り口へ入りやすい方がよい。

ⓒ道路整備状況　国道、県道、市道に接しているかすぐ近い方がよく、当然車の横付けができる方がよいし、車線数も多い方がよい。
　　ⓓ渋滞状況　現状の交通状況を調査する専門会社があるので必要があれば検討する。
　　ⓔ駐車場　車社会であるために充分なスペースが確保されているかは来患数に重要な要素となる。とくにビル診であれば何院もあるために充分なスペースが必要。ビル診の駐車場は区分せずに共有で使用してもらうことが良い。病医院専用の駐車場がないとすれば近くに駐車場があるかどうかも検討する。その場合、有料か無料か。
③環境イメージ
　イメージも次の4つの視点からふさわしいものであることが必要である。
　　ⓐ近隣イメージ
　　ⓑ隣接イメージ
　　ⓒ景観イメージ
　　ⓓ公衆衛生イメージ
④街の将来性
　開業する街がすでに成熟した街であるのか。今後さらに発展する要素（都市計画、道路計画、地場産業の発展性）があるかどうかということも重要なチェックポイントとなる。
　市役所等で「要覧」「都市計画地図」などを徴求し、街の将来性を把握しておく。
※立地調査に当たっては医業経営コンサルタントが実際に行ってみることが必要である。行く時間帯（午前、午後）、曜日（平日、土、日曜日）、天候（晴、雨）なども考慮する。また、半径2Km以内は車などで実際にまわってみる必要がある。
　手順としては、上記を調査、検討したうえに、
　　ⓐ1万分の1、2万5000分の1あるいは5万分の1の「白地図」を購入する　自己開業地点中心に半径約2km円内、河川、道路、地形、集落その他の事柄を記入する。
　　ⓑ地図上に交通機関（電車、バス等）や競合病医院を記入する
　　ⓒ調剤薬局をプロットする　医業分業を行う場合には極めて重要なことである。
　　調剤薬局の所在は、地区薬剤師会に問い合わせれば分かる。
　ここまでの立地調査を行ったうえで、立地の正否を概略判断することができるが、より正確な判断は次の2.の診療圏調査を行うことにより確定する。

2．立地選定評価チェックリスト

No.	評価対象分類	No.	評価対象項目	評価対象となる項目説明	評価点
1	土地条件面 （　用途地域）	①	建ぺい率	大きいか（　　　％）	
		②	容積率	大きいか（　　　％）	
		③	面積、形状	正方形、長方形が望ましい	
		④	位置	角地か	
		⑤	間口	広いか	
		⑥	前面道路	広いか	
		⑦	用途制限	限度の多いものより少ないもの	
		⑧	段差	フラットで段差のないもの	
		⑨	排水方法	下水道が完備している地域か	
2	交通面	①	バス停、駅	徒歩5分以内にあるか	
		②	本数	病医院まで何分おきにあるか	
		③	通行	両方通行できるか	
		④	駐車場	必要台数確保できるか	
		⑤	道路整備状況	国道、県道、私道、車線数	
		⑥	渋滞状況	ない方がよい	
3	将来性面	①	街の将来性	成熟した街か、将来発展する街か	
		②	人口増加	人口増加地域か否か	
		③	交通事情の整備	道路、鉄道等の整備と自動車の普及状況は増加傾向か	
		④	都市、宅地開発	都市、宅地開発が進んでいるか否か	
4	地域性面	①	人口構成と動態	自然増はあるか 社会増はあるか 老齢化率は	
		②	人口の流動性	昼間流入か昼間流出か	
		③	住民の地域性	住民意識は保守的か否か	
5	医療面	①	医療施設	競合状況はどうか	
		②	患者数	将来的に自院の患者数増加が期待できるか	
6	経済面	①	価額（地代）	開業条件に合っているか	
				合計評価点数	

（注1）1項目4点を最高点として25項目×4＝100点満点と考える。
（注2）評価点数：最適4点，ほぼ最適3点，適2点，やや不適1点，不適0点

3．診療圏の調査

1）の立地調査により立地場所が決まれば次に医療需要を把握することになる。

病医院は地域住民の共同利用施設であるからできるだけ便利なところに建てなくてはならない。また、病医院はその地域社会の必要とする医療の性質とその量によって性格づけられることになる。

診療圏とは、自院が開業して自院に<u>どのような患者（※1）</u>が、<u>どの地域・地区（※2）</u>から<u>どれだけ来院（※3）</u>してくれるかという居住地の範囲をいう。すなわち、地域的にどの方面からどれだけの距離範囲にわたって利用患者が分布しているかという態様を表す概念である。

※1．傷病名
※2．町丁別
※3．推計患者数

(1) 診療圏の第一次設定

白地図のうえに開業地を中心に、半径500m、1km、2kmとコンパスで円を描いて、診療圏に当たるエリアを明らかにする。内科、外科などの基礎診療科で考えると、次のようになる。

①第一次診療圏
　徒歩で10分以内外来患者の60％、通常医療機関を中心に半径500m以内。通常診療圏算入割合は80％。

②第二次診療圏
　バスなどの交通機関で20分以内外来患者の80％、通常医療機関を中心に半径500m〜1km以内。通常診療圏算入割合は40％。

③第三次診療圏
　医療機関を中心にして半径1km〜2km程度。距離、時間に関係なく、特別な事情による患者。残り20％の外来患者とする。通常診療圏算入割合は20％。

④第四次診療圏
　通常診療圏算入割合は10％。

⑤診療圏設定の留意点
　※1．国民生活基礎調査によると片道15分未満で59％が通院しているという統計が出ている。徒歩で15分の範囲と考える場合には半径1kmが基本的な診療圏となる。
　※2．専門、特殊の診療科や病院等の診療圏は広くなる。

※3．開業地域により診療圏の設定が変わってくる。例えば東京都内などの大都市と北海道などの郡部とでは診療圏の範囲が異なってくる。

※4．開業計画の作成に当たり、当初は診療圏をやや狭めに確定したほうが、健全な事業計画となるであろう。

※5．表2-7の診療科目別診療圏と開業のヒントを参考にされたい。

(2)診療圏の第二次設定

具体的実地調査を諸資料により、診療圏をより明確にする。次の手順で行う。

①この圏内に幹線道路や鉄道、大きな川、あるいは山などがある場合は、その内側を診療圏と設定し修正する（縮小要因）。また、土地利用と宅地事情なども考慮する。開業地近くに商店街などの人口流入要因があれば診療圏を川上川下に応じ拡大修正する（拡大要因）。

②この診療圏内で既存の病医院の場所をプロットし、病院・診療所、診療科目別に色分けする。

③診療圏内の人口を町丁別、年齢別、男女別、昼間・夜間別に求める。

④疾病分類、年齢別の受療率を町丁別人口により、町丁別の受診人口を求め、合計すると、診療圏の受診人口が得られる。

※受療率は、厚生省の「患者調査」のデータによるか、傷病別の受療率になっているため、診療科目に該当する受療率を求めるには、その診療科目に該当する傷病の受療率を合計して求めなければならない。

例えば、皮膚科や眼科の単科の診療科目や歯科などを除いて、内科や外科といった診療科目を標榜する場合、次表のように傷病別の受療率を合計したものを当該診療科目の受療率とする（表2-8）。

また、都道府県別人口10万人当たり受療率は、次のとおりである（表2-9）。

表2-7の(1)

診療科名	診療圏		
内　科	A		施設数多いがニーズも大。ただしビル診不向きなので一考要す。糖尿病、甲状腺等の専門はビル開業も可。
精神科		D	単科開業不向き（病院は可）。痴呆性老人のケアのニーズ大。老健施設の併設が有効。
神経科		D	心身症が増加しており、時代のニーズが高く、経営的にも見込み大。交通至便なビル診可。
神経内科		D	心身症が増加しており、時代のニーズが高く、経営的にも見込み大。交通至便なビル診可。
呼吸器科		C	病院においては不可欠な科だが、開業は喘息や花粉症を主体に特色を出すことと、内科と併せ標榜する方がよい。
消化器科		C	疾患として多いが、そのなかでも口コミに乗る専門性を確立すること。
胃腸科		C	疾患として多いが、そのなかでも口コミに乗る専門性を確立すること。
循環器科		C	老人の患者が増え収入見込みが大。だが薬剤費が収入の40％近くになるので、薬剤以外の技術料収入の工夫を。
小児科	A		親切に何時でも診るとの評判で、AがCになり得るが、立地格差大。ビル診不向き。
外　科		C	開業は整形外科を中心とした外科にすること。手術をしない外科単科では経営が難しく、内科的になろう。
整形外科		C	交通の便と駐車場が整備されていると、潜在患者も掘り起こし有望。ただし、整形内科は先行き不安も。
形成外科		D	単科開業不向き。大病院の救命救急センターなどとの連携が不可欠。成功条件が限られる。
美容外科		D	イメージコマーシャルなどをやっている既設医院の社会的評価は今一歩の感あり。大都市部。
脳神経外科		C	交通事故、脳卒中等の患者を広く集められる。ただし設備とスタッフの投資大。
呼吸器外科		D	呼吸器科と同様、病院には不可欠だが、開業は不向き。
心臓血管外科		D	脳神経外科同様に設備とスタッフの投資大。開業不向き。

A：500m圏、　B：1,000m圏、　C：2,000m圏、　D：2Km以上圏

表2-7の(2)

診療科名	診療圏			
小児外科			D	脳神経外科同様に設備とスタッフの投資大。開業不向き。
皮膚泌尿器科		C		いずれかは専門でも一方は専門外の医師が多い。透析は昔年の収益性はないが、まだ可。泌尿器の来患者数は少ない。
皮膚科		C		ビル診なら1日50人前後でも経営は可能。評判により1日200人の来患もあり得る。
泌尿器科		C		皮膚科を併設すると患者が多くなる。
性病科			D	昭和30年代までは街の盛り場の診療所で見られた標榜科だが、他科の患者が入りにくい。
肛門科			D	罹病率の変化によってでなく、患者の懐具合によってか患者は増えている。外科系の中の有望株。
産婦人科			D	入局者の減少と、世代交代時に廃院または転科のため、現在の開業は逆に大型化傾向（寡占化）。
産　科			D	入局者の減少と、世代交代時に廃院または転科のため、現在の開業は逆に大型化傾向（寡占化）。
婦人科	B			産科を廃止し、婦人科内科へ。または開業時から設備投資のリスクを避けたいケース。内科に準ずる。
眼　科			D	相変わらず医師の不足している地域が多く、立地次第で経営は心配ない。特に老齢社会よし。
耳鼻咽喉科			D	相変わらず医師の不足している地域が多く、立地次第で経営は心配ない。
気管食道科			D	病院の専門化と考えるべきである。
理学療法科		C		整形外科と一体となってやるが、内科医や外科医のリハビリと差をつけられない（ぜひOT、PTを確保したい）。
放射線科			D	内科と併せて標榜しているケースがあるが、二重標榜をしない方がよい。
麻酔科			D	ペインクリニックで遠方からの集患は可能だが、開院時から軌道に乗せるのに要工夫。将来性あり。

（ヘルスケア新時代の医院経営マニュアルより）

表2-8 診療科と傷病群の分類

主な診療科の分類	傷　病　群（大　分　類）
①内科系：内科、呼吸器科、消化器科（胃腸科）、循環器科	Ⅰ感染症および寄生虫症、Ⅱ新生物、Ⅲ内分泌・栄養および代謝疾患並びに免疫障害、Ⅳ血液および造血器の疾患、Ⅴ神経系および感覚器の疾患、Ⅵ循環器系の疾患、Ⅶ消化器系の疾患
②外科系：外科、整形外科、形成外科	Ⅷ筋骨格系および結合組織の疾患、Ⅸ損傷および中毒
④産婦人科	Ⅹ妊娠・分娩および産褥の合併症 Ⅺ周産期に発生した主要病態
⑤小児科	ⅠからⅪの0～14歳の合計

表2-9 都道府県別人口10万人当たり受療率

平成20年10月

	入院 総数	入院 病院	入院 一般診療所	外来 総数	外来 病院	外来 一般診療所	外来 歯科診療所
全国	1,090	1,044	47	5,376	1,353	2,998	1,025
北海道	1,565	1,502	64	5,277	1,939	2,340	998
青森	1,186	1,070	116	5,926	1,496	3,470	960
岩手	1,220	1,145	74	5,604	1,495	3,111	999
宮城	948	895	53	4,718	1,143	2,707	868
秋田	1,332	1,294	38	5,477	1,807	2,836	835
山形	1,120	1,091	29	5,785	1,301	3,537	947
福島	1,160	1,119	42	4,949	1,252	2,944	753
茨城	884	854	30	4,609	1,251	2,408	950
栃木	918	871	47	5,334	1,125	2,932	1,277
群馬	1,030	985	45	5,030	1,160	2,928	942
埼玉	741	724	17	4,586	1,186	2,458	942
千葉	740	723	17	5,173	1,181	2,741	1,252
東京	823	810	14	5,044	1,317	2,815	912
神奈川	705	690	15	4,442	1,160	2,332	950
新潟	1,092	1,075	18	5,351	1,328	3,039	984
富山	1,413	1,360	53	4,878	1,526	2,558	795
石川	1,445	1,382	64	5,044	1,585	2,687	772
福井	1,253	1,194	59	4,911	1,800	2,316	794
山梨	1,000	976	24	4,904	1,367	2,690	847
長野	969	942	28	5,168	1,486	2,688	994
岐阜	881	844	37	5,607	1,371	3,306	931
静岡	852	828	24	5,273	1,023	2,867	1,383
愛知	800	761	38	5,661	1,220	3,152	1,288
三重	969	917	52	4,900	1,091	3,139	670
滋賀	891	872	19	4,915	1,246	2,660	1,009
京都	1,144	1,128	16	5,279	1,435	2,961	882
大阪	1,000	982	18	5,493	1,284	3,040	1,169
兵庫	990	965	25	5,773	1,331	3,348	1,094
奈良	961	943	17	5,115	1,317	2,497	1,302
和歌山	1,229	1,179	49	5,961	1,513	3,464	985
鳥取	1,272	1,216	56	5,394	1,362	2,999	1,033
島根	1,419	1,377	42	6,081	1,448	3,776	857
岡山	1,276	1,220	56	5,406	1,544	2,927	934
広島	1,264	1,205	59	6,222	1,411	3,721	1,090
山口	1,813	1,720	93	5,907	1,367	3,662	878
徳島	1,752	1,606	146	6,339	1,735	3,507	1,097
香川	1,366	1,245	122	6,548	1,904	3,707	937
愛媛	1,456	1,303	153	6,123	1,726	3,343	1,053
高知	2,191	2,078	112	6,208	2,129	3,142	938
福岡	1,520	1,434	86	6,199	1,319	3,949	930
佐賀	1,726	1,562	164	6,516	1,586	3,960	970
長崎	1,860	1,707	153	6,439	1,576	3,824	1,039
熊本	1,852	1,694	158	6,119	1,385	3,751	984
大分	1,733	1,548	185	5,551	1,495	3,146	910
宮崎	1,687	1,501	186	5,797	1,465	3,407	925
鹿児島	1,964	1,774	190	5,655	1,439	3,301	915
沖縄	1,246	1,207	39	3,984	1,220	2,069	696

(出典:平成20年患者調査 厚生労働省大臣官房統計情報部編)

4．推計患者数の算定

　診療圏内の推計患者数により自院の推計患者数を診療圏調査分析により算定する。診療圏内の推計患者数は診療圏内の年齢別人口に標榜科の受療率を乗じて計算する。診療圏内の推計患者数に競合病医院の評価を行い（バッティング度）自院の推計患者数を算定する。競合病医院の評価は141頁の競合医療機関評価表により行うとよい。また、競合病医院の現在の推計患者数は表2－10の競合病医院の来院状況調査表により行う方法もある。また、表2－11の住民意識アンケート調査により競合病医院の実態を間接的に把握するとともに、推計患者数の算定へ地域の医療ニーズなど自院の経営方針を決定するときの重要な参考資料となる。

(1) 競合医療機関評価表の記入要領

① 病医院評価
* 標榜科目・・・・・競合病医院を判断するときに必要。
* 診療時間・・・・・競合病医院との競合時間がわかる。
* 休診日・・・・・・休診日は少ない方が吸引力がある。
* 院長の年齢・・・・診療科目にもよるが40代～60代が強い。
* 医師の評判・・・・一番重要な要因。
* スタッフ応対・・・優しく感じのよいスタッフが好感がもてる。
* 出身病院・・・・・標榜科目の良い近隣の病院や連携がとれているとよい。
* 建物外観・・・・・外観が良いかどうか。
* 駐車場・・・・・・5台以上あるかどうか。

② 距離評価
　自院と競合病医院の開設場所が近ければ近いほどバッティング度合は高くなる。診療

距　離	距離バッティング度		
	A	B	C
500m 以内	100%	100%	100%
500m 超～700m 以内	70%	80%	90%
700m 超～1km 以内	40%	50%	60%
1km 超～1.5km 以内	10%	20%	30%
1.5km 超～2km 以内	－	5%	10%

所を選択する理由として「近いところ」が上位にあるからである。なお、距離評価は各地域の現状を踏まえて設定していくことが大事である。一つの目安を次に掲げる。

Ａ：内科、小児科（但し評判によりＢになる）
Ｂ：婦人科、呼吸器科、消化器科、胃腸科、循環器科、外科、整形外科、脳神経外科、皮膚泌尿器科、皮膚科、泌尿器科、理学療法科
Ｃ：形成外科、美容外科、呼吸器外科、心臓血管外科、小児外科、性病科、肛門科、産婦人科、産科、眼科、耳鼻咽喉科、気管食道科、放射線科、麻酔科

③診療圏バッティング度（②－①）

(2) 留意事項

①競合病医院については、標榜科目だけでは分からないこともあることに注意。
　　例）胃腸科外科 ＝ 整形外科
　　　　内　　　科 ＝ 皮膚科
　　　　外　　　科 ＝ 透析、整形

②競合病医院へ訪問して推計患者数を判断する。
　訪問時の患者数×実診療時間×調整率
　（訪問時の患者数算定は、診療科目により相違してくる）
　表２－10の競合病医院の来院状況調査表を参考にするとよい。

③医薬品卸、医療機器会社の販売員が情報を持っている場合が多い。
　具体的に競合病医院の外来患者数や医薬品仕入高等を情報として持っていることもある。

④医療ニーズの調査
　住民意識調査－どのような病医院を住民は望んでいるかアンケート調査による。この調査も推計外来患者数を算定するときに参考になる。次頁の表２－11住民意識アンケート調査を参照されたい。

表2-10　競合病医院の来院状況調査表

病医院名	診療時間	時間当たり患者数	1か月当たり診療時間	当該診療科患者数	
				1日当たり	1か月当たり
a 医院					
b 病院					
c 診療所					
d 医院					
e 診療所					
f 病院					
g 医院					
h 医院					
総患者数					

表2-11 住民意識アンケート調査

(参考例) ○○市　医療需要調査表　　(△△△地区)

㊟　質問に対して該当する番号を囲んで下さい。(複数回答でも結構です)
なお，あなた，または家族の方についてお答え下さい。

質問1．あなたは最近（この1～2年の間），病医院を利用されましたか。
　　　　1．ハイ　　　　2．イイエ

質問2．あなたが利用した医療機関は次のうちどれにあてはまりますか。
　　　　1．大学病院　　2．一般病院　　3．医院　　4．その他
　　　　　　　　　　　　　　　　　　　　　　　　　（　　　）

質問3．あなたが受けた診療科目は次のうちどれにあてはまりますか。
　　　　1．内科　　2．小児科　　3．外科　　4．整形外科
　　　　5．眼科　　6．皮フ科　　7．耳鼻咽喉科　　8．歯科
　　　　9．その他（　　　）

質問4．あなたが利用したい診療時間はいつですか。
　　　　1．午前中　　2．午後　　3．夜間

質問5．あなたは病医院を選択する場合，次のうち特にどれを重視しますか。
　　　　1．自宅に近いから　　　2．評判がいいから
　　　　3．かかりつけなので　　4．専門の病医院だから
　　　　5．他病医院からの紹介　6．看板をみて
　　　　7．大病院だから　　　　8．知人・友人から聞いて
　　　　9．その他（　　　　　　）

質問6．あなたは病気にかかった時，どうしますか。
　　　　1．しばらく様子をみる　　2．薬を買って飲む
　　　　3．家族等に相談する　　　4．すぐ病医院へ行く　5．その他（　　）

表2-11 住民意識アンケート調査の続き

質問7. あなたは病医院へ行く場合，次のどの方法で行きますか。
    1. 徒歩　　2. 自転車　　3. バス　　4. 電車
    5. 自動車　　6. タクシー　　7. その他（　　　　　）

質問8. あなたは病医院への不満をおもちですか。
    1. 医師が不親切　　2. 看護師が不親切　　3. 受付会計係が不親切
    4. 待ち時間が長い　　5. 医療費が高い　　6. 駐車スペースが不十分
    7. 設備が古く不潔　　8. 家から遠い　　9. 診療に疑問
    10. 近くに良い病医院がない　　11. 診療時間
    12. なんとなく　　13. 受診したい診療科目がない
    14. その他（　　　　　　　　　　　　　　）

質問9. あなたは，医療機関に対して今後望むことは何ですか。
    1. 休日，夜間診療（24時間体制）
    2. 診療結果に関する十分な説明
    3. 待ち時間の短縮
    4. 医療設備の充実
    5. 明るい挨拶や親切な対応
    6. 予防医学，健康に関する指導
    7. 優れた医療技術の提供
    8. その他
      （　　　　　　　　　　　　　　）

(成功する病医院経営より)

5．診療圏の範囲

1. 1万分の1（2万5000分の1）の白地図購入。
2. 白地図の上に開業地点を中心に半径500m、1Km、1.5Km、2Kmの円を描く。

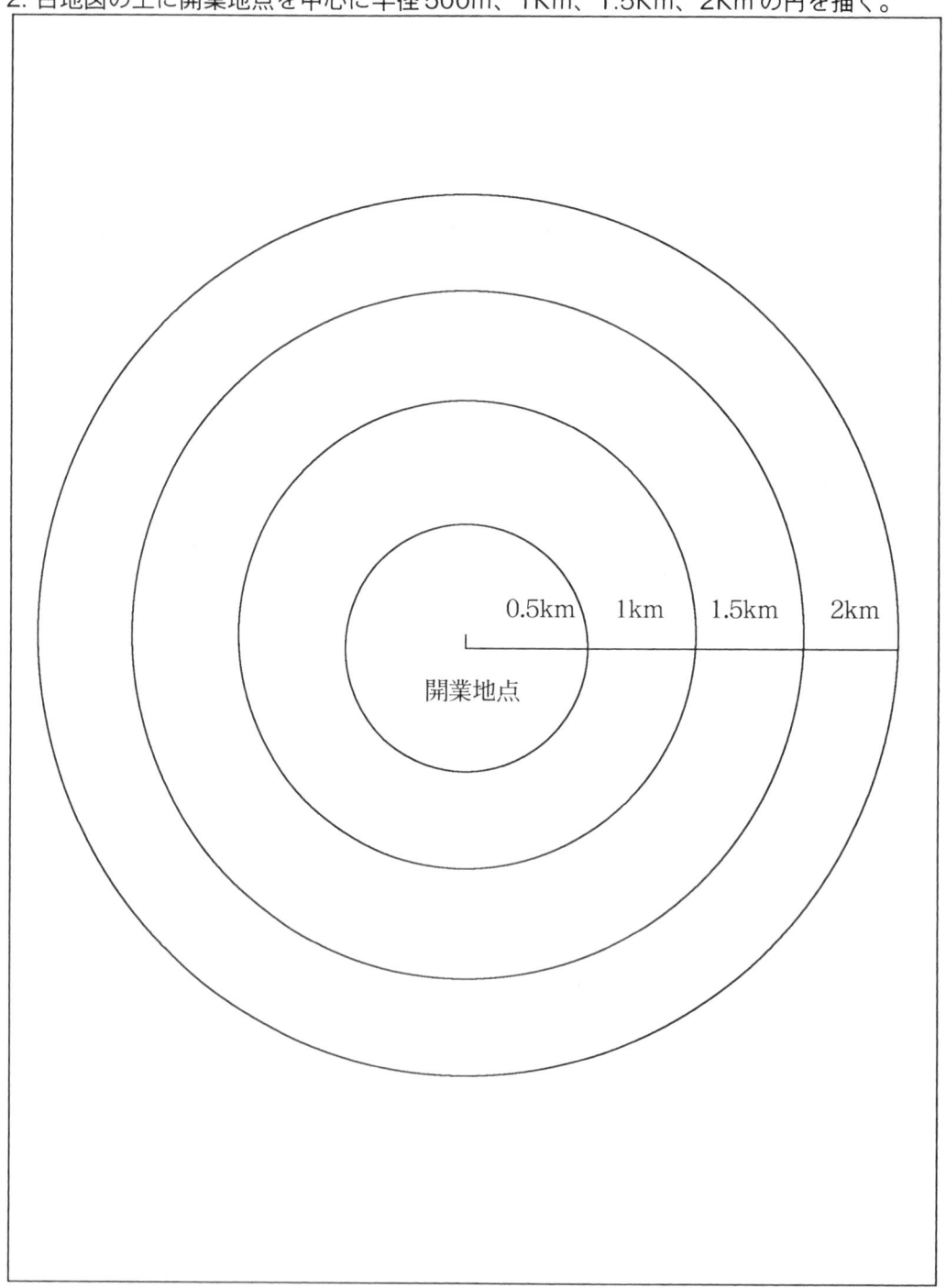

3．診療圏縮小要因あるいは拡大要因により診療圏を修正

（この設例の場合、第二次通院圏を1.5Kmと設定。）簡略化して設定している。

診療圏の縮小要因とは川、道路、山など（バリアーという）の外からは来患しにくいのでその内側を診療圏とする。次に診療圏の拡大要因とは、商店街や公共施設など（マグネットという）があれば来患が増加するので、その外側を診療圏とする。

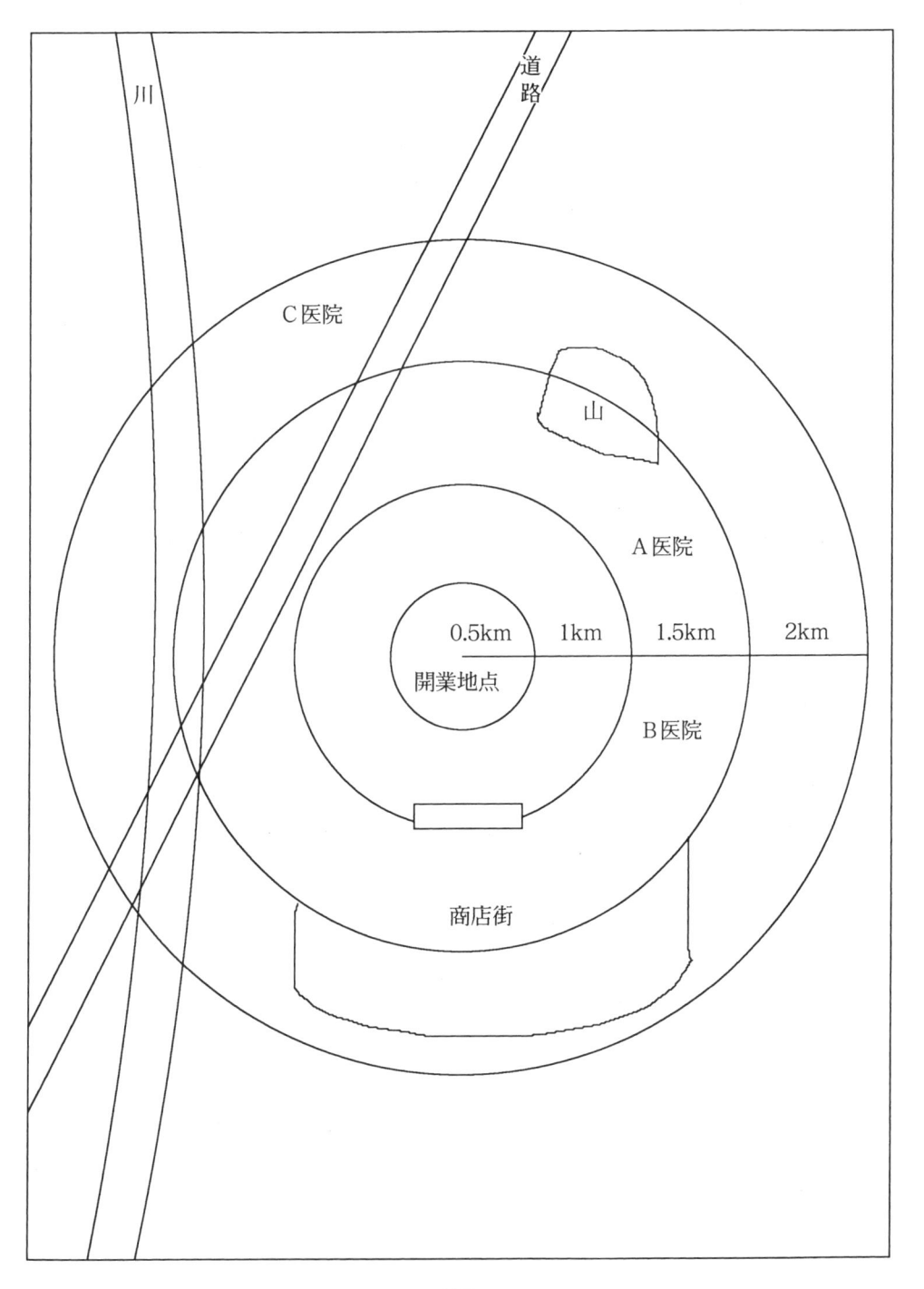

— 137 —

6．推計患者数の算定事例

《内科の推計患者数の算定事例》

内科の推計患者数の算定事例を次に掲げる。

(1) 区・市役所等から最新の地区別、町別の5歳区分の人口統計表を入手する。人口統計表から診療圏人口算定表に転記していく。

(2) 診療圏人口算定表を第1次診療圏、第2次診療圏、第3次診療圏、第4次診療圏毎に区分し、診療科目により診療圏算入割合を設定し、年齢別の診療圏算入人口を算定する。事例では、内科で標準的な診療圏算入割合(%)を掲げている。

(3) 一般的な内科の傷病分類をもとに外来受療率に診療圏内人口（年齢別）を乗じて診療圏外来患者数を算定する。
 0歳・・・2.9人＝130.6×2,221／100,000
年齢階層別の診療圏外来患者数を合計すると、104.1人となる。

(4) 次に競合医療機関評価表に基づき競合医療機関を評価する。

(5) 診療圏外来患者数にバッティング度を乗じると、自院（開業予定院）の外来推計患者数が算定できる。

1．診療圏人口算定表

　区・市役所等の統計書より診療圏人口を算定する。最近では地区別、町別の人口を区・市町村の大部分がホームページで公開しているので入手しやすい。また、年度別も入手すると診療圏内の人口の増加・減少がわかる。また、各町別の人口は1次、2次、3次、4次診療圏毎に人数を集計していく。

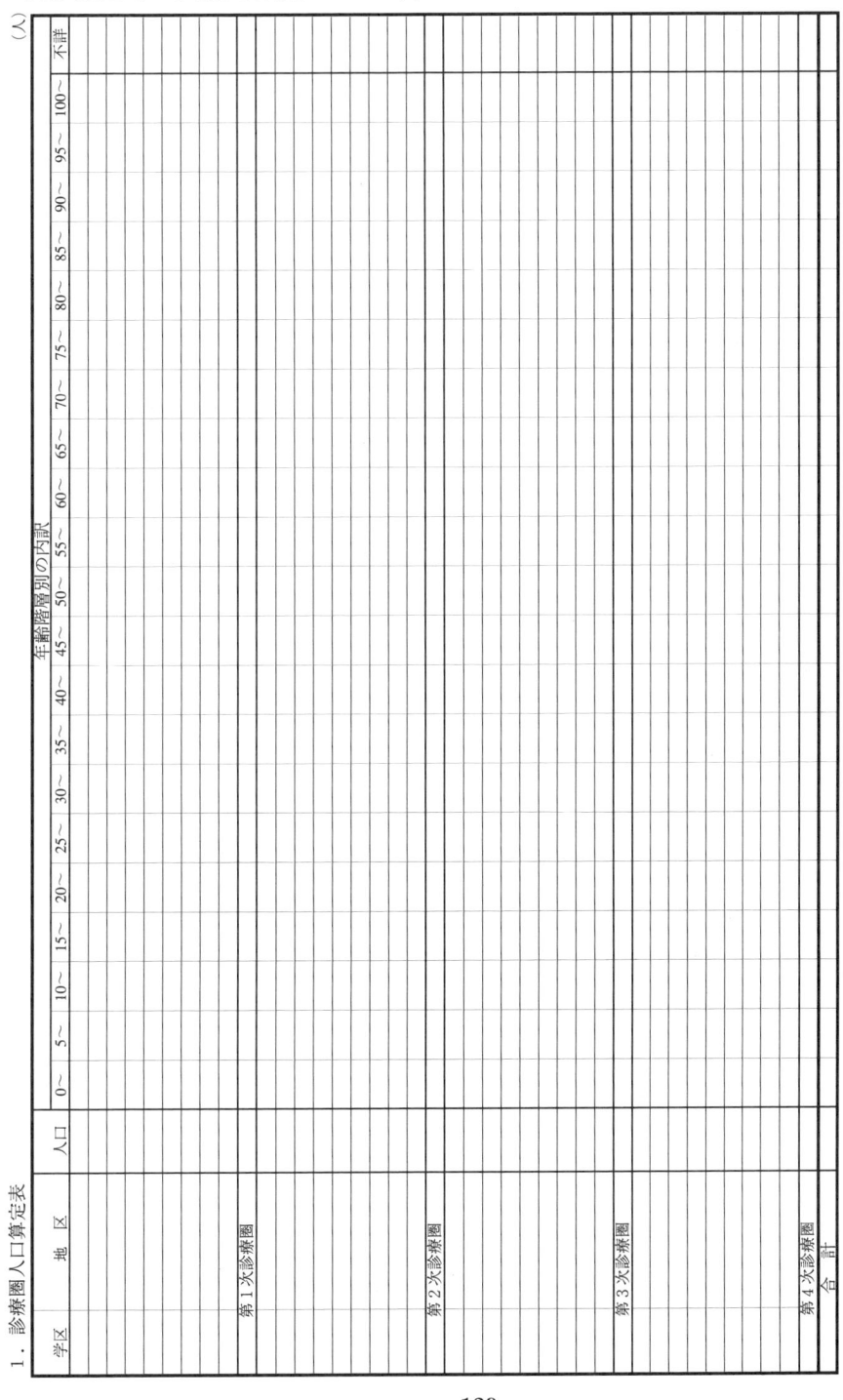

1．診療圏人口算定表

学区	地区	人口	年齢階層別の内訳 0〜 5〜 10〜 15〜 20〜 25〜 30〜 35〜 40〜 45〜 50〜 55〜 60〜 65〜 70〜 75〜 80〜 85〜 90〜 95〜 100〜 不詳
	第1次診療圏		
	第2次診療圏		
	第3次診療圏		
	第4次診療圏		
	合計		

2．診療圏別一般診療所外来患者推計

	人口	0	1〜	5〜	10〜	15〜	20〜	25〜	30〜	35〜	40〜	45〜	50〜	55〜	60〜	65〜	70〜	75〜	80〜	85〜	90〜
第1次診療圏 (500m内)	8,000	125	500	611	602	929	532	644	784	609	622	555	413	274	215	176	185	117	63	27	17
内、診療圏人口① (割合 80 %)	6400.0	100.0	400.0	488.8	481.6	743.2	425.6	515.2	627.2	487.2	497.6	444.0	330.4	219.2	172.0	140.8	148.0	93.6	50.4	21.6	13.6
第2次診療圏 (500m超〜700m内)	5,000	44	174	236	304	372	302	338	302	314	532	374	394	334	236	230	192	182	104	23	13
内、診療圏人口② (割合 40 %)	2000.0	17.6	69.6	94.4	121.6	148.8	120.8	135.2	120.8	125.6	212.8	149.6	157.6	133.6	94.4	92.0	76.8	72.8	41.6	9.2	5.2
第3次診療圏 (700m〜1km内)	3,000	33	134	147	250	205	206	187	193	171	236	251	217	170	123	127	134	101	73	25	17
内、診療圏人口③ (割合 20 %)	600.0	6.6	26.8	29.4	50.0	41.0	41.2	37.4	38.6	34.2	47.2	50.2	43.4	34.0	24.6	25.4	26.8	20.2	14.6	5.0	3.4
第4次診療圏 (1km超〜1.5km内)	4,000	64	258	265	238	276	317	373	342	285	264	226	237	290	186	145	86	48	40	32	28
内、診療圏人口④ (割合 10 %)	400.0	6.4	25.8	26.5	23.8	27.6	31.7	37.3	34.2	28.5	26.4	22.6	23.7	29.0	18.6	14.5	8.6	4.8	4.0	3.2	2.8
診療圏算入人口(①+②+③+④)【A】	9400.0	130.6	522.2	639.1	677.0	960.6	619.3	725.1	820.8	675.5	784.0	666.4	560.4	410.5	309.6	272.7	260.2	191.4	110.6	39.0	25.0

3．患者数推計（年齢階層別傷病分類別算定）

	傷病分類	選択(※)	0	1〜	5〜	10〜	15〜	20〜	25〜	30〜	35〜	40〜	45〜	50〜	55〜	60〜	65〜	70〜	75〜	80〜	85〜	90〜
I	感染症及び寄生虫症																					
II	新生物																					
III	血液及び造血器の疾患並びに免疫機構の障害																					
IV	内分泌、栄養及び代謝疾患	1	43	12	13	17	18	37	50	59	93	132	182	255	398	534	659	840	820	686	581	319
V	精神及び行動の障害																					
VI	神経系の疾患																					
VII	眼及び付属器の疾患																					
VIII	耳及び乳様突起の疾患																					
IX	循環器系の疾患	1	10	9	12	13	14	15	29	36	71	132	247	426	672	1053	1456	2122	2672	3088	3264	3042
X	呼吸器系の疾患	1	2168	3157	1379	550	300	269	314	374	362	314	270	232	250	332	352	466	515	465	404	327
XI	消化器系の疾患																					
XII	皮膚及び皮下組織の疾患																					
XIII	筋骨格系及び結合組織の疾患																					
XIV	尿路性器系の疾患																					
XV	妊娠、分娩及び産じょく																					
XVI	周産期に発生した病態																					
XVII	先天奇形、変形及び染色体異常																					
XVIII	症状、徴候及び異常臨床所見・異常検査所見で他に分類されないもの																					
XIX	損傷、中毒及びその他の外因の影響																					
XX	健康状態に影響を及ぼす要因及び保健サービスの利用																					
	合計【B】		2221	3178	1404	580	332	321	393	469	526	578	699	913	1320	1919	2467	3428	4007	4239	4249	3688
	診療圏外来患者数 ([C]=[A]×[B])		2.9	16.6	9.0	3.9	3.2	2.0	2.8	3.8	3.6	4.5	4.7	5.1	5.4	5.9	6.7	8.9	7.7	4.7	1.7	0.9

([C]の合計) 104.1

※ 選択Ⅰ欄は、該当する傷病分類に「1」を入力してください。入力された傷病分類に対応する年齢階層別の外来受療率を表示します。

— 140 —

第2章　ステップ2

4．競合医療機関評価表

　診療圏における医療機関名、住所、標榜科目、診療時間、休診日、医師の評判、スタッフ応対、出身病院、建物外観、駐車場をまとめている。診療圏バッティング度は競合医療機関情報に基づき算出する。事例として表を掲げている。

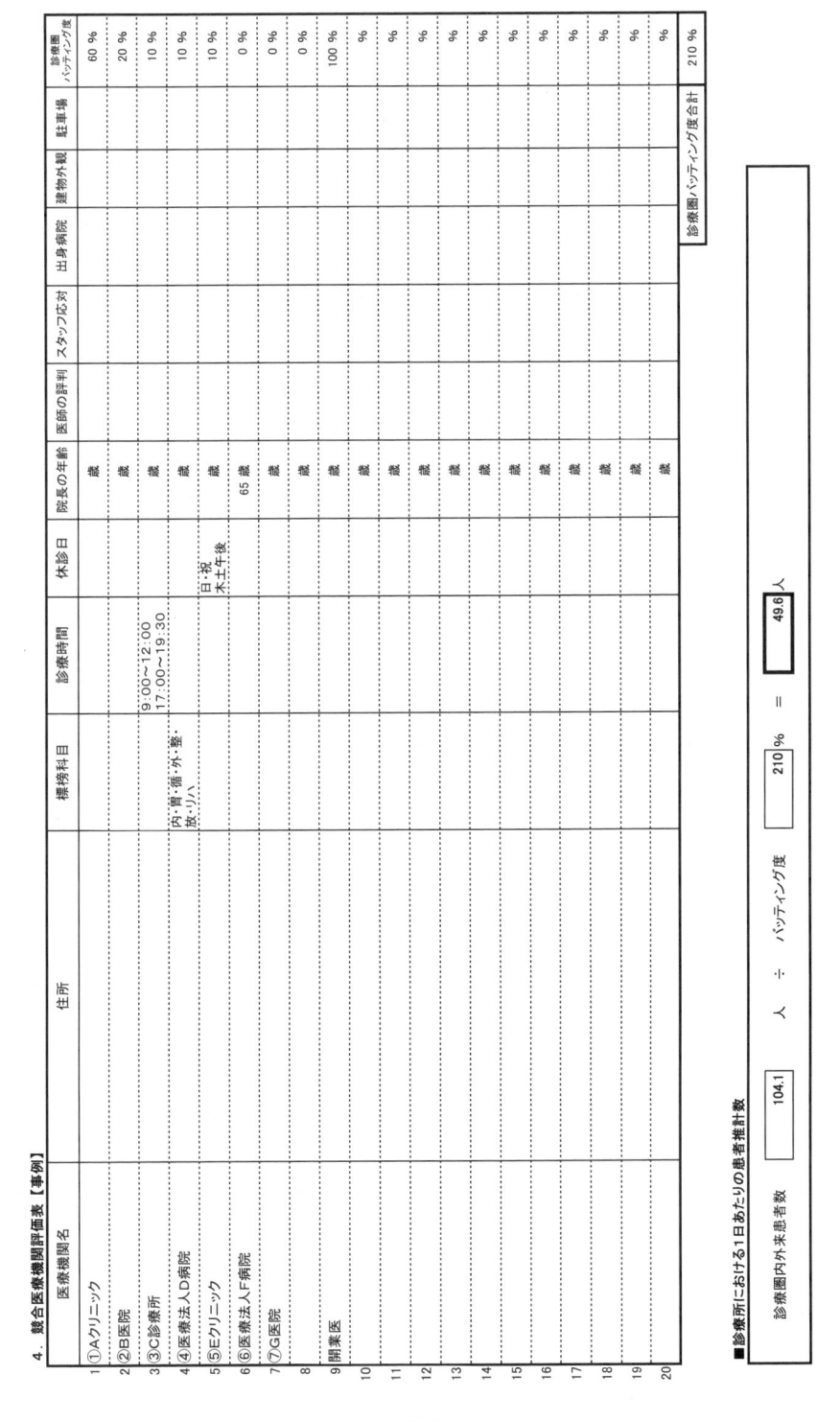

4．競合医療機関評価表【事例】

	医療機関名	住所	標榜科目	診療時間	休診日	院長の年齢	医師の評判	スタッフ応対	出身病院	建物外観	駐車場	診療圏バッティング度
1	①Aクリニック					歳						60 %
2	②B医院					歳						20 %
3	③C診療所			9:00〜12:00 17:00〜19:30		歳						10 %
4	④医療法人D病院		内・胃・循・外・整・放・リハ			歳						10 %
5	⑤Eクリニック				日・祝 木土午後	歳						10 %
6	⑥医療法人F病院					65歳						0 %
7	⑦G医院					歳						0 %
8						歳						0 %
9	開業医					歳						100 %
10						歳						%
11						歳						%
12						歳						%
13						歳						%
14						歳						%
15						歳						%
16						歳						%
17						歳						%
18						歳						%
19						歳						%
20						歳						%

診療圏バッティング度合計　210 %

■診療所における1日あたりの患者推計数

診療圏内外来患者数　104.1　人　÷　バッティング度　210 %　＝　49.6　人

5．バッティング度の考え方（事例：内科）

各地域の現状を踏まえ、％を設定する。

①場所	バッティング度	A	B	C	D	E	F	G
第1診療圏	100	100	100	100	70	70	40	10

②標榜科	バッティング度							
第1	0	0						
第2	-60		-60		-60	-60		
第3	-70			-70				

③院長の年齢	バッティング度							
30代	-10							
40代	0							
50代	0	0						
60代	0							
70代以上	-20	-20	-20					

④医師の評判	バッティング度							
高い	30							
やや高い	20							
普通	0	0						
やや低い	-20			-20				
低い	-30						-30	

⑤スタッフの応対	バッティング度							
好感	10							
普通	0							
悪し	-10	-10					-10	

⑥出身病院	バッティング度							
近隣の県立病院	0							
近隣の市民病院	0							
近隣の大学病院	0	0						
近隣の民間病院	0							
他県の病院	-20							

⑦建物外観	バッティング度							
良し	10							
普通	0							
あせている	-10	-10						-10

⑧駐車場	バッティング度							
（10）台以上	20							
（5）～（9）・	10							
（5）台未満	0	0	0	0	0	0	0	0

| ①～⑧合計 | バッティング度 | 60 | 20 | 10 | 10 | 10 | 0 | 0 |

6．外来受療率

平成20年10月「患者調査」より作表（10万人対外来患者数）

6．外来受療率（人口10万対）年齢階級×傷病分類別（出典：「平成20年 患者調査（全国編）上巻」の第27-2表）

傷病分類		総数	0	1～	5～	10～	15～	20～	25～	30～	35～	40～	45～	50～	55～	60～	65～	70～	75～	80～	85～	90～	不詳
	総数	5376	5814	6077	4096	2275	1906	2132	2649	2987	3092	3313	3659	4322	5224	6872	8548	11458	12855	12531	11067	8548	
I	感染症及び寄生虫症	152	360	270	203	105	64	85	94	104	92	91	108	125	139	171	233	290	303	233	158	100	
II	新生物	171		18	15	13	14	28	41	59	84	120	160	183	201	286	344	430	496	434	321	219	
III	血液及び造血器の疾患並びに免疫機構の障害	18	23	10	7	8	11	14	22	19	21	24	27	17	11	12	16	19	24	29	36	26	
IV	内分泌，栄養及び代謝疾患	282	43	12	13	17	18	37	50	59	93	132	182	255	398	534	659	840	820	686	581	319	
V	精神及び行動の障害	182	12	50	63	57	83	129	179	205	228	247	243	227	202	194	185	190	215	213	282	342	
VI	神経系の疾患	104	23	63	53	37	37	33	43	52	61	69	72	82	93	114	146	215	267	355	391	314	
VII	眼及び付属器の疾患	211	100	92	139	111	132	133	112	98	96	94	88	117	152	243	340	545	633	671	498	353	
VIII	耳及び乳様突起の疾患	96	374	520	187	41	23	20	29	33	34	37	41	56	74	103	134	168	183	156	114	83	
IX	循環器系の疾患	701	10	9	12	13	14	15	29	36	71	132	247	426	672	1053	1456	2122	2672	3088	3264	3042	
X	呼吸器系の疾患	508	2168	3157	1379	550	300	269	314	374	362	314	270	232	250	332	352	466	515	465	404	327	
XI	消化器系の疾患	979	139	483	974	375	450	540	650	750	795	868	905	1059	1169	1414	1556	1711	1567	1269	979	933	
XII	皮膚及び皮下組織の疾患	198	589	370	200	151	181	186	186	164	157	149	156	152	166	197	205	272	279	266	233	222	
XIII	筋骨格系及び結合組織の疾患	740	11	37	40	105	85	76	104	152	206	281	380	539	679	975	1404	2387	2980	2863	2277	1263	
XIV	尿路性器系の疾患	226	19	25	21	13	32	101	161	201	188	181	202	230	276	343	397	461	483	455	339	226	
XV	妊娠，分娩及び産じょく	13	0	0	0	0	0	8	32	60	65	30	8	3	0	0	0	0	0	0	0	0	
XVI	周産期に発生した病態	2	240	0	0	0	0	0	0	0	0	0	0	0	0	0	0	0	0	0	0	0	
XVII	先天奇形，変形及び染色体異常	10	154	74	31	12	10	5	7	4	4	4	4	4	4	5	6	6	5	8	3	1	
XVIII	症状，徴候及び異常臨床所見・異常検査所見で他に分類されないもの	68	92	69	58	34	27	30	41	44	42	44	50	56	67	80	100	136	152	150	118	86	
XIX	損傷，中毒及びその他の外因の影響	250	140	229	252	339	239	179	189	199	204	222	208	210	235	265	294	343	365	356	367	289	
XXI	健康状態に影響を及ぼす要因及び保健サービスの利用	465	1280	589	451	294	179	219	339	368	325	294	315	349	437	551	722	858	896	833	703	416	

第3章　ステップ3 (開業計画書)

1. 事業計画概要

　事業の次の主要計画事項を記入する。様式は章末のシートを参考にする。
①病医院の経営理念
②所在地
③人　員
④病床数
⑤設備資金額
⑥運転資金額
⑦所要資金額とその調達方法など

2. 資金計画Ⅰ

1) 開業に必要な資金の所要額の見積り

大別すると次のようになる。様式は章末のシートを参考にする。

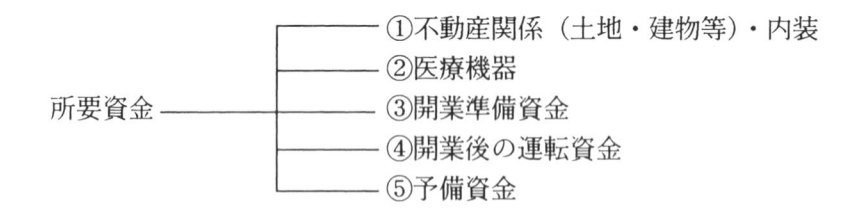

```
                    ┌── ①不動産関係（土地・建物等）・内装
                    ├── ②医療機器
所要資金 ───────────┼── ③開業準備資金
                    ├── ④開業後の運転資金
                    └── ⑤予備資金
```

(1) 不動産関係

　病医院の基本財産となる土地・建物の取得資金である、所要資金のなかで一番多額となる。このため充分な検討が必要である。
①土地購入資金
　ⓐ土地購入費、整地造成費用など
　ⓑ測量、仲介、調査費用（ボーリング等）、不動産取得税、所有権移転費用など

ⓒ自己所有が望ましいが、借地になる場合もある。その場合には、借地法、契約関係などに留意する。
　ⓓ駐車場の確保、自己所有か、借り上げか。
　ⓔその他
以上により土地購入資金が確定する。
②建築関連資金
　ⓐ建築費用見積り
　　※病医院の建築を手がけた設計事務所、建築業者が良い。
　ⓑ競争入札か指名入札か
　　※1.原則　競争入札にすべきである。
　　※2.業者決定は、医業経営コンサルタントが積極的に誘導しない方がベター。
　ⓒ設計監理費
　　※設計・監理と建築は別会社に依頼する方が良い。
　ⓓ別途工事については注意・付帯工事の範囲（フェンス等）
　　※建築費用見積り額にどの範囲まで入って入るか、入念にチェック・打ち合わせが必要。事前確認をしないと、あとでトラブルになることが多い。例えば、照明器具代、カーテン等。
　ⓔ駐車場舗装費
　ⓕ造園工事費用
　ⓖ登記料・不動産取得税など
　　※1　土地・建物が最も過大投資となりやすいので、慎重に検討が必要である。
　　※2　土地の取得価額は購入諸費用を含めると土地本体価額の110％～120％、建物の取得価額は建物本体の120％～130％程度になる。
　　※3　ビル診の場合には、賃借時の仲介料、保証金、敷金、内部造作資金が必要となる。

（2）医療機器購入資金

①医療技術の進歩により、医療機器も高度化、高額化していく。地域医療ニーズに合った医療機器を購入すること。また、開業当初から、余り利用しない機器類は購入しないこと。
②必要な医療機器類については、参考価格を提供する。また、機種にもよるが、定価の5～6割前後であれば適当である。
③医療機器会社において中古機器を保有している場合もあるので検討する。
④一社だけに限定しない。
⑤購入か物融であるリースにするか検討する。
　※1　医療機器については価格とメインテナンスに注意。

※2 購入かリースか。購入もリースも最近はキャッシュバリューとしては、余り差異はないだろう。資金計画、担保力などから判断していくことになる。

※3 リース料率は、数社から見積りをとる。医療機器の販売会社が紹介してくれるリース会社は、リース会社としてまず第一に検討すべきであろう。

（3）開業準備資金

開業時には、多くの諸費用が必要となる。

①医師会入会金
②薬品材料費 ― 購入に際して収支計画に基づいて決定する。医業分業を行わない場合は、常備在庫量分の運転資金が必要となる。
③開設までの借入金支払い利息
④印紙代、登録免許税その他の公租公課
⑤什器、備品購入費
⑥医薬品・消耗品等（医療用・事務用）購入費
⑦職員募集費
⑧開院案内、チラシ、開院披露
⑨引越し、荷物搬入費用
⑩看板作成、設置費用
⑪印刷関連費用（薬袋、カルテ、ロゴその他）
⑫その他（コンサルタント料など）

（4）開業後運転資金

とくに、社会保険請求分の入金分が2カ月後であるから、収支が軌道にのるまでの資金不足を用意する。

①借入利息
②固定費
③保険料（所得補償・生命・火災）
④生活費

※開業後、運転資金は少なくとも固定支出の6カ月分必要。

（5）予備資金

上記（4）の他に予想外の支出に応ずることができる予備資金も準備しておく。ただし、この資金には緊急以外は手をつけないようにしておく。

2）資金調達計画

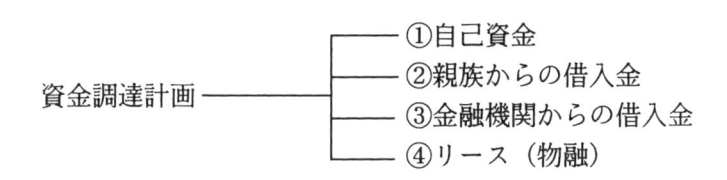

```
資金調達計画 ─┬─ ①自己資金
              ├─ ②親族からの借入金
              ├─ ③金融機関からの借入金
              └─ ④リース（物融）
```

(1) 自己資金

開業時に用意できる金額により、開業後の資金繰りに差がでる。自己資金をどれだけ使用するかは、所要資金計画と3.の損益計画をベースに個人のライフプランを考えて検討する（FPの発想も必要）。

資金源としては、
① 預貯金──100％使用できる。
② 不動産の売却・有価証券の売却──税引後が使用可能額
　翌年に所得税、住民税の支払が発生するために、その分の用意が必要。
③ 自己資金の源泉については、過去の収入等から見て妥当なものであるかどうか問題となることがある。

このため、所得税確定申告書・源泉徴収票・預貯金・不動産、有価証券の購入・売却などの書類を保存、備えて置くこと。

(2) 親族からの借入金

自己資金不足の場合は、一定額贈与をしてもらうことも検討する。金融機関との利息との比較から贈与しても贈与税を納付しても贈与の方が有利な場合もある。
① 親族からの贈与
　親族からの必要資金の贈与は、受贈者側（院長先生）では自己資金と同一に考えてよいので検討に値する。ただし、贈与を受ける場合、受贈金額により贈与税の申告納付が必要となる。暦年課税制度か相続時精算課税制度の選択によりその取り扱いが異なる。
〔暦年課税制度〕
　1年に110万円までの受贈金額については基礎控除があるので、贈与税申告納付は必要ない。110万円を超えた場合には超えた金額に対して所定の贈与税額（贈与税率表により納付（超過累進税率））を申告納付する必要がある。
〔相続時精算課税制度〕
　65歳以上の父母から20歳以上の子供に対する贈与については、相続時精算課税制度を採用することができる。相続時精算課税制度では、累積で2,500万円まで贈与税額の納付

が発生しない。ただし、贈与年の翌年3月15日までに精算課税制度の届出により申告が必要である。また、相続の発生時に受贈金額の精算課税制度に基づく相続税申告納付が必要となってくるので、本制度を採用するにあたっては十分な留意・検討が必要である。

②親族からの借入金

　親族からの借入金は通常無利子で返済期間もはっきりしないことが多いため、まず契約内容を金銭消費貸借契約書（借用書）を作成して文書化しておく。公正証書にしたり、確定日付をとったりすることなども必要となる場合がある。

　その契約内容に基づき借入金返済を実行していく。この手続きを踏まないと借入金ではなく贈与と認定されることがある。

(3) 金融機関からの借入金

①独立行政法人福祉医療機構からの借入金

　地域及び資金使途により制限あり。施設数過剰地域では独立行政法人福祉医療機構からは新築資金の借入ができない。直接、独立行政法人福祉医療機構に問い合わせすると丁寧に教えてくれる。また、ホームページにアクセスする方法もある。

【お問い合わせ先】
　●直接貸付の場合（病院、介護老人保健施設等の場合）
　　本部　医療貸付部医療審査課　TEL 03-3438-9940　FAX 03-3438-0659
　　大阪支店　医療審査課　　　　TEL 06-6252-0219　FAX 06-6252-0240
　●代理貸付の場合
　　本部　医療貸付部医療業務課　TEL 03-3438-9934　FAX 03-3438-0659
　http://www.wam.go.jp/wam/

②医師信用組合からの借入金

③その他の金融機関からの借入金

　病医院に対する融資も、最近は一般企業と同じような取り扱いになっている。資金計画、収支計画をベースに自分の病医院にあった金融機関を活用する。金融機関の選定に当たっては次の諸点に留意する。

　ⓐ借入利率　利率は低い方がよい、変動方式か固定方式か。→金融機関により取り扱いが異なるが、有利な方式を選択する。

　ⓑ返済期間　長いか短いか。金利水準が低いときは、出来れば固定方式を選択すると有利。

　ⓒ元金返済の据置期間　有・無。

　ⓓ返済方法　元金均等方式→借入額を返済回数で割った額を1回の返済における元金とする返済方法である。したがって、毎回の元金返済額は同額であり、借入利息は定額で減少していく。当初の返済額が大きい。

　　　　　　　元利均等方式→1回の返済における元金と利息の合計額が一定となる返

済方法。元金部分の返済が初めのうちは少なく、後になるほど増加する。つまり元金の返済が元金均等返済に比べ遅いため、借入利息が同一の場合でも、支払利息の総額は、元金均等返済よりも多くなる。

ⓔ担保や保証人　必要か否か。
ⓕ自分の医院が融資対象者に該当するかどうか。
ⓖ融資限度額はいくらか。
ⓗ借入れようとする資金が融資資金の使途に該当するかどうか。
ⓘ医院の近くにあるかどうか。将来の取引関係も考慮する。
ⓙメインバンクとサブバンクの活用。
ⓚ表面金利と実質金利の判断。
ⓛ医療機関の融資制度を活用する。
ⓜその他。

借入先毎の借入金比較表（表3－1）を作成して検討するとわかりやすい。

（4）リース（物融）

長期、低利で融資が受けられるのであれば、購入の方が割安である。しかし、通常、開業の場合、担保、保証人不足で資金融資の枠に限度がある場合が多い。この場合には、リースを利用することも必要となる。リース利用上のメリット、デメリットは表3－2のとおりである。

表3－1　借入金比較表

借入先	借入金額	返済条件 期間	返済条件 据置	返済条件 金利	返済条件 返済方法	開業前（　月分） 元金	開業前 利息	開業前 計	1年目 月間 元金	1年目 月間 利息	1年目 月間 計	1年目 年間 元金	1年目 年間 利息	1年目 年間 計	2年目 月間 元金	2年目 月間 利息	2年目 月間 計
	万円	年	月	％													

（『開業事始め』より）

表3-2 リース利用のメリット・デメリット

メリット	デメリット
○担保や保証人が不要で、借入より手続きが簡単。 ○減価償却費、償却資産税などの計算事務が不要。 ○リース料は全額が経費であり、使用期間・現金支出と対応しているので、コスト管理がしやすく、また節税効果も期待できる。 ○自己資金を準備する必要がなく、手持ち資金の固定化が避けられる。	○手続きが簡単なため、リース利用が増え、リース料の支払がかさむ恐れがある。 ○税法上の割増・特別償却の恩恵が受けられない。 ○中途解約ができない。 ○リース期間は借入期間より長くなく、毎月のリース料金支払額は借入返済額よりも多くなるので、新規開業時には適さないのが普通。

(成功する病医院経営より)

次に融資を受ける一般的ポイントは、次のとおりである。
①院長の人柄を理解してもらうとともに、誠実な態度で接すること。
②医院経営に対する見識とビジョンを明確に表現できること。
③医院の事業計画および資金計画を計数的に示し、事業の将来性および返済能力を証明する根拠を持つこと。
④十分な担保や保証人を準備すること。

3）借入に関する知識

①担保の種類

　借入の際には担保が必要である。担保には人的担保と物的担保がある。人的担保とは保証人のことであり、法的には保証債務のことを指す。物的担保は土地などの担保をいう。物的担保の評価額は表3-3のとおりである。

②根抵当権と抵当権

　抵当権には普通抵当権（通常抵当権とよぶ）と根抵当権がある。普通抵当権は特定の債権を担保とするもので、その債権が減少すれば担保額も減少し、債権がなくなれば抵当権もなくなる。したがって設備資金や長期運転資金など反復継続性のない資金の借入に設定される。

　これに対し、根抵当権は、極度額の限度において不特定の債権を担保するもので反復継続する商売上の借入等によく利用される。債権がなくなっても根抵当権抹消手続きをとらなければ継続する。そういう意味では根抵当権が抵当権よりも強力な権利である。

表3-3 物的担保の評価額

担保の種類	掛け目	
不動産担保	土地　評価額の60%～70% 建物　評価額の50%程度	
預金担保	定期預金の預金額の範囲内	
有価証券担保	国債・政府保証債　　85%程度 上場株式　　　　　　70%程度	
債権担保	ゴルフ会員権 入居保証金 退職金等	通常上記の担保の補充的な役割しかない

※換金しやすいものほど掛け目は高くなる。
　預金担保は他行預金は不可　　　（ヘルスケア新時代の医院経営マニュアルより）

③元金均等と元利均等方式の例示

表3-4

●元金均等返済（毎月返済）モデル

《借入条件》
当初借入額	100,000,000円
借入金利率	2.0%
借入期間	15年
返済延べ回数	180回
初年度の返済回数	12回
1回当たり元金返済額	555,556円

	年間元金計	年間利息計	返済元利計
初年度	6,666,672	1,938,889	8,605,561
2年度	6,666,672	1,805,555	8,472,227
3年度	6,666,672	1,672,222	8,338,894
4年度	6,666,672	1,538,889	8,205,561
5年度	6,666,672	1,405,555	8,072,227
6年度	6,666,672	1,272,222	7,938,894
7年度	6,666,672	1,138,888	7,805,560
8年度	6,666,672	1,005,555	7,672,227
9年度	6,666,672	872,221	7,538,893
10年度	6,666,672	738,888	7,405,560
11年度	6,666,672	605,554	7,272,226
12年度	6,666,672	472,221	7,138,893
13年度	6,666,672	338,888	7,005,560
14年度	6,666,672	205,554	6,872,226
15年度	6,666,592	72,221	6,738,813
合計	100,000,000	15,083,322	115,083,322

●元利均等返済（毎月返済）モデル

《借入条件》
当初借入額	100,000,000円
借入金利率	2.0%
借入期間	15年
返済延べ回数	180回
初年度の返済回数	12回
1回当たり返済総額	643,509円

	年間元金計	年間利息計	返済元利計
初年度	5,774,853	1,947,255	7,722,108
2年度	5,891,415	1,830,693	7,722,108
3年度	6,010,329	1,711,779	7,722,108
4年度	6,131,644	1,590,464	7,722,108
5年度	6,255,407	1,466,701	7,722,108
6年度	6,381,669	1,340,439	7,722,108
7年度	6,510,478	1,211,630	7,722,108
8年度	6,641,888	1,080,220	7,722,108
9年度	6,775,950	946,158	7,722,108
10年度	6,912,719	809,389	7,722,108
11年度	7,052,247	669,861	7,722,108
12年度	7,194,592	527,516	7,722,108
13年度	7,339,811	382,297	7,722,108
14年度	7,487,960	234,148	7,722,108
15年度	7,639,038	83,008	7,722,046
合計	100,000,000	15,831,558	115,831,558

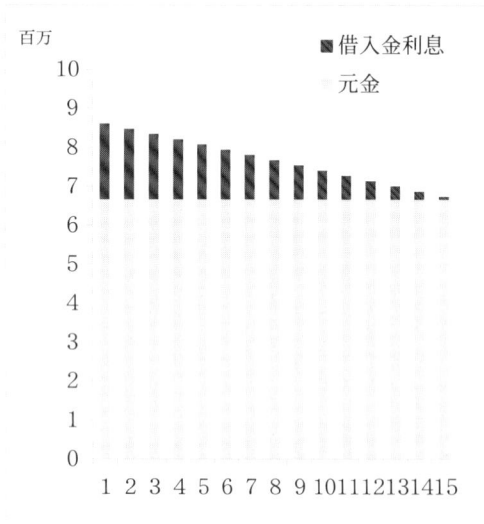

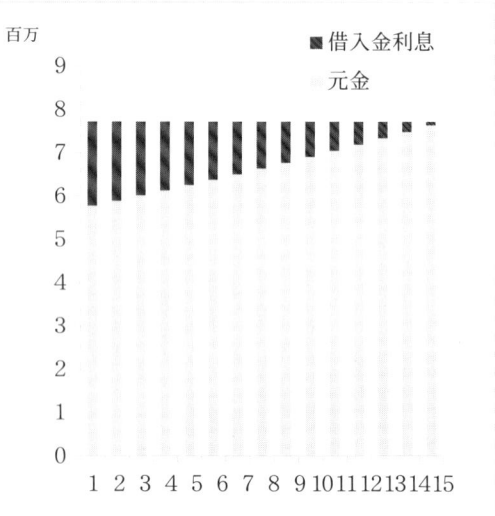

④実質金利の計算式

表面金利だけでなく実質金利により金利水準が高いか低いかを判断し、借入金融機関と交渉をする。

$$実質金利 = \frac{支払利息 - 受取利息}{長期借入金 - 定期性預金}$$

4）医療機関の融資制度

(1) 独立行政法人　福祉医療機構

　借入をする場合に借入先の優先順位の第1位にあげるのは独立行政法人福祉医療機構である。その理由は医療福祉を専門的に取り扱う政府系金融機関であり、現在の金利の低い状況では、固定金利で借入を受けると金利コストが低く抑えられ、かつ中長期的な資金計画がたてられるからである。

　なお、新築資金は有床診療所にあっては病床不足地域、無床・歯科診療所にあっては診療所不足地域しか融資を受けることができないので留意が必要である。償還期間が10年を超える融資制度において、最終期限まで契約時の金利を適用する方法と、契約時から10年ごとに金利を見直す方法のいずれかを契約の際に選択できる。10年経過後金利設定見直しを選択した場合は、金利水準によっては見直し後の利率が見直し前より高くなることがある。固定金利制度と10年経過後金利設定見直し制度のいずれかを選択した場合でも弁済補償金による繰上償還制度の対象となる。

　また、代理貸付の融資手続きの順序についてフローチャート（図3－1、3－2、3－3、3－4）を掲げる。建築融資物件（建物）が完成し、登記が完了し、事業完成報告を提出、確認を受けてから融資実行となる。その間2～3ヶ月のつなぎ融資が必要であるので、事前に金融機関あるいは建築業者に相談をしておくことが大事である。

図3-1　代理貸付の融資手続(1)

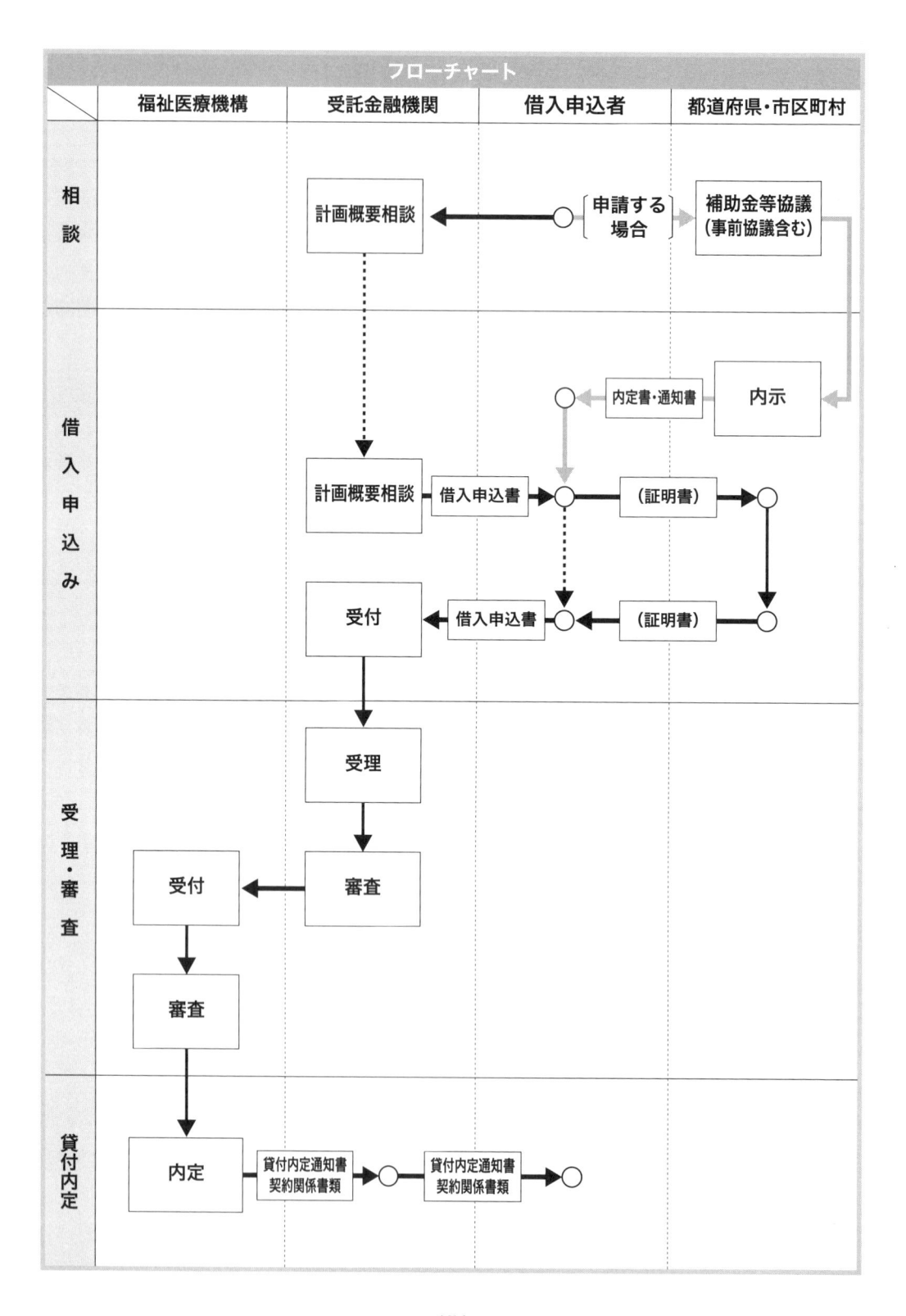

	福祉医療機構	受託金融機関	借入申込者	都道府県・市区町村
相談		計画概要相談	申請する場合	補助金等協議（事前協議含む）
借入申込み		計画概要相談／受付	内定書・通知書／借入申込書／（証明書）	内示／（証明書）
受理・審査	受付／審査	受理／審査		
貸付内定	内定	貸付内定通知書 契約関係書類	貸付内定通知書 契約関係書類	

— 154 —

図3-2　代理貸付の融資手続(2)

	手 続 き 概 要
相談	【融資相談】 　受託金融機関にご相談ください。 　その際、次の書類をご準備していただきますと、より具体的な内容のご相談に対応できます。 　　①計画趣意書 　　②資金計画(調達計画も含みます) 　　③計画図面(配置図・平面図) 　　④直近2ヶ年分の決算書・確定申告書一式(附属明細を含む) 　貸付内定前に事業に着手してしまいますと(工事請負契約も含みます)、ご融資の対象にならないことがありますのでお早めにご相談ください。 　ご融資の相談窓口は、計画施設の種類・借入金額・開設場所により異なりますので、機構または受託金融機関にお問い合わせください。直接貸付・代理貸付の範囲区分によって融資の窓口を定めております。
借入申込み	【お申込み】 　お申込みにあたっては、原則として「借入申込者＝開設者＝融資対象物件の所有者」となります。 　借入申込書は、受託金融機関と十分に調整を行った後に受託金融機関から配布いたします。 　借入申込みの手続きを行った後、事業内容および経理の状況等について重大な齟齬が判明したとき、または必要な事実の報告等を怠ったときは、ご融資をお断りする場合がありますのでご留意ください。 【都道府県知事の証明書】 　病院及び有床診療所のご計画の場合は、借入申込書類に都道府県知事の証明書が必要となります。
受理・審査	【審査】 　受託金融機関から機構に借入申込書が提出されてから貸付内定までは、病院の場合2ヶ月程度、診療所等の場合2週間程度の審査期間をいただいております。
貸付内定	【審査結果の通知】 　審査の結果、ご融資させていただく場合には、「貸付内定通知書」を受託金融機関経由にて送付いたします。 　貸付内定通知書では、融資金額・融資時期・償還方法などの他、貸付契約にあたっての貸付条件をお知らせいたします。 　なお、貸付内定通知書に記載した条件が整わない状況となった場合は、内定を取り消すことがあります。

図3-3　代理貸付の融資手続(3)

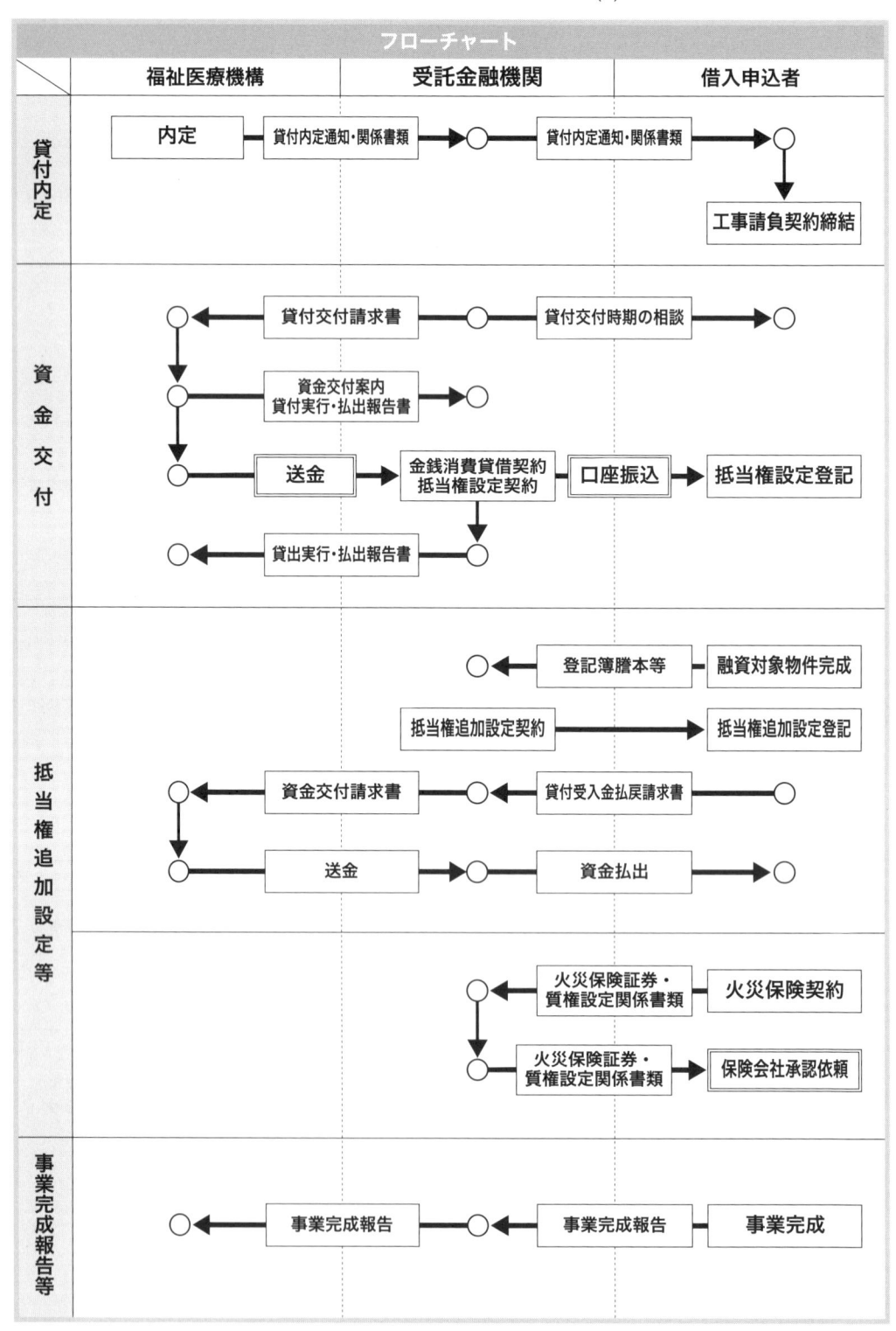

	福祉医療機構	受託金融機関	借入申込者
貸付内定	内定 →貸付内定通知・関係書類→ ○	→貸付内定通知・関係書類→	○ ↓ 工事請負契約締結
資金交付	○←貸付交付請求書← ○ ↓ ○ →資金交付案内 貸付実行・払出報告書→ ○ ↓ ○ →送金→	←貸付交付時期の相談→ ○ 金銭消費貸借契約 抵当権設定契約 →口座振込→ 抵当権設定登記	
	○←貸出実行・払出報告書← ○		
抵当権追加設定等		○←登記簿謄本等← 融資対象物件完成 抵当権追加設定契約 → 抵当権追加設定登記	
	○←資金交付請求書← ○ ↓ ○ →送金→	←貸付受入金払戻請求書← ○ 資金払出 →	○
		○←火災保険証券・質権設定関係書類← 火災保険契約 ↓ ○ →火災保険証券・質権設定関係書類→ 保険会社承認依頼	
事業完成報告等	○←事業完成報告← ○	←事業完成報告←	事業完成

— 156 —

図3-4　代理貸付の融資手続(4)

	手 続 き 概 要
貸付内定	【貸付内定通知書の送付】 　貸付内定通知書は、その後の手続に必要な関係書類と一緒に送付いたします。
資　金　交　付	【資金交付請求】 　貸付内定通知書の貸付条件、工事の進捗状況等を勘案して資金交付希望月を受託金融機関とご相談ください。 【資金交付】 　当機構から受託金融機関を経由し、口座へ送金いたします。 【金銭消費貸借契約及び抵当権設定契約】 　資金交付と同日付で「金銭消費貸借契約」と「抵当権設定契約」を締結いたします。速やかに抵当権設定登記手続きをお済ませください。
抵当権追加設定等	【火災保険の加入及び質権の設定】 　融資対象物件が完成しましたら、当該物件を対象物件とする火災保険に必ずご加入ください。その保険金請求権に質権設定をいたします。
事業完成報告等	【事業完成報告書の提出・確認】 　融資対象物件の登記が完了し、施設の開設(変更)許可及び使用(変更)許可等の諸手続が完了した際は速やかに受託金融機関にご報告いただき、事業完成報告書をご提出ください。

表3-5　固定金利制度

(平成21年9月9日現在)

施設の種類	資金の種類		利率 新	利率 旧
病院	新築資金		年1.60%	年1.70%
	増改築資金	甲種	年1.60%	年1.70%
		乙種	年2.10%	年2.20%
	長期運転資金		年2.10%	年2.20%
診療所	新築資金		年1.60%	年1.70%
	増改築資金	甲種	年1.60%	年1.70%
		乙種	年2.10%	年2.20%
	機械購入資金 長期運転資金		年2.10%	年2.20%
介護老人保健施設 指定訪問看護事業	全資金		年1.70%	年1.80%
助産所 医療従事者養成施設	全資金		年2.10%	年2.20%
国立病院等の譲受に要する資金			年1.60%	年1.70%

※病院に対する機械購入資金並びに薬局、衛生検査所、施術所、歯科技工所及び疾病予防運動施設・温泉療養運動施設については、平成20年3月末をもって融資対象から除外している。

【備考】
1　耐震化整備事業　　　　　　　　　　　　　　　　　　　　　　　　　(改定後)　(改定前)
　　(1) 耐震改修を行う病院又は診療所の乙種増改築資金　　　　　　　　　年1.60%←年1.70%
　　(2) 医療施設耐震化臨時特例交付金の対象となる整備に係る資金　　※1　年1.10%←年1.20%
2　医療施設近代化施設整備事業
　　(1) 当該事業を行う病院の乙種増改築資金　　　　　　　　　　　　　　年1.60%←年1.70%
　　(2) 当該事業を行う診療所の経営安定化資金　　　　　　　　　　　　　年1.65%←年1.75%
3　都道府県知事が認める増改築資金（減床する場合に限る。）　　　　　　 年1.60%←年1.70%
4　建物賃借に要する資金のうち権利金に係るもの　　　　　　　　　　　　年2.10%←年2.20%
5　病院の看護師宿舎及び保育施設の乙種増改築資金　　　　　　　　　　　年1.60%←年1.70%
6　介護老人保健施設の経営安定化資金　　　　　　　　　　　　　　　　　年2.10%←年2.20%
7　アスベスト（石綿）除去等の整備事業に係る乙種増改築資金
　　　病院、診療所等　　　　　　　　　　　　　　　　　　　　　　　　　年1.70%←年1.80%
　　　介護老人保健施設、指定訪問看護事業　　　　　　　　　　　　　　　年1.65%←年1.75%
8　病院又は診療所の療養病床の転換又は廃止に伴い整備される
　　介護老人保健施設の整備事業に係る資金　　　　　　　　　　　　　　　年1.60%←年1.70%
9　療養病床転換支援資金　　　　　　　　　　　　　　　　　　　　　　　年1.60%←年1.70%
10　経営環境変化に伴う経営安定化資金　　　　　　　　　　　　　　　　　年1.60%←年1.70%
11　出産育児一時金等の制度見直しに伴う経営安定化資金　　　　　　　　　年1.10%←年1.20%
12　地域医療再生計画に基づく医療機関の施設整備に係る乙種増改築資金　　年1.60%←年1.70%
13　介護老人保健施設における介護基盤の緊急整備に係る優遇措置の対象となる資金　※2　年1.10%

※1　当初5年間の適用金利であり、6年目以降は、契約時における上記の表の甲種増改築資金の利率となる。
※2　当初5年間の適用金利であり、6年目以降は通常の利率（上記の表の該当する欄の利率）となる。

表3－6　10年経過後の金利設定見直し制度（当初10年）

(平成21年9月9日現在)

施設の種類	資金の種類		利率	
			新	旧
病院	新築資金		年1.20%	年1.30%
	増改築資金	甲種		
		乙種	年1.70%	年1.80%
診療所	新築資金		年1.20%	年1.30%
	増改築資金	甲種		
		乙種	年1.70%	年1.80%
介護老人保健施設	全資金		年1.30%	年1.40%
助産所 医療従事者養成施設	全資金		年1.70%	年1.80%
国立病院等の譲受に要する資金			年1.20%	年1.30%

※疾病予防運動施設・温泉療養運動施設については、平成20年3月末をもって融資対象から除外している。

【備考】

1　耐震化整備事業　　　　　　　　　　　　　　　　　　　　　　　　　　　　　　　（改定後）　（改定前）
　（1）耐震改修を行う病院又は診療所の乙種増改築資金　　　　　　　　　　　　　年1.20%←年1.30%
　（2）医療施設耐震化臨時特例交付金の対象となる整備に係る資金　　※1　年0.70%←年0.80%
2　医療施設近代化施設整備事業を行う病院の乙種増改築資金　　　　　　　　年1.20%←年1.30%
3　都道府県知事が認める増改築資金（減床する場合に限る。）　　　　　　　　年1.20%←年1.30%
4　病院の看護師宿舎及び保育施設の乙種増改築資金　　　　　　　　　　　　　年1.20%←年1.30%
5　アスベスト（石綿）除去等の整備事業に係る乙種増改築資金
　　　　病院、診療所等　　　　　　　　　　　　　　　　　　　　　　　　　　　　　　年1.30%←年1.40%
　　　　介護老人保健施設、指定訪問看護事業　　　　　　　　　　　　　　　　　　年1.25%←年1.35%
6　病院又は診療所の療養病床の転換又は廃止に伴い整備される
　　介護老人保健施設の整備事業に係る資金　　　　　　　　　　　　　　　　　　　年1.20%←年1.30%
7　地域医療再生計画に基づく医療機関の施設整備に係る乙種増改築資金　　年1.20%←年1.30%
8　介護老人保健施設における介護基盤の緊急整備に係る優遇措置の対象となる資金　※2　年0.70%

※1　当初5年間の適用金利であり、6年目以降は、契約時における上記の表の甲種増改築資金の利率となる。

※2　当初5年間の適用金利であり、6年目以降は通常の利率（上記の表の該当する欄の利率）となる。

表3－7　診療所についての融資条件及び留意点（一般診療所・歯科診療所・共同利用施設）

（カッコ内は10年金利見直し貸付における当初10年間の金利です）

資金種類		融資を受けられる場合		利率 平成21年4月1日現在	償還期間 （うち据置期間）	融資額 （次の1，2のいずれか低い額となります。）
新築資金		〈有床診療所〉 病床不足地域における新設の場合	建築 または 購入	年1.6% (1.2%)	耐火　20年以内 （2年以内） その他 15年以内 （2年以内）	1．限度額　建築資金　5億円 2．標準建設費の80％以内 3．土地取得資金　3億円 新築資金及び甲種増改築資金（移転事業）については、土地取得資金も融資の対象となります。
		〈無床・歯科診療所〉 診療所不足地域における新設の場合	賃借 敷金・保証金等		15年以内 （1年以内）	
		地域の実情により特に必要と認められる新設の場合	権利金	年2.1%	5年以内 （6ヶ月以内）	
増改築資金	甲種	〈有床診療所〉 病床不足地域における増改築の場合	建築 または 購入	年1.6% (1.2%)	耐火　20年以内 （1年以内） その他 15年以内 （1年以内）	
		〈無床・歯科診療所〉 診療所不足地域における増改築の場合	賃借 敷金・保証金等		15年以内 （1年以内）	
			権利金	年2.1%	5年以内 （6ヶ月以内）	
	乙種	〈有床診療所〉 病床充足地域における増改築の場合	建築 または 購入	年2.1% (1.7%)	耐火　20年以内 （1年以内） その他 15年以内 （1年以内）	
		〈無床・歯科診療所〉 診療所充足地域における増改築の場合	賃借 敷金・保証金等		15年以内 （1年以内）	
			権利金	年2.1%	5年以内 （6ヶ月以内）	
機械購入資金		新設（新築資金）に伴い必要な場合 災害を受けたために更新を必要とする場合		年2.1%	5年以内 （6ヶ月以内）	1．限度額　2,500万円 ただし、 救急診療所　3,000万円 健診センター　4,500万円 共同利用施設　6,000万円（※） 2．購入価格の80％以内 （1品の価格が10万円以上）
長期運転資金		新設（新築資金）に伴い必要な場合 災害復旧のために必要な場合		年2.1%	3年以内 （6ヶ月以内）	1．限度額　300万円 2．所要資金の80％以内
		経営安定化資金			5年以内 （1年以内）	限度額　4,000万円

（注）利率については、融資実行（金銭消費貸借契約締結）時の利率を適用します。
※医師会の開設する共同利用施設が下記特定機械を購入する場合は限度額を7,500万円、償還期間を8年以内とします。
・核磁気共鳴断層撮影装置　・電子カルテ等診療情報提供システム

標準建設費の計算

■建築（新築または増改築）する場合
　　標準建設費 ＝ 融資対象面積 × 建築単価 ＋ 設計監理費
　　　　　　　　　　①　　　　　　②　　　　　③

■建物を購入・賃借する場合
　　標準建設費 ＝ 融資対象面積 × 購入・賃借単価
　　　　　　　　　　①　　　　　　②

(注)補助金等がある場合は、建設事業費から補助金等を差し引いた額と標準建設費の80％の額といずれか低い額が融資限度額となります。

①融資対象面積
実際の建物延面積と標準建築面積のいずれか少ない方の面積を融資対象面積とする。

【標準建築面積】

区　分			建築・購入の標準面積	備　考
診療所施設	一般診療所	有床診療所 1～5床	500㎡	ア　住居部分の加算　33㎡
		6～10床	600㎡	
		11～15床	750㎡	イ　無床診療所または歯科診療所で医師（歯科医師）が2人以上従事する場合の加算　15㎡
		16～19床	900㎡	
		無床診療所	300㎡	
		健診センター	1,400㎡	
		指定通所リハビリテーション事業所専門	1,000㎡	ウ　一般診療所とあわせて指定通所リハビリテーション事業所を行う場合の加算　500㎡
	歯科診療所		200㎡	
	共同利用施設		900㎡	
付属施設	看護師宿舎		収容人員×33㎡	
	保育施設		利用人員×11㎡	

(注)建物賃借に要する資金に係る標準面積は、上記面積の75％とします。

②建築（購入・賃借）単価
実際の建築（購入・賃借）単価（③の設計監理費を除く）と次表の標準建築単価とのいずれか低い方の単価を建築単価とします。

【標準建築単価】
(1㎡当たり：円)

区　分		青森県から鹿児島県まで		北海道地域	
		診療所施設	付属施設	診療所施設	付属施設
建築	耐　火	220,800	219,300	228,000	225,900
	準耐火	201,000	201,900	208,000	212,900
	その他	166,700	159,500	173,400	166,000
購入	耐　火	231,800	230,200	239,400	237,100
	準耐火	211,000	211,900	218,400	223,500
	その他	175,000	167,400	182,000	174,300
賃借	耐　火	185,400	184,200	191,500	189,700
	準耐火	168,800	169,500	174,700	178,800
	その他	140,000	133,900	145,600	139,400

(注)1.中古建物を購入する場合の標準建築単価は、次のとおりとします（100円未満の端数は切り捨て）。
　　　購入の標準建築単価×（法定耐用年数－経過年数）÷法定耐用年数
　　2.実際の購入単価　購入価格と内部改修費(その他の工事費を除く)の合計額を購入面積で除した額
　　　実際の賃借単価　賃借に要する資金と内部改修費(その他の工事費を除く)の合計額を賃借面積で除した額
　　3.賃借の場合、内部改修のみの融資は行いません。

③設計監理費
実際の設計監理費と①の面積に②の単価を乗じた金額の5％のいずれか低い方の額とします。

(2) 医師会提携ローン

各地医師会へ問い合わせをすると教えてくれるが、利率は変動型の長期プライムレートが基本のようである（平成21年11月現在）。

表3－8　医師会提携ローン（長崎県）

借入期間	利　率
1年以内	1.975%
1年超　3年以内	2.075%
3年超　5年以内	2.275%
5年超　7年以内	2.375%
7年超　10年以内	2.475%
10年超　15年以内	2.525%
15年超　20年以内	2.525%

(3) 都道府県の制度融資

①創業バックアップ資金

表3－9　長崎県の制度資金　創業バックアップ資金
平成20年4月現在

事　項	内　容
融資対象	県内において新たに創業しようとする者、または創業後一定期間未満の者で、次の各号の全てに該当する者 ①次のいずれかに該当する者 事業を営んでいない個人であって、次に該当する者 ア．1ヶ月以内に新たに事業を開始する具体的な計画を有すること イ．2ヶ月以内に新たに会社を設立し、当該会社が事業を開始する具体的な計画を有すること ウ．事業を開始した日以後5年未満であること エ．会社を設立した日以後の期間が5年未満であること ②次のいずれかに該当する者（法人の場合は代表者がいずれかに該当する者） ア．商工会議所又は商工会の指導を受け事業計画書を策定した者で、商工会議所又は商工会の推薦を得た者 イ．開業業種と同一事業に3年以上従事した経験のある者 ウ．特許法、実用新案法又は意匠法に基づく設定登録を受けた者で、その技術を実用化するため新たに事業を開始しようとする者 エ．法律に基づく資格を有する者で、その資格を生かして新たに事

	業を開始しようとする者 ③県内に住所を有する者（法人の場合は代表者） ④県税を完納している者（納期が到来している者に限る）
資金使途	運転資金　設備資金
融資限度額	2,500万円以内 ※融資対象①ア、イは1,000万円に自己資金を加えた額が限度
融資期間	運転7年以内　設備10年以内
据置期間	運転1年以内　設備1年以内
利　　率	①年2.20%
保証料	年0.60%
お申込先	親和銀行　十八銀行　長崎銀行　佐賀銀行　西日本シティ銀行　西九州信用金庫　たちばな信用金庫　佐世保中央信用組合　長崎県民信用組合　福江信用組合　長崎三菱信用組合　商工中金　長崎県信用保証協会

(4) 日本政策金融公庫国民生活事業部

①企業育成貸付 － 新規開業資金

表3-10　日本政策金融公庫国民生活事業部

平成21年11月13日現在

事　項	内　容	
融資対象	新たに事業を始める方または事業開始後おおむね5年以内の方	
資金使途	運転資金	設備資金
融資限度額	7,200万円（うち運転資金4,800万円以内）	
借入期間 〈うち据置期間〉	5年以内（特に必要な場合は7年以内） 〈6ヶ月以内（特に必要な場合は1年以内）〉	15年以内 〈3年以内〉
利　　率	年2.25%（運転5年以内，設備5年以内の場合）	
担　　保	必要に応じて徴収	
保証人	原則連帯保証人1名以上	

②普通貸付

平成 21 年 11 月 13 日現在

事　項	内　容	
融 資 対 象	中小企業の全業種	
資 金 使 途	設備資金	運転資金
融 資 限 度 額	4,800 万円。なお、別枠で特定設備資金 7,200 万円。	
借 入 期 間 〈うち据置期間〉	10 年以内 〈据置 2 年以内〉	5 年以内 〈据置 1 年以内〉
利　率	10 年以内・・・年 2.25%	5 年以内・・・年 2.25%
担　保	必要に応じて徴収	
保 証 人	原則連帯保証人 1 名以上	

（5）医師信用組合

　各地区医師会で医師信用組合を設立してある。医師会会員には長期プライムレートである一定限度まで簡易な手法で融資をしてくれる。保証人は本人の配偶者でもよい。また、新規開業の場合にも医師会会員の保証で融資をしてくれる。直接各地区の医師信用組合に問い合わせるとよい。

3. 損益計画

　事業計画概要に基づいて、開業後の期間における収入計画と費用計画を策定する。損益計画を策定するにあたり、次の諸点に留意する。
①収入は少なめに、費用は多めに考え堅実な計画をたてる。（安全性の原則）
②設定条件を変えた3通り程度の損益計画を作成するとベターである。（条件設定の原則）
③損益計画と資金計画との整合性をもたせる。（整合性の原則）
④5年間の損益計画を策定する。（5年計画の原則）
⑤開業時の損益計画と開業後の実際損益計画を比較検討する。（比較検討の原則）病院長または病院長夫人は、開業時の損益計画を大事に保管して、比較検討している場合が多い。
⑥1年毎の短期計画（年次損益計画）については、より具体的に月次計画を策定した方がよい。（月次損益計画作成の原則）

　以上により、計画と実績との比較検討を行い、開業後の自院の特質と差異の原因分析を行い、今後の経営改善につなげていくことが必要。

　有床か無床かによって損益計画のたて方が変わってくる。

1）医業収入（診療収入）計画

　すべての事業の基は「収入」にある。「収入」をめぐって、一般事業と病医院とで根本的に相違する点が二つあることを押えておくことが必要である。
ⓐ顧客、患者に対する需要喚起をめぐって生ずる相違
　一般事業のように能動的かつ積極的なプロモーションはできず、あくまで受動的かつ消極的な"来院待ち"にならざるをえず、それから結果する病医院の収入も"待ちの収入"にならざるをえない点である。
　ただし、"待つ診療収入"を"招く診療収入"には転化できる。
ⓑ需要と供給との質的な関係をめぐって生ずる相違点
　一般企業では、需要者がそれに関するすべての決定権を保有しているが、医院の場合

には、逆に供給者であるドクターにその決定権の大半が握られている点である。

(1)診療収入

①社保診療
ⓐ外　来

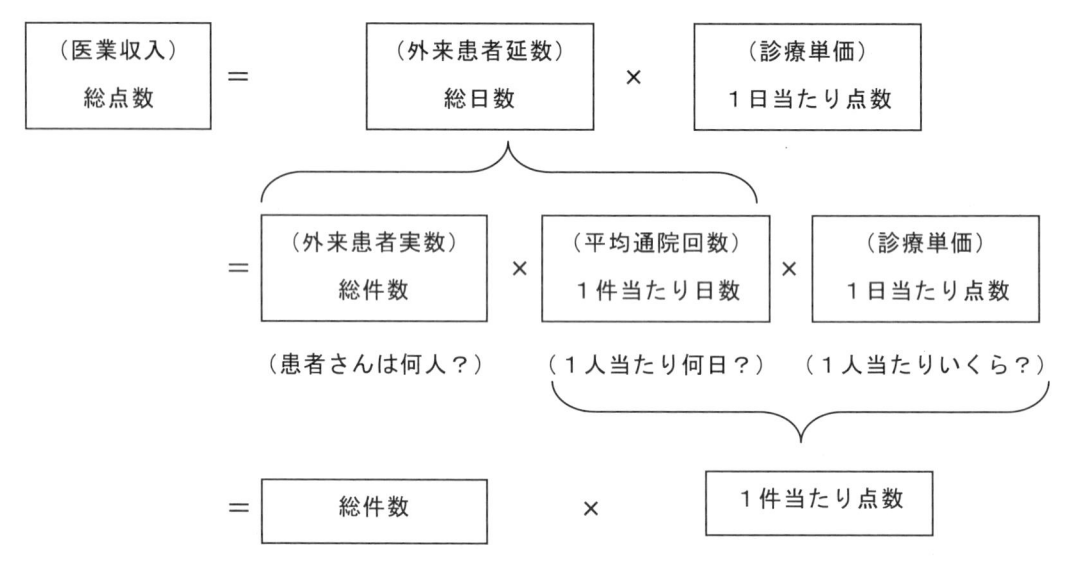

$$\text{総点数（医業収入）} = \text{総日数（外来患者延数）} \times \text{1日当たり点数（診療単価）}$$

$$= \underset{(患者さんは何人？)}{\text{総件数（外来患者実数）}} \times \underset{(1人当たり何日？)}{\text{1件当たり日数（平均通院回数）}} \times \underset{(1人当たりいくら？)}{\text{1日当たり点数（診療単価）}}$$

$$= \text{総件数} \times \text{1件当たり点数}$$

① 1日当たり外来患者数の決定要素
　ⓐ大前提は診療圏調査による来院見込患者推定
　ⓑ病院、診療所の規模
　ⓒ診療科目
　ⓓ診療時間
　ⓔ医師数（代診含む）
　ⓕ医師の診療方針など
② 患者1人1日当たり診療報酬（診療報酬単価）
　ⓐ厚生省が発表している「社会医療診療行為別調査報告」が参考になる。
　ⓑ医師の診療方針、診療行為
　ⓒ複数の診療科目選定の取扱割合など

※「病院統計用語の定義」
①診療日数 ――病医院の診療日数（開院日数）
②診療実日数――外来患者のときに使用する。診療科目により相違する。一人の患者の初診から傷病が治癒するまで何回来院するかの日数である。

したがって $\dfrac{\text{外来患者延数}}{\text{診療日数}} = \text{診療実日数}$

となる。
③次に年度別に診療収入計画を検討
　　ⓐ通常1年目は来院見込患者数の約50％以上〜70％未満
　　ⓑ通常2年目は来院見込患者数の約70％以上〜90％未満
　　ⓒ通常3年目は来院見込患者数の約90％以上〜100％
　　ⓓ通常4年目は来院見込患者数の100％以上＋予想伸び率
　で計画を立てるとよい。大体3年間で病医院の診療収入が経験的にほぼ固定化するようである。
④診療収入計画において、開業1年目はとくに毎月の新患者数の動向を把握し統計をとっておく

　患者がどの地域から来院しているか、また、多いか少ないか、増加したか、減少したかの動向を知ることが必要である。

　したがって、開業後、定期的に来院患者の住所分布を白地図にインプットして、どの地区からが多いか、少ないかを把握し、その要因と広告宣伝の方法を考える。なお、最近のレセプトコンピュータ（以下レセコンという）は、どの地区から来患数が何人かという統計がでるようになっているのでそれを参考にできる。

ⓑ 入　院

　　　　　　　　　(F)　　　　(G)　　　　　　(H)
　　　　診療収入＝取扱入院患者数×診療単価×365日
　　　　　　　　　　(G)　　　　　　　　　(I)　　　　(J)
　　　　取扱入院患者数＝使用許可病床数×病床利用率

※1　診療単価は科別により相違する。
※2　診療単価は医師により相違する。
※3　診療単価をカルテから判断する。（医師にきく）
※4　病床利用率は次式で計算する。
　地域別、診療科別により相違する。

$$許可病床利用率 = \frac{入院患者延数}{許可病床数}$$

$$実働病床利用率 = \frac{入院患者延数}{実働病床数}$$

※5　365日は、正月とかお盆に退院させる場合はその分差し引く。
※　診療回数・診療科別診療点数は次のとおりである（表3－11、3－12、3－13、3－14、3－15、3－16）。

表3-11 診療回数（総数 ― 総数・一般医療・老人医療）

(単位：回)

		総数	一般医療	老人医療	備考
総数	総数	1.9	1.7	2.6	
	有床	2.2	1.9	3.0	
	無床	1.9	1.7	2.5	
内科	総数	1.9	1.6	2.5	
	有床	2.2	1.8	3.1	
	無床	1.8	1.6	2.4	
精神科又は神経科	総数	1.8	1.7	2.0	
	有床	2.2	2.0	3.1	
	無床	1.7	1.7	1.9	
小児科	総数	1.7	1.7	2.1	
	有床	1.7	1.7	2.5	
	無床	1.7	1.7	2.0	
外科	総数	2.5	2.1	3.5	
	有床	2.7	2.3	3.7	
	無床	2.3	2.0	3.3	
整形外科	総数	3.4	3.0	4.4	
	有床	3.8	3.3	5.1	
	無床	3.3	2.9	4.2	
皮膚科	総数	1.4	1.4	1.6	
	有床	1.7	1.6	2.2	
	無床	1.4	1.4	1.6	
泌尿器科	総数	1.8	1.6	2.1	
	有床	2.1	1.8	2.6	
	無床	1.6	1.5	1.9	
産婦人科	総数	1.8	1.7	2.2	
	有床	1.8	1.7	2.3	
	無床	1.7	1.7	1.8	
眼科	総数	1.2	1.2	1.3	
	有床	1.2	1.2	1.3	
	無床	1.2	1.2	1.3	
耳鼻咽喉科	総数	1.9	1.8	2.5	
	有床	2.1	2.0	2.5	
	無床	1.9	1.8	2.5	
その他	総数	4.3	3.5	6.2	
	有床	4.5	3.6	6.4	
	無床	4.2	3.4	6.0	

（平成19年6月社会医療診療行為別調査より作表）

表3－12 診療回数（入院 － 総数・一般医療・老人医療）

(単位：回)

		総数	一般医療	老人医療	備考
総 数	総 数	11.7	7.5	17.4	
	有 床	11.7	7.5	17.4	
	無 床	―	―	―	
内 科	総 数	15.8	10.3	18.6	
	有 床	15.8	10.3	18.6	
	無 床	―	―	―	
精神科又は神経科	総 数	14.7	11.6	21.7	
	有 床	14.7	11.6	21.7	
	無 床	―	―	―	
小児科	総 数	4.7	3.3	21.6	
	有 床	4.7	3.3	21.6	
	無 床	―	―	―	
外 科	総 数	14.1	9.4	18.8	
	有 床	14.1	9.4	18.8	
	無 床	―	―	―	
整形外科	総 数	18.5	15.6	21.1	
	有 床	18.5	15.6	21.1	
	無 床	―	―	―	
皮膚科	総 数	13.6	10.5	16.7	
	有 床	13.6	10.5	16.7	
	無 床	―	―	―	
泌尿器科	総 数	11.9	8.9	14.2	
	有 床	11.9	8.9	14.2	
	無 床	―	―	―	
産婦人科	総 数	4.7	4.4	22.3	
	有 床	4.7	4.4	22.3	
	無 床	―	―	―	
眼 科	総 数	3.0	3.0	3.0	
	有 床	3.0	3.0	3.0	
	無 床	―	―	―	
耳鼻咽喉科	総 数	5.7	4.3	17.2	
	有 床	5.7	4.3	17.2	
	無 床	―	―	―	
その他	総 数	18.0	14.4	19.6	
	有 床	18.0	14.4	19.6	
	無 床	―	―	―	

（平成19年6月社会医療診療行為別調査より作表）

表3-13 診療回数（入院外 — 総数・一般医療・老人医療）

(単位：回)

		総数	一般医療	老人医療	備考
総数	総数	1.9	1.7	2.5	
	有床	2.0	1.8	2.6	
	無床	1.9	1.7	2.5	
内科	総数	1.8	1.6	2.5	
	有床	2.0	1.8	2.6	
	無床	1.8	1.6	2.4	
精神科又は神経科	総数	1.8	1.7	1.9	
	有床	1.9	1.8	2.4	
	無床	1.7	1.7	1.9	
小児科	総数	1.7	1.7	2.0	
	有床	1.7	1.7	2.1	
	無床	1.7	1.7	2.0	
外科	総数	2.4	2.1	3.2	
	有床	2.4	2.1	3.1	
	無床	2.3	2.0	3.3	
整形外科	総数	3.3	3.0	4.3	
	有床	3.6	3.1	4.6	
	無床	3.3	2.9	4.2	
皮膚科	総数	1.4	1.4	1.6	
	有床	1.7	1.6	2.1	
	無床	1.4	1.4	1.6	
泌尿器科	総数	1.7	1.6	2.0	
	有床	1.9	1.7	2.2	
	無床	1.6	1.5	1.9	
産婦人科	総数	1.7	1.7	2.0	
	有床	1.7	1.7	2.1	
	無床	1.7	1.7	1.8	
眼科	総数	1.2	1.2	1.3	
	有床	1.2	1.2	1.3	
	無床	1.2	1.2	1.3	
耳鼻咽喉科	総数	1.9	1.8	2.5	
	有床	2.0	2.0	2.4	
	無床	1.9	1.8	2.5	
その他	総数	4.2	3.4	5.9	
	有床	4.2	3.5	5.6	
	無床	4.2	3.4	6.0	

（平成19年6月社会医療診療行為別調査より作表）

表3-14　診療科別診療点数（総数 ― 総数・一般医療・老人医療）

(単位：点数)

		総　数	一般医療	老人医療	備　考
総　数	総　数	600.6	576.6	660.7	
	有　床	700.6	671.2	752.9	
	無　床	578.6	558.4	633.7	
内　科	総　数	696.4	678.5	732.6	
	有　床	754.8	723.6	796.1	
	無　床	687.4	672.6	719.3	
精神科又は神経科	総　数	601.9	599.4	617.3	
	有　床	767.4	768.5	764.3	
	無　床	594.9	593.5	604.0	
小児科	総　数	510.6	507.2	599.6	
	有　床	546.2	541.2	612.9	
	無　床	508.8	505.6	598.3	
外　科	総　数	568.7	585.4	542.5	
	有　床	637.0	648.9	620.4	
	無　床	523.1	546.2	484.0	
整形外科	総　数	356.2	354.6	359.1	
	有　床	427.9	419.6	440.0	
	無　床	336.0	338.2	331.6	
皮膚科	総　数	389.3	387.5	402.3	
	有　床	590.7	512.0	868.1	
	無　床	385.9	385.6	387.7	
泌尿器科	総　数	1,084.4	903.5	1,403.9	
	有　床	1,463.7	1,270.3	1,711.7	
	無　床	884.3	743.5	1,182.3	
産婦人科	総　数	636.0	639.3	573.8	
	有　床	650.3	655.1	560.6	
	無　床	577.0	574.3	625.6	
眼　科	総　数	591.7	562.9	668.1	
	有　床	731.4	699.3	791.9	
	無　床	542.0	520.7	606.6	
耳鼻咽喉科	総　数	361.0	365.4	328.1	
	有　床	427.7	435.8	383.1	
	無　床	356.6	361.0	323.4	
その他	総　数	2,180.9	2,059.6	2,340.9	
	有　床	2,282.3	2,207.8	2,366.0	
	無　床	2,137.3	2,002.1	2,328.6	

(平成19年6月社会医療診療行為別調査より作表)

表3-15 診療科別診療点数（入院 － 総数・一般医療・老人医療）

(単位：点数)

		総数	一般医療	老人医療	備考
総数	総数	1,412.1	1,870.0	1,153.5	
	有床	1,412.1	1,870.0	1,153.5	
	無床	－	－	－	
内科	総数	1,156.8	1,598.2	1,029.9	
	有床	1,156.8	1,598.2	1,029.9	
	無床	－	－	－	
精神科又は神経科	総数	1,045.1	1,154.8	912.7	
	有床	1,045.1	1,154.8	912.7	
	無床	－	－	－	
小児科	総数	1,601.5	2,092.3	737.3	
	有床	1,601.5	2,092.3	737.3	
	無床	－	－	－	
外科	総数	1,252.4	1,728.6	1,008.6	
	有床	1,252.4	1,728.6	1,008.6	
	無床	－	－	－	
整形外科	総数	1,063.6	1,256.3	938.2	
	有床	1,063.6	1,256.3	938.2	
	無床	－	－	－	
皮膚科	総数	1,500.9	1,506.7	1,497.3	
	有床	1,500.9	1,506.7	1,497.3	
	無床	－	－	－	
泌尿器科	総数	2,003.4	2,359.0	1,827.5	
	有床	2,003.4	2,359.0	1,827.5	
	無床	－	－	－	
産婦人科	総数	1,958.6	2,064.3	670.3	
	有床	1,958.6	2,064.3	670.3	
	無床	－	－	－	
眼科	総数	7,255.4	7,471.1	7,072.2	
	有床	7,255.4	7,471.1	7,072.2	
	無床	－	－	－	
耳鼻咽喉科	総数	3,660.1	4,919.1	1,101.6	
	有床	3,660.1	4,919.1	1,101.6	
	無床	－	－	－	
その他	総数	1,871.5	2,103.8	1,793.7	
	有床	1,871.5	2,103.8	1,793.7	
	無床	－	－	－	

(平成19年6月社会医療診療行為別調査より作表)

表3－16 診療科別診療点数（入院外 － 総数・一般医療・老人医療）

(単位：点数)

		総数	一般医療	老人医療	備考
総数	総数	587.5	566.1	642.6	
	有床	631.9	608.5	678.6	
	無床	578.6	558.4	633.7	
内科	総数	689.4	673.9	721.9	
	有床	704.4	683.8	737.2	
	無床	687.4	672.6	719.3	
精神科又は神経科	総数	599.1	597.2	611.0	
	有床	716.0	716.6	714.1	
	無床	594.9	593.5	604.0	
小児科	総数	508.9	505.6	597.5	
	有床	510.6	505.8	587.0	
	無床	508.8	505.6	598.3	
外科	総数	533.4	553.4	500.1	
	有床	550.9	566.0	526.7	
	無床	523.1	546.2	484.0	
整形外科	総数	343.3	344.7	340.8	
	有床	371.7	371.7	371.6	
	無床	336.0	338.2	331.6	
皮膚科	総数	388.9	387.3	400.2	
	有床	569.5	500.6	825.7	
	無床	385.9	385.6	387.7	
泌尿器科	総数	1,051.4	876.9	1,375.0	
	有床	1,403.6	1,202.0	1,690.8	
	無床	884.3	743.5	1,182.3	
産婦人科	総数	546.1	545.2	563.7	
	有床	537.9	537.5	545.8	
	無床	577.0	574.3	625.6	
眼科	総数	565.5	545.7	618.1	
	有床	632.3	627.3	641.7	
	無床	542.0	520.7	606.6	
耳鼻咽喉科	総数	358.7	363.1	326.7	
	有床	392.2	396.9	365.8	
	無床	356.6	361.0	323.4	
その他	総数	2,191.1	2,059.0	2,373.0	
	有床	2,331.1	2,213.3	2,482.4	
	無床	2,137.3	2,002.1	2,328.6	

(平成19年6月社会医療診療行為別調査より作表)

②自由診療──法律に基づく──
①労働者災害補償保険法に基づく収入（労災）
②自動車損害賠償責任保険法に基づく収入（自賠責）
※①と②については立地条件、救急病院が近くにあるか否か、医師の方針などにより変動がある。医師の体験で予測してもらう。

③主治医意見書作成に基づく収入

	在　宅	施　設
新規申請	5,000円	4,000円
継続申請	4,000円	3,000円

※消費税は課税対象（外税）となる。

④その他

次の診療報酬などがあり、医師と検討をして見積もっていく。医師の方針により多い少ないがある。
・自費診療報酬
・入院室料差額収入
・美容整形報酬
・正常分娩報酬
・保険外歯科補てつ報酬
・優正手術報酬
・通常近眼手術報酬
・健康診断料（人間ドック）
・予防接種料（自己の経営する診療所で行ったもの）
・医療相談料
・診断書作成料

(2) 介護保険収入

　指定居宅サービス事業者（在宅サービス事業者）になるには、原則として、都道府県の指定を受ける必要があるが、病院、診療所、薬局について、健康保険法に基づく保険医療機関の指定、または特定承認医療機関の承認があった場合は、5種類の医療系居宅サービスについては、都道府県に指定申請をしなくても指定事業者となれる「みなし指定」の規定がある。「みなし指定」が適用される事業者は、「別段の申し出」がない限り、平成12年4月1日以降は指定事業者とみなされ（指定申請は不要）、利用者と契約し、サービスを行えば、保険者〔市（区）町村〕に介護報酬を請求できる。

　病医院においても介護保険収入を積極的に取り込んでいく必要がある。特に医療系5種類の居宅サービスについては、収入計画を立てる上で重要であるので概要を説明する。

　平成21年度の介護報酬改定の基本的な考え方と主な見直しのポイントは次のとおりである。

2009年度介護報酬改定

Ⅰ．基本的な考え方
1．改定率について

　2009年度の介護報酬改定では、介護の現場における介護従事者の離職率が高く、人材確保が困難な状況にあることを踏まえ、2008年10月30日、政府・与党において「介護従事者の処遇改善のための緊急特別対策」として、次のような決定がなされた。

「2009年度介護報酬改定率　3.0％」（うち　在宅分1.7％、施設分1.3％）

　但し、一律に内訳の通りというわけではなく、各サービス、あるいは地域によってメリハリをつけた改定内容となっている。具体的には、基本法週単位はほぼ据え置きとなり、大幅に増えた加算・減算項目の算定状況により評価が分かれるよう見直されている。

2．改定の基本的な視点について

　今回の改定は、大きく以下の3点に沿って行われている。

(1) 介護従事者の人材確保・処遇改善
　・各事業所における専門性の高い有資格者の配置の推進
　・人件費の高い都市部の事業所における評価の見直し

(2) 医療との連携や認知症ケアの充実
　・医療と介護の機能分化・連携の推進
　・認知症高齢者等の増加を踏まえた認知症ケアの推進

(3) 効率的なサービスの提供や新たなサービスの検証
　・サービスの質を確保した上での効率的かつ適正なサービスの提供に向けた見直し
　・2006年度に導入されたサービス（新予防給付・地域密着型サービス）の検証及び評価の見直し

Ⅱ．主な見直しのポイント
1．介護従事者の処遇改善にかかる各サービス共通の見直し

(1) サービスの特性に応じた業務負担に着目した評価
　夜勤業務負担への評価、重度・認知症対応への評価、訪問介護におけるサービス提供責任者の緊急的な業務負担に対する評価等、各サービスの機能や特性に応じ、負担の大きな業務に対して的確に人員を確保する場合の評価を行う。
(2) 介護従事者の専門性等のキャリアに着目した評価
　介護従事者の専門性等について、さらにはキャリアアップの推進や定着化を図る観点から、評価の見直しを行う。
　①専門性の評価・キャリアアップの推進
　　介護福祉士の資格保有者が一定割合雇用されている事業所が提供するサービスについて、評価を行う。
　②早期離職の防止
　　一定以上の勤続年数を有する職員が一定割合雇用されている事業所のサービスについて、評価を行う。
　③安定した介護サービスの提供
　　24時間のサービス提供施設について、常勤職員が一定割合雇用されている事業所について、評価を行う。

　　⇩

　(a)「サービス体制強化加算」、(b)「特定事業所加算」による評価

(3) 地域区分による報酬単価の見直し
　大都市部の事業所ほど介護従事者の給与費が高く経営を圧迫する傾向にあることから、人件費の評価を見直す。

2．医療との連携や認知症ケアの充実
(1) 医療と介護との機能分化・連携の推進
　介護が必要となっても住み慣れた地域で自立した生活を続けられるよう、医療から介護保険によるリハビリテーションに移行するに当たり、その実施機関数やリハビリ内容の現状等を踏まえ、医療と介護の継ぎ目のないサービスを効果的に利用できるようにする観点から見直しを行う。

　また、居宅サービスを中心にサービス別の主な介護報酬を説明する。

①居宅療養管理指導
　居宅療養管理指導は、病院・診療所などの医師・歯科医師・薬剤師などが、通院困難な要介護者等の自宅を訪問して、療養上の管理及び指導を行うものである（図3－5、6）。

②訪問看護
　訪問看護は、訪問看護ステーションや病院・診療所の看護師等が、利用者の自宅を訪問して、療養上の世話や必要な診療の補助を行うものである。
　対象者は病状が安定期にあり、訪問看護が必要であると主治医が認めた要介護者や要支援者である（図3－7、8）。

③訪問リハビリテーション
　基準に適合する居宅要介護者等が、居宅で受ける、心身の機能の維持回復を図り日常生活の自立を助けるための理学療法・作業療法等のリハビリテーションである（図3－9、10）。

④短期入所療養介護
　短期入所療養介護は、介護老人保健施設や療養型病床群のある病院・診療所等が、在宅の要介護者・要支援者に短期間入所してもらい、看護・医学的管理下の介護・機能訓練等の必要な医療や日常生活の世話を行うものである（図3－11、図3－12）。

⑤通所リハビリテーション
　通所リハビリテーションは、病院や診療所が在宅及び要介護者・要支援者に通ってもらい（または、送迎し）、理学療法・作業療法等の必要なリハビリテーションを行うものである（図3－13、14）。

⑥訪問介護
　訪問介護は、介護福祉士等の訪問介護員が、利用者の自宅を訪問して、入浴・排せつ・食事等の介護、調理・洗濯・掃除等の家事、生活等に関する相談・助言等の必要な日常生活の世話を行うものである（図3－15、16）。

図3-5　居宅療養管理指導費

基本部分			
イ 医師又は歯科医師が行う場合（月2回を限度）	(1) 居宅療養管理指導費（Ⅰ）（(2)以外）		(500単位)
	(2) 居宅療養管理指導費（Ⅱ）（在宅時医学総合管理料又は特定施設入居時等医学総合管理料を算定する場合）		(290単位)
ロ 薬剤師が行う場合	(1) 病院又は診療所の薬剤師が行う場合（月2回を限度）	(一) 在宅の利用者に対して行う場合	(550単位)
		(二) 居住系施設入居者等に対して行う場合	(385単位)
	(2) 薬局の薬剤師の場合（月4回を限度）	(一) 在宅の利用者に対して行う場合	(500単位)
		(二) 居住系施設入居者等に対して行う場合	(350単位)
ハ 管理栄養士が行う場合（月2回を限度）	(1) 在宅の利用者に対して行う場合		(530単位)
	(2) 居住系施設入居者等に対して行う場合		(450単位)
ニ 歯科衛生士等が行う場合（月4回を限度）	(1) 在宅の利用者に対して行う場合		(350単位)
	(2) 居住系施設入居者等に対して行う場合		(300単位)
ホ 保健師、看護師が行う場合			(400単位)

注
情報提供が行われない場合　－100単位

注
特別な薬剤の投薬が行われている在宅の利用者又は居住系施設入居者等に対して、当該薬剤の使用に関する必要な薬学的管理指導を行った場合　＋100単位

注
准看護師が行う場合　×90／100

※ロ(1)(二)及び(2)(二)について、がん末期の患者及び中心静脈栄養患者については、週2回かつ月8回算定できる。
※居住系施設入居者等とは、養護老人ホーム、軽費老人ホーム、有料老人ホーム、高齢者専用賃貸住宅、小規模多機能型居宅介護、認知症対応型共同生活介護を受けている者をいう。

図3-6　介護予防居宅療養管理指導費

基本部分			
イ 医師又は歯科医師が行う場合 （月2回を限度）	(1) 介護予防居宅療養管理指導費（Ⅰ）（(2)以外）	(500単位)	注 情報提供が行われない場合　－100単位
	(2) 介護予防居宅療養管理指導費（Ⅱ） （在宅時医学総合管理料又は特定施設入居時等医学総合管理料を算定する場合）	(290単位)	
ロ 薬剤師が行う場合	(1) 病院又は診療所の薬剤師が行う場合 （月2回を限度）	(一) 在宅の利用者に対して行う場合	(550単位)	注 特別な薬剤の投薬が行われている在宅の利用者又は居住系施設入居者等に対して、当該薬剤の使用に関する必要な薬学的管理指導を行った場合　＋100単位
		(二) 居住系施設入居者等に対して行う場合	(385単位)	
	(2) 薬局の薬剤師の場合 （月4回を限度）	(一) 在宅の利用者に対して行う場合	(500単位)	
		(二) 居住系施設入居者等に対して行う場合	(350単位)	
ハ 管理栄養士が行う場合 （月2回を限度）	(1) 在宅の利用者に対して行う場合	(530単位)	
	(2) 居住系施設入居者等に対して行う場合	(450単位)	
ニ 歯科衛生士等が行う場合 （月4回を限度）	(1) 在宅の利用者に対して行う場合	(350単位)	
	(2) 居住系施設入居者等に対して行う場合	(300単位)	
ホ 保健師、看護師が行う場合		(400単位)	注 准看護師が行う場合　×90/100

※ ロ(1)(二)及び(2)(二)について、がん末期の患者及び中心静脈栄養患者については、週2回かつ月8回算定できる。
※ 居住系施設入居者等とは、養護老人ホーム、軽費老人ホーム、有料老人ホーム、介護予防特定施設入居者生活介護、介護予防認知症対応型共同生活介護を受けている者、高齢者専用賃貸住宅、介護予防小規模多機能型居宅介護、介護予防認知症対応型共同生活介護を受けている者をいう。

図3-7 訪問看護費

基本部分	注 准看護師の場合	注 指定訪問看護ステーションの理学療法士、作業療法士及び言語聴覚士の場合	注 夜間又は早朝の場合、若しくは深夜の場合	注 2人以上による訪問看護を行う場合	注 1時間30分以上の訪問看護を行う場合	注 特別地域訪問看護加算	注 中山間地域等における小規模事業所加算	注 中山間地域等に居住する者へのサービス提供加算	注 緊急時訪問看護加算(※)	注 特別管理加算	注 ターミナルケア加算
イ 指定訪問看護ステーションの場合 (1) 20分未満(夜間、深夜、早朝のみ算定)(285単位) (2) 30分未満 (425単位) (3) 30分以上1時間未満 (830単位) (4) 1時間以上1時間30分未満 (1,198単位) ロ 病院又は診療所の場合 (1) 20分未満(夜間、深夜、早朝のみ算定)(230単位) (2) 30分未満 (343単位) (3) 30分以上1時間未満 (550単位) (4) 1時間以上1時間30分未満 (845単位) ハ サービス提供体制強化加算 (1回につき+6単位)	×90/100	425単位を算定 830単位を算定	夜間又は早朝の場合 +25/100 深夜の場合 +50/100	30分未満の場合 +254単位 30分以上の場合 +402単位	+300単位 +300単位	+15/100	+10/100	+5/100	1月につき +540単位 1月につき +290単位	1月につき +250単位	+2000単位(死亡日前14日以内に2回以上ターミナルケアを行った場合)

┌┈┈┐
└┈┈┘ : 特別地域訪問看護加算、中山間地域等における小規模事業所加算、中山間地域等に居住する者へのサービス提供加算、ターミナルケア加算は、支給限度額管理の対象外の算定項目

※医療機器等を使用する者等特別な管理が必要な状態の者への月2回目以降の緊急的訪問については、夜間、早朝、深夜の加算を算定できるものとする。

第3章 ステップ3

図3-8　介護予防訪問看護費

基本部分			注 准看護師の場合	注 指定介護予防訪問看護ステーションの理学療法士、作業療法士及び言語聴覚士の場合	注 夜間若しくは早朝の場合又は深夜の場合	注 2人以上による介護予防訪問看護を行う場合	注 1時間30分以上の介護予防訪問看護を行う場合	注 特別地域介護予防訪問看護加算	注 中山間地域等における小規模事業所加算	注 中山間地域等に居住する者へのサービス提供加算	注 緊急時介護予防訪問看護加算（※）	注 特別管理加算
イ 指定介護予防訪問看護ステーションの場合	(1) 20分未満（夜間、早朝、深夜、早朝のみ算定可）(285単位)		×90/100	30分未満 425単位を算定 30分以上1時間未満 830単位を算定	夜間又は早朝の場合 +25/100 深夜の場合 +50/100	30分未満の場合 +254単位 30分以上の場合 +402単位	+300単位	+15/100	+10/100	+5/100	1月につき +540単位	1月につき +250単位
	(2) 30分未満 (425単位)											
	(3) 30分以上1時間未満 (830単位)											
	(4) 1時間以上1時間30分未満 (1,198単位)											
ロ 病院又は診療所の場合	(1) 20分未満（夜間、早朝、深夜、早朝のみ算定可）(230単位)						+300単位				1月につき +290単位	
	(2) 30分未満 (343単位)											
	(3) 30分以上1時間未満 (550単位)											
	(4) 1時間以上1時間30分未満 (845単位)											
ハ サービス提供体制強化加算（1回につき +6単位）												

[̄ ̄]：特別地域介護予防訪問看護加算、中山間地域等における小規模事業所加算、中山間地域等に居住する者へのサービス提供加算、支給限度額管理の対象外の算定項目

※医療機器等を使用する者等特別な管理が必要な状態の者への月2回目以降の緊急的訪問については、夜間、早朝、深夜の加算を算定できるものとする。

— 181 —

図3-9 訪問リハビリテーション費

基本部分	注 中山間地域等に居住する者へのサービス提供加算	注 短期集中リハビリテーション実施加算
イ 訪問リハビリテーション費 / 病院又は診療所の場合 / 介護老人保健施設の場合 / 1回につき305単位	＋5／100	退院・退所日又は新たに要介護認定を受けた日から1月以内 ＋340単位 退院・退所日又は新たに要介護認定を受けた日から1月超3月以内 ＋200単位
ロ サービス提供体制強化加算 （1回につき ＋6単位）		

［ ］：中山間地域等に居住する者へのサービス提供加算は、支給限度額管理の対象外の算定項目

図3-10 介護予防訪問リハビリテーション費

基本部分	注 中山間地域等に居住する者へのサービス提供加算	注 短期集中リハビリテーション実施加算
イ 介護予防訪問リハビリテーション費 / 病院又は診療所の場合 / 介護老人保健施設の場合 / 1回につき305単位	＋5／100	退院(所)日又は新たに要支援認定を受けた日から3月以内 ＋200単位
ロ サービス提供体制強化加算 （1回につき ＋6単位）		

［ ］：中山間地域等に居住する者へのサービス提供加算は、支給限度額管理の対象外の算定項目

図3-11　診療所における短期入所療養介護費

基本部分			
(1) 診療所短期入所療養介護費 (1日につき)	(一) 診療所短期入所療養介護費(i) 介護<6:1>介護<6:1> 看護<6:1>	a. 診療所短期入所療養介護費(i) <従来型個室>	要介護1 (696単位)
			要介護2 (748単位)
			要介護3 (800単位)
			要介護4 (851単位)
			要介護5 (903単位)
		b. 診療所短期入所療養介護費(ii) <多床室>	要介護1 (827単位)
			要介護2 (879単位)
			要介護3 (931単位)
			要介護4 (982単位)
			要介護5 (1,034単位)
	(二) 診療所短期入所療養介護費(ii) 看護・介護 <3:1>	a. 診療所短期入所療養介護費(i) <従来型個室>	要介護1 (606単位)
			要介護2 (652単位)
			要介護3 (698単位)
			要介護4 (744単位)
			要介護5 (790単位)
		b. 診療所短期入所療養介護費(ii) <多床室>	要介護1 (737単位)
			要介護2 (783単位)
			要介護3 (829単位)
			要介護4 (875単位)
			要介護5 (921単位)
(2) ユニット型診療所短期入所療養介護費 (1日につき)	(一) ユニット型診療所短期入所療養介護費(i) <ユニット型個室>		要介護1 (830単位)
			要介護2 (882単位)
			要介護3 (934単位)
			要介護4 (985単位)
			要介護5 (1,037単位)
	(二) ユニット型診療所短期入所療養介護費(ii) <ユニット型個室的多床室>		要介護1 (830単位)
			要介護2 (882単位)
			要介護3 (934単位)
			要介護4 (985単位)
			要介護5 (1,037単位)
(3) 特定診療所短期入所療養介護費	(一) 3時間以上4時間未満		(650単位)
	(二) 4時間以上6時間未満		(900単位)
	(三) 6時間以上8時間未満		(1,250単位)
(4) 療養食加算 (1日につき 23単位を加算)			
(5) 緊急短期入所ネットワーク加算 (1日につき 50単位を加算)			
(6) 特定診療費			
(7) サービス提供体制強化加算	(一) サービス提供体制強化加算(I) (1日につき 12単位を加算)		
	(二) サービス提供体制強化加算(II) (1日につき 6単位を加算)		
	(三) サービス提供体制強化加算(III) (1日につき 6単位を加算)		

注（利用者の数及び入院患者の数の合計数が入院患者の定員を超える場合）: ×70/100

注（常勤のユニットリーダーをユニット毎に配置していない等ユニットケアにおける体制が未整備である場合）: ×97/100

注（嚥下障害が診断基準を満たさない場合）: 診療所設備基準減算 −60単位

注（認知症行動・心理症状緊急対応加算）: +200単位（7日間を限度）

注（若年性認知症利用者受入加算）: +120単位 / +60単位

注（利用者に対して送迎を行う場合）: 片道につき +184単位

※：特定診療費は、支給限度額管理の対象外の算定項目

※ 緊急短期入所ネットワーク加算を算定する場合は、超過定員減算の適用について要件の緩和を行う。

図3-12　診療所における介護予防短期入所療養介護費

(1) 診療所介護予防短期入所療養介護費 （1日につき）	(一) 診療所介護予防短期入所療養介護費(I) 〈従来型個室〉 看護<6:1> 介護<6:1>	要支援1	531 単位
		要支援2	660 単位
	(二) 診療所介護予防短期入所療養介護費(II) 〈多床室〉 看護・介護<3:1>	要支援1	615 単位
		要支援2	765 単位
		要支援1	461 単位
		要支援2	573 単位
		要支援1	550 単位
		要支援2	684 単位
(2) ユニット型診療所介護予防短期入所療養介護費 （1日につき）	(一) ユニット型診療所介護予防短期入所療養介護費(I) 〈ユニット型個室〉	要支援1	622 単位
		要支援2	774 単位
	(二) ユニット型診療所介護予防短期入所療養介護費(II) 〈ユニット型準個室〉	要支援1	622 単位
		要支援2	774 単位
(3) 療養食加算	（1日につき　23単位を加算）		
(4) 特定診療費			
(5) サービス提供体制強化加算	(一) サービス提供体制強化加算(I)（1日につき）12単位を加算		
	(二) サービス提供体制強化加算(II)（1日につき）6単位を加算		
	(三) サービス提供体制強化加算(III)（1日につき）6単位を加算		

注（利用者の数及び入院患者の数の合計数が入院患者の定員を超える場合）: ×70/100

注（常勤のユニットリーダーをユニット毎に配置していない等ユニットケアにおける体制が未整備である場合）: ×97/100

注（廊下幅が設備基準を満たさない場合）: 診療所設備基準減算 −60単位

注（認知症行動・心理症状緊急対応加算）: 1日につき +200単位（7日間を限度）

注（若年性認知症利用者受入加算）: 1日につき +120単位

注（利用者に対して送迎を行う場合）: 片道につき +184単位

※：特定診療費は、支給限度額管理の対象外の算定項目

図3-13 通所リハビリテーション費

図3-14 介護予防通所リハビリテーション費

基本部分	注 利用者の数が利用定員を超える場合	注 医師、理学療法士・作業療法士・言語聴覚士、看護・介護職員の員数が基準に満たない場合	注 中山間地域等に居住する者へのサービス提供加算	注 若年性認知症利用者受入加算
イ 介護予防通所リハビリテーション費 要支援1（1月につき 2,496単位） 要支援2（1月につき 4,880単位）	×70/100	又は ×70/100	+5/100	1月につき +240単位
ロ 運動器機能向上加算（1月につき 225単位を加算）				
ハ 栄養改善加算（1月につき 150単位を加算）				
ニ 口腔機能向上加算（1月につき 150単位を加算）				
ホ 事業所評価加算（1月につき 100単位を加算）				
ヘ サービス提供体制強化加算 (1) サービス提供体制強化加算（Ⅰ） 要支援1（1月につき 48単位を加算） 要支援2（1月につき 96単位を加算） (2) サービス提供体制強化加算（Ⅱ） 要支援1（1月につき 24単位を加算） 要支援2（1月につき 48単位を加算）				

[----]：中山間地域等に居住する者へのサービス提供加算は、支給限度額管理の対象外の算定項目

図3-15 訪問介護費

基本部分	注 身体介護の(1)～(3)に引き続き生活援助を行った場合	注 3級訪問介護員により行われる場合（※）	注 2人の訪問介護員等による場合	注 夜間若しくは早朝の場合又は深夜の場合	注 特定事業所加算	注 特別地域訪問介護加算	注 中山間地域等における小規模事業所加算	注 中山間地域等に居住する者へのサービス提供加算	注 緊急時訪問介護加算
イ 身体介護 (1) 30分未満（254単位） (2) 30分以上1時間未満（402単位） (3) 1時間以上（584単位に30分を増すごとに+83単位） ロ 生活援助 (1) 30分以上1時間未満（229単位） (2) 1時間以上（291単位） ハ 通院等乗降介助（1回につき 100単位） ニ 初回加算（1月につき +200単位）	30分を増すごとに+83単位（249単位を限度）	×70/100	×200/100	夜間又は早朝の場合 +25/100 深夜の場合 +50/100	特定事業所加算（Ⅰ）+20/100 特定事業所加算（Ⅱ）+10/100 特定事業所加算（Ⅲ）+10/100	+15/100	+10/100	+5/100	1回につき +100単位

[----]：特別地域訪問介護加算、中山間地域等における小規模事業所加算、中山間地域等に居住する者へのサービス提供加算は、支給限度額管理の対象外の算定項目

※平成21年3月31日時点で、3級訪問介護員が指定訪問介護事業所に雇用されている場合であって、当該者が指定訪問介護を行う場合は、平成22年3月31日までの間、所定単位数の100分の70に相当する単位数を算定する。

図3－16　介護予防訪問介護費

基本部分	注 3級訪問介護員により行われる場合(※)	注 特別地域介護予防訪問介護加算	注 中山間地域等における小規模事業所加算	注 中山間地域等に居住する者へのサービス提供加算
イ　介護予防訪問介護費（Ⅰ）　要支援1・2　週1回程度の介護予防訪問介護が必要とされた者（1月につき　1,234単位）	×80/100	+15/100	+10/100	+5/100
ロ　介護予防訪問介護費（Ⅱ）　要支援1・2　週2回程度の介護予防訪問介護が必要とされた者（1月につき　2,468単位）				
ハ　介護予防訪問介護費（Ⅲ）　要支援2　週2回を超える程度の介護予防訪問介護が必要とされた者（1月につき　4,010単位）				
ニ　初回加算　　　　（1月につき＋200単位）				

　　　　：特別地域介護予防訪問介護加算、中山間地域等における小規模事業所加算、中山間地域等に居住する者へのサービス提供加算は、支給限度額管理の対象外の算定項目

※平成21年3月31日時点で3級訪問介護員が指定介護予防訪問介護事業所に雇用されている場合であって、当該者が指定介護予防訪問介護を行う場合は、平成22年3月31日までの間、所定単位数の100分の80に相当する単位数を算定する。

図3－17　訪問入浴介護費

基本部分	注 介護職員3人が行った場合	注 全身入浴が困難で、清拭又は部分浴を実施した場合	注 特別地域訪問入浴介護加算	注 中山間地域等における小規模事業所加算	注 中山間地域等に居住する者へのサービス提供加算
イ　訪問入浴介護費（1回につき　1,250単位）	×95/100	×70/100	+15/100	+10/100	+5/100
ロ　サービス提供体制強化加算（1回につき　＋24単位）					

　　　　：特別地域訪問入浴介護加算、中山間地域等における小規模事業所加算、中山間地域等に居住する者へのサービス提供加算は、支給限度額管理の対象外の算定項目

図3－18　介護予防訪問入浴介護費

基本部分	注 介護職員2人が行った場合	注 全身入浴が困難で、清拭又は部分浴を実施した場合	注 特別地域介護予防訪問入浴介護加算	注 中山間地域等における小規模事業所加算	注 中山間地域等に居住する者へのサービス提供加算
イ　介護予防訪問入浴介護費（1回につき　854単位）	×95/100	×70/100	+15/100	+10/100	+5/100
ロ　サービス提供体制強化加算（1回につき　＋24単位）					

　　　　：特別地域介護予防訪問入浴介護加算、中山間地域等における小規模事業所加算、中山間地域等に居住する者へのサービス提供加算は、支給限度額管理の対象外の算定項目

図3-19 認知症対応型共同生活介護費

基本部分	注 夜勤を行う職員の勤務条件基準を満たさない場合	注 利用者の数が利用定員を超える場合	注 介護従業者の員数が基準に満たない場合	注 夜間ケア加算	注 認知症行動・心理症状緊急対応加算	注 若年性認知症利用者受入加算	注 看取り介護加算
イ 認知症対応型共同生活介護費（1日につき） 要介護1 （831単位） 要介護2 （848単位） 要介護3 （865単位） 要介護4 （882単位） 要介護5 （900単位）	×97/100	×70/100	×70/100	1日につき＋25単位	1日につき＋200単位（7日間を限度）	1日につき＋120単位	1日につき＋80単位（死亡日以前30日を限度）
ロ 短期利用共同生活介護費（1日につき） 要介護1 （861単位） 要介護2 （878単位） 要介護3 （895単位） 要介護4 （912単位） 要介護5 （930単位）							
ハ 初期加算（1日につき 30単位を加算）							
ニ 医療連携体制加算（1日につき 39単位を加算）							
ホ 退居時相談援助加算（400単位を加算（利用者1人につき1回を限度））							
ヘ 認知症専門ケア加算 (1) 認知症専門ケア加算（Ⅰ）（1日につき 3単位を加算） (2) 認知症専門ケア加算（Ⅱ）（1日につき 4単位を加算）							
ト サービス提供体制強化加算 (1) サービス提供体制強化加算（Ⅰ）（1日につき 12単位を加算） (2) サービス提供体制強化加算（Ⅱ）（1日につき 6単位を加算） (3) サービス提供体制強化加算（Ⅲ）（1日につき 6単位を加算）							

⑦訪問入浴介護

　在宅での訪問入浴サービスとは、寝たきりなど心身に障害があるため、1人で入浴することが困難な高齢者などを対象に入浴を介助するサービスである（図3-17、18）。

⑧痴呆対応型共同生活介護

　痴呆対応型共同生活介護では、比較的安定状態にある痴呆の要介護者に対して共同生活のなかで入浴・排せつ・食事等の日常生活の世話や機能訓練を行う。

　痴呆対応型共同生活介護（グループホーム・以下同じ）の形態は、さまざまに存在するが、おおまかに分類すると次のようなものがある。

　ⓐ新築一戸建てや民家の改装などの単独型

　ⓑ老人保健施設や病院に隣接する併設型

　ⓒユニット型（グループホームの集合体）

　ⓓマンションやビルの一室に作られる合築型

　グループホームの定員は、5人以上9人以下で、その設備に関する基準は、原則として次のとおり決められている。

　(1)居室（居室の定員は1人。利用者の処遇上必要と認められる場合は2人）、(2)居

図3－20　介護予防認知症対応型共同生活介護費

基本部分		注 夜勤を行う職員の勤務条件基準を満たさない場合	注 利用者の数が利用定員を超える場合	注 介護従業者の員数が基準に満たない場合	注 夜間ケア加算	注 認知症行動・心理症状緊急対応加算	注 若年性認知症利用者受入加算
イ　介護予防認知症対応型共同生活介護費	要支援2　（831単位）	×97/100	×70/100	×70/100	1日につき+25単位	1日につき+200単位（7日間を限度）	1日につき+120単位
ロ　介護予防短期利用共同生活介護費	要支援2　（861単位）						
ハ　初期加算	（1日につき　30単位を加算）						
ニ　退居時相談援助加算	（400単位を加算（利用者1人につき1回を限度））						
ホ　認知症専門ケア加算	(1)　認知症専門ケア加算（Ⅰ）（1日につき　3単位を加算）						
	(2)　認知症専門ケア加算（Ⅱ）（1日につき　4単位を加算）						
ヘ　サービス提供体制強化加算	(1)　サービス提供体制強化加算（Ⅰ）（1日につき 12単位を加算）						
	(2)　サービス提供体制強化加算（Ⅱ）（1日につき　6単位を加算）						
	(3)　サービス提供体制強化加算（Ⅲ）（1日につき　6単位を加算）						

間・食堂（同一の場所とすることができる）、(3)浴室、(4)台所、(5)便所、(6)洗濯家事室、(7)職員室、(8)その他利用者が日常生活を営む上で必要な設備を設けることになっている（図3－19、20）。

⑨通所介護

通所介護は、居宅要介護者等について老人デイサービスセンター等に通わせて、入浴、食事の提供、日常生活上の世話と機能訓練を行うものである。

⑩居宅介護支援

居宅介護支援事業所は、在宅サービスの利用者が介護保険の在宅サービスを適切に利用できるように、利用者の依頼を受けて介護支援専門員による居宅介護支援を次のように提供する（図3－21、22）。

ⓐ利用者の依頼を受けて、その心身の状況や置かれている環境から健康上・生活上の問題点を把握する（課題分析）。

ⓑ市町村・サービス事業者・居宅介護支援事業者間でサービス調整を行う。

ⓒ課題分析とサービス調整に基づき、居宅サービス計画原案を作成する。

ⓓサービス担当者会議等により担当者間の調整を行う。

ⓔ居宅サービス計画原案について、利用者に説明を行い同意を得る。

ⓕ確定した居宅サービス計画に基づき、利用者にはサービス利用票を、事業者にはサービス提供票を交付する。

ⓖサービス提供開始後においても、サービスの実施状況を把握し、連絡調整を行う

図3-21 居宅介護支援費

基 本 部 分				注 運営基準減算	注 特別地域居宅介護支援加算	注 中山間地域等における小規模事業所加算	注 中山間地域等に居住する者へのサービス提供加算	注 特定事業所集中減算
イ 居宅介護支援費 (1月につき)	(1) 居宅介護支援費(Ⅰ) 要介護1・2 　(1,000単位) 要介護3・4・5 　(1,300単位)	(2) 居宅介護支援費(Ⅱ) (※)	要介護1・2 　(500単位) 要介護3・4・5 　(650単位)	(運営基準減算の場合) ×70/100 (運営基準減算が2月以上継続している場合) ×50/100	+15/100	+10/100	+5/100	1月につき -200単位
		(3) 居宅介護支援費(Ⅲ) (※)	要介護1・2 　(300単位) 要介護3・4・5 　(390単位)					
ロ 初回加算　　　　　　　(1月につき　+300単位)								
ハ 特定事業所加算	(1) 特定事業所加算(Ⅰ) 　(1月につき　+500単位)							
	(2) 特定事業所加算(Ⅱ) 　(1月につき　+300単位)							
ニ 医療連携加算　　　　　(1月につき　+150単位)								
ホ 退院・退所加算	(1) 退院・退所加算(Ⅰ) 　　　　　(+400単位)							
	(2) 退院・退所加算(Ⅱ) 　　　　　(+600単位)							
ヘ 認知症加算　　　　　　(1月につき　+150単位)								
ト 独居高齢者加算　　　　(1月につき　+150単位)								
チ 小規模多機能型居宅介護事業所連携加算　(+300単位)								

※居宅介護支援費(Ⅱ)・(Ⅲ)については、介護支援専門員1人当たりの取扱件数が40件及び60件を超えた場合、40件を超えた部分について減算。

図3-22 介護予防支援費

基 本 部 分
イ 介護予防支援費（1月につき）　　　　　　　　　　(412単位)
ロ 初回加算　　　　　　　　　　　　　　　　　　　(+300単位)
ハ 介護予防小規模多機能型居宅介護事業所連携加算 　　　　　　　　　　　　　　　　　　　　　　(+300単位)

（サービスの実績管理）。
ⓗサービスの提供実績（最終的な居宅サービス計画）に基づき給付管理票を作成し、国保連合会に提供する。

(3) 雑収入

病医院では、診療収入の他に、容器代、自動販売機の売上、医療器材の販売等の雑収入が発生することがある。あまり、重要な要素とはならない。

2) 医業原価計画

医業原価を検討する場合、原価を変動費と固定費に区分して計画をたてる方が計画がたてやすく、意思決定に役立つ。

(1) 変動費

①医薬品
　ⓐ診療科により異なるが概ね収入の10％〜30％となる。個人立一般診療所の医業収入に対する医薬品費比率は表3−17を参考にするとよい。また、診療科別の医薬品費率は表3−19のとおりである。
　ⓑ医薬分業であれば医薬品はほとんど発生しない。医薬分業の場合、医薬品として「注射」薬剤が発生する。

②材料費
　医療消耗品費
　収入の1〜3％前後である。

③給食材料費
　給食材料費は、入院患者延数に1日当たりの材料費原価を乗じて算出する。（一般的には、1,000円〜1,200円程度である。なお、特別食とかアメニティ食がある場合は個別に積算する。）

④委託費
　委託を予定している業務について、個別に積算する。

(2) 固定費

①人件費

　職種別、地域の給与水準、経験、年齢等によって異なったりバラツキがあったりする。

　賃金規定をベースに院長とよく打ち合わせる。世間並み水準以上は大事であるが、それと同時に公平性も重要である。地域の職種別賃金はハローワークの他医院の募集内容を見ると把握ができる。

②減価償却費

　設備投資の規模、医療機器類等を購入かリースかによっても異なってくる。

　減価償却の計上額は個々の減価償却資産毎に積算を行うのが原則であるが、損益計画予測上は建物と医療器械程度の分類でもよい。次に、減価償却の意義と方法について、少し具体的に説明をする。なお、減価償却費は経費であるが、資金の支出はない。

(A) 減価償却の意義

ⓐ減価償却とは

　医院用・歯科医院用の建物、消毒殺菌用機器、レントゲン装置、歯科診療用ユニットなどの医療用機器、待合室の応接セットなどの資産は、その資産が有効に使用できる期間として定められた「耐用年数」に応じて、その期間の各年分に、その取得費用のうち一定額を「償却費」として経費に算入する。

ⓑ減価償却の対象になる資産

　減価償却の対象になる資産とは、次ページの表のようなものをいう。

ⓒ平成19年分以後の新しい減価償却の方法

　減価償却制度は、平成19年度の税制改正により制度創設以来の大改正が行われ、平成19年分の所得税（法人についても同じ）について、平成19年4月1日以後に取得した資産と同日前に取得した資産とでは、その償却方法が異なることとされた。

　この改正により、従来の「定額法」「定率法」の呼び方が変更され、平成19年3月31日以前に取得した資産を償却する場合の償却方法を「旧定額法」「旧定率法」と呼び、平成19年4月1日以後に取得した資産を償却する場合の償却方法を単に（新）「定額法」（新）「定率法」といい、それぞれ異なる「償却率表」を使って、その年分の必要経費に算入する償却費の計算を行うことになっている。

　また、平成19年4月1日以後に取得した資産については、「残存価額」及び「償却

区分（種類）		例　示
有形減価償却資産	建　物	医院用・歯科医院用・診療所用建物、従業員宿舎
	建物附属設備	給排水設備、ガス設備、電気設備、冷暖房用設備、エレベーター、ドア自動開閉設備、消火設備
	構　築　物	門塀、舗装路面、庭園
	車両運搬具	乗用車、自動二輪車
	器具・備品	消毒殺菌用機器、手術機器、回復訓練機器、レントゲン装置、歯科診療用ユニット、光学検査機器、応接セット
	機械・装置	給食用設備、クリーニング設備、機械式駐車場設備
無形減価償却資産		営業権、水道施設利用権、ソフトウェア

次のような資産は減価償却の対象とならない。

区　分	例　示
時の経過により価値の減少しない資産	土地、借地権、書画、骨とう、貴金属
棚卸資産	医薬品、診療材料
少額の減価償却資産	使用可能期間が1年未満又は取得価額が10万円未満の減価償却資産

可能限度額」が廃止されている。

ⓓ 平成19年分以後の減価償却資産の償却費の計算

　平成19年分以後の減価償却資産の償却費の計算は、特別な資産を除き、平成19年4月1日以後に取得した資産と平成19年3月31日以前に取得した資産とに区分して、それぞれ「旧定額法」又は（新）「定額法」、「旧定率法」又は（新）「定率法」で計算する。

　税務署長に償却方法の届出をしていない場合の償却方法は、「旧定額法」又は（新）「定額法」である。また、平成10年4月1日以後に取得した「建物」については、「旧定額法」又は（新）「定額法」で償却費の計算をすることになり、「旧定率法」や（新）「定率法」を選択することはできない。

　減価償却資産を年の中途で購入、譲渡、廃棄した場合には、その年分に使用した期間に対応する月数分が、その年分の減価償却費となる。

(B) 償却方法

ⓐ 「旧定額法」《平成19年3月31日以前に取得した資産》

　平成19年3月31日以前に取得した資産については、次の方法で償却する。

> （取得価額－残存価額）×旧定額法の償却率×事業の用に供した月数／12
> ＝その年分の減価償却費
> 　（注）「残存価額」は、取得価額の10％とされているので、「取得価額×0.9」で計算する。なお、実用新案権や営業権などの無形減価償却資産には、残存価額はない。

　なお、減価償却資産の償却費の累計額が償却可能限度額《取得価額の95％相当額》に達している場合には、その達した年分の翌年分（平成19年3月31日以前に残存価額が取得価額の5％に達している減価償却資産については、平成20年分）以後に、次の算式で計算した金額を5年間で均等償却し、備忘価額1円まで償却していく。「償却可能限度額」とは、減価償却費として必要経費に計上できる限度額をいう。通常、「取得価額の95％相当額」までとされている。

●平成19年3月31日以前に既に償却可能限度額に達している資産及び平成19年4月1日から同年12月31日までに償却可能限度額に達した資産（平成20年分以後に必要経費に計上）

> （取得価額－取得価額の95％相当額－1円）× $\frac{1}{5}$ ＝その年分の減価償却費

ⓑ（新）定額法《平成19年4月1日以後に取得した資産》
　平成19年4月1日以後に取得した資産については、次の方法で償却する。

> 取得価額×(新)定額法の償却率×事業の用に供した月数／12＝その年分の減価償却費

　なお、平成19年4月1日以後に取得した資産については、耐用年数経過時点で備忘価額である「残存簿価1円」を残して償却を完了する。

ⓒ「旧定率法」《平成19年3月31日以前に取得した資産》
　平成19年3月31日以前に取得した資産については、次の方法で償却する。

> $\begin{pmatrix} 取得 \\ 価額 \end{pmatrix} - \begin{pmatrix} 前年までの償 \\ 却費の累計額 \end{pmatrix}$ （期首未償却残高） × 旧定率法による法定耐用年数の償却率 × $\frac{事業の用に供した月数}{12}$ ＝ その年分の減価償却費

　なお、減価償却資産の償却費の累計額が償却可能限度額《取得価額の95％相当額》

に達している場合には、その達した年分の翌年分（平成19年3月31日以前に残存価額が取得価額の5％に達している減価償却資産については、平成20年分）以後に、次の算式で計算した金額を5年間で均等償却し、備忘価額1円まで償却できる。

●平成19年3月31日以前に既に償却可能限度額に達している資産及び平成19年4月1日から同年12月31日までに償却可能限度額に達した資産（平成20年度分以降に必要経費に計上）

$$（取得価額－取得価額の95\%相当額－1円）\times \frac{1}{5} ＝その年分の減価償却費$$

ⓓ (新)定率法《平成19年4月1日以後に取得した資産》

　平成19年4月1日以後に取得した資産については、償却期間を「定率償却」をする期間と「均等償却」をする期間の二つに区分し、「定率償却」をする期間の償却額が「均等償却」をする期間の償却額未満になった時点で、「均等償却」に切り替えて償却額の計算をする。「定率償却」をする期間の償却額は、その減価償却資産の取得価額から前年までの償却費の累計額を控除した金額《未償却残高》に「(新)定率法の償却率」を乗じて計算した金額（これを「調整前償却額」という）とする。そして、この「調整前償却額」が、その資産の「取得価額」に耐用年数省令別表第十に定める耐用年数別の「保証率」を乗じて計算した金額（これを「償却保証額」という）よりも少なくなった時点で「均等償却」に切り替える。この「調整前償却額」が初めて「償却保証額」を下回ることとなった、その年の「期首未償却残高」（これを「改定取得価額」という）に耐用年数省令別表第十に定める耐用年数別の「改定償却率」を乗じて、その年分以後の償却費の額を計算する。

イ）「定率償却」期間の償却費の計算方法（「調整前償却額」≧「償却保証額」の場合）

　「定率償却」をする期間の償却費は、次の算式で計算する。

$$期首未償却残高 \times (新)定率法の償却率 \times \frac{事業の用に供した月数}{12} ＝その年分の減価償却費$$

ロ）「均等償却」期間の償却費の計算方法（「調整前償却額」＜「償却保証額」の場合）

　「均等償却」をする期間の償却費は、次の算式で計算する。

$$改定取得価額 \times 改定償却率 \times \frac{事業の用に供した月数}{12} ＝その年分の減価償却費$$

(C) 具体的な計算例

例1 平成19年1月に総合診療用X線装置を250万円で購入して事業の用に供した場合

〇耐用年数6年の旧償却率　・旧定額法：償却率 0.166
　　　　　　　　　　　　・旧定率法：償却率 0.319

（注）以下の事例の計算では、円位未満の端数はすべて切り上げている。

■「旧定額法」による償却費の計算

償却年の区分		償却費の額	計算内容	期末帳簿価額
1年目	平成19年	373,500円	=250万円×0.9×0.166	2,126,500円 (=2,500,000円－373,500円)
2年目	平成20年	373,500円		1,753,000円 (=2,126,500円－373,500円)
3年目	平成21年	373,500円		1,379,500円 (=1,753,000円－373,500円)
4年目	平成22年	373,500円		1,006,500円 (=1,379,500円－373,500円)
5年目	平成23年	373,500円		632,500円 (=1,006,000円－373,500円)
6年目	平成24年	373,500円		259,000円 (=632,500円－373,500円)
7年目	平成25年	134,000円	（償却可能限度額） =259,000円－250万円×0.05 =259,000円－125,000円	125,000円 (=259,000円－134,000円)
8年目～11年目	平成26年～平成29年	各年 25,000円	償却可能限度額に達した年の翌年分以後は、5年間で均等償却する。 =(125,000円－1円)×$\frac{1}{5}$	100,000円 ～ 25,000円
12年目	平成30年	24,999円	=25,000円－1円 （備忘価額1円を残す）	（備忘価額） 1円

■「旧定率法」による償却費の計算

償却年の区分		償却費の額	計算内容	期末帳簿価額
1年目	平成19年	797,500円	＝250万円×0.319	1,702,500円
2年目	平成20年	543,098円	（前年末未償却残額） ＝1,702,500円×0.319	1,159,402円
3年目	平成21年	369,850円	（前年末未償却残額） ＝1,159,402円×0.319	2,126,500円
4年目	平成22年	251,868円	（前年末未償却残額） ＝789,552円×0.319	2,126,500円
5年目	平成23年	171,522円	（前年末未償却残額） ＝537,684円×0.319	632,500円
6年目	平成24年	116,806円	（前年末未償却残額） ＝366,162円×0.319	259,000円
7年目	平成25年	79,545円	（前年末未償却残額） ＝249,356円×0.319	169,811円
8年目	平成26年	44,811円	（前年末未償却残額） 169,811円×0.319＝54,170円 169,811円－54,170円＜125,000円 （前年末未償却残額）－（償却限度額） ＝169,811円－125,000円	125,000円
9年目～12年目	平成27年～平成30年	各年 25,000円	以後、5年間で均等償却。 ＝125,000円 × 1/5	100,000円 ～ 25,000円
13年目	平成31年	24,999円	＝25,000円－1円 （備忘価額1円を残す）	（備忘価額） 1円

例2 例1 の資産を平成19年4月1日に購入して事業の用に供した場合

○耐用年数6年の（新）償却率
・（新）定額法：償却率0.167
・（新）定率法：償却率0.417　改定償却率0.500　保証率0.05776

（注）以下の事例の計算では、円位未満の端数はすべて切り上げている。

■（新）「定額法」による償却費の計算

償却年の区分		償却費の額	計算内容	期末帳簿価額
1年目	平成19年	313,125円	＝250万円×0.167×9月／12月	2,186,875円
2～6年目	平成20年 ～平成24年	各年 417,500円	＝250万円×0.167	1,769,375円 ～99,375円

— 197 —

| 7年目 | 平成25年 | 99,374円 | 250万円（前年末までの償却額の累積額）－
(313,125円＋417,500円×5年分)－1円
（備忘価額1円を残す） | （備忘価額）
1円 |

■（新）「定率法」による償却費の計算

償却年の区分		償却費の額	計算内容	期末帳簿価額
1年目	平成19年	781,875円	＝250万円×0.417×9月／12月	1,718,125円
2年目	平成20年	716,459円	＝1,718,125円×0.417	1,001,666円
3年目	平成21年	417,695円	＝1,001,666円×0.417	583,971円
4年目	平成22年	243,516円	＝583,971円×0.417	340,455円
5年目	平成23年	170,228円	5年目の通常の償却費額(①)は、次のとおり償却保証額(②)を下回る。 ①調整前償却額：340,455円×0.417＝141,970円 ②償却保証額：250万円×0.05776＝144,400円 （調整前償却額）141,970円 ＜（償却保証額）144,400円となるので、5年目以後は、4年目の「期末帳簿価額340,455円」を「改定取得価額」として、これに「改定償却率0.500」を乗じて償却額を計算する。 改定取得価額 × 改定償却率 340,455円 × 0.500 ＝ 170,228円	170,228円
6年目	平成24年	170,226円	改定取得価額×改定償却率－備忘価額 340,455円× 0.500 － 1円 ＝170,226円	（備忘価額） 1円

③リース料

　個々の医療機器類毎に積算ができる。リース料率の有利なリース会社と契約をするのが原則である（何社かに話をし、見積書をとりよせる）。

　また、資金調達の関係で資金調達先の系列会社を勧められることもあるため、資金調達額等の融資条件を含め、トータル的な発想が必要である。

　なお、リース取引は平成20年4月1日以後の契約より税務会計上の取扱いが異なるので少し具体的に説明する。

　ⓐ平成20年3月31日までに契約をしたリース取引

　　リースとは、医療用機器等を一定期間賃貸借する契約のことである。医療用機器等の導入に当たってリースを利用すれば、購入資金を調達する必要がなくなる上、リース料が原則として全額必要経費となる。ところが、リース取引の中には、契約は賃貸

借契約となっていても、実態は資産の割賦販売や金銭の貸付と変わらないようなものがある。このようなリース取引《所有権移転ファイナンス・リース取引》は、その年に支払った賃借料をその年の必要経費としないで、資産の売買又は金銭の貸付があったものとされ、賃借人（借り手）は通常の償却方法によって求めた償却費の額を必要経費に算入することになる。

資産の賃貸借で、次の要件を満たすものがこの特例の適用対象となる。

① 賃貸借期間の中途で契約の解除ができないこと（これに準ずるものを含む）
② 賃借人が賃借資産から実質的な経済利益を受けることができ、かつ、その資産の使用に伴って生ずる費用を実質的に負担すべきこととされていること。

そのリース取引が、資産の売買か金銭の貸付かの判定は次により行う。

区　分	その内容
資産の売買とされる場合	次のいずれかに該当するリース取引（これらに準ずる取引を含む） ① リース期間終了後かリース期間の中途で、リース資産が無償又は著しく低い価額で賃借人に譲渡される場合 ② リース期間終了後かリース期間の中途で、賃借人に対して著しく低い価額で買い取る権利を与えている場合 ③ リース資産の種類、用途、設置状況等に照らし、リース資産がその使用可能期間中賃借人だけに使用されると見込まれる場合又はリース資産の識別が困難と認められる場合 ④ リース資産の法定耐用年数に比べて、そのリース期間に相当差異があり、かつ、賃借人又は賃貸人の所得税又は法人税の負担を著しく軽減することになると認められる場合
金銭の貸付があったものとされる場合	次に掲げる取引 ① 譲受人から譲渡者に対する賃貸（リース取引に該当するものに限る）を条件に資産の売買を行っている場合 ② リース資産の種類、売買及び賃貸に至るまでの事情が、実質的な金銭の貸借であると認められる場合

ⓑ平成20年4月1日以後に契約をしたリース取引

平成19年度の税制改正により、平成20年4月1日以後に締結するリース取引については、原則として、リース資産が賃借人に引き渡された時点でその資産の売買があったもの（売買取引）として取り扱うこととされ、さらに、その「売買取引」が、ⅰ所有権移転リース取引とⅱ所有権移転外リース取引に区分された。この取扱いは、平成20年分以後の所得税について適用される。平成20年4月1日以後に締結するリース取引の税務上の取扱いは、大別すると、次のようになる。

● リース取引の税務の取扱い

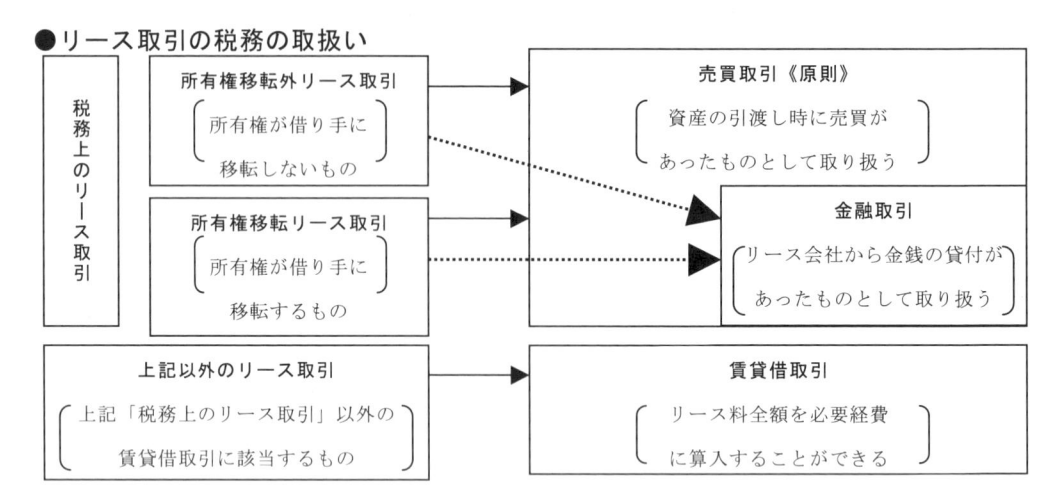

```
税務上のリース取引
├─ 所有権移転外リース取引（所有権が借り手に移転しないもの） → 売買取引《原則》（資産の引渡し時に売買があったものとして取り扱う）
├─ 所有権移転リース取引（所有権が借り手に移転するもの） → 金融取引（リース会社から金銭の貸付があったものとして取り扱う）

上記以外のリース取引（上記「税務上のリース取引」以外の賃貸借取引に該当するもの） → 賃貸借取引（リース料全額を必要経費に算入することができる）
```

　リース取引が「売買取引」又は「金融取引」になる場合には、減価償却をすることになるが、その償却方法は次の通りである。

● リース資産の償却方法

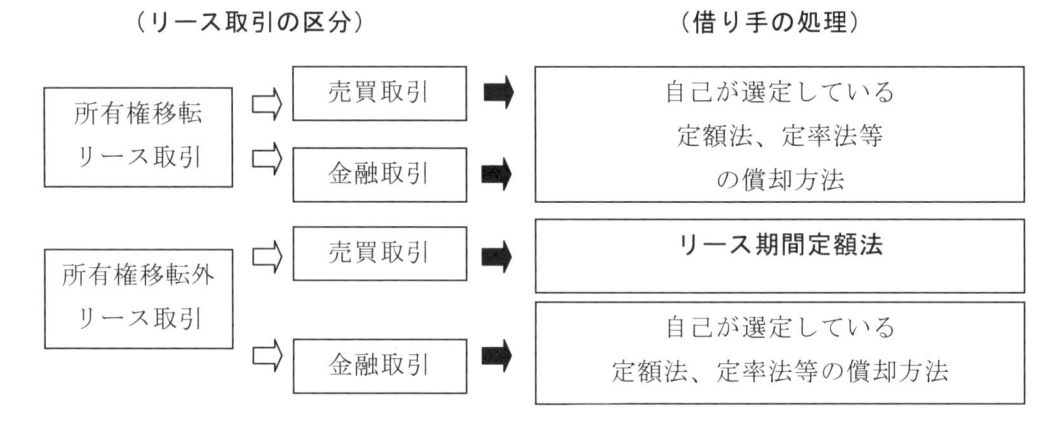

（リース取引の区分）　　　　　　　　　（借り手の処理）

```
所有権移転リース取引 ─→ 売買取引 ⇒ 自己が選定している定額法、定率法等の償却方法
                  ─→ 金融取引 ⇒ 

所有権移転外リース取引 ─→ 売買取引 ⇒ リース期間定額法
                    ─→ 金融取引 ⇒ 自己が選定している定額法、定率法等の償却方法
```

●「リース期間定額法」の計算式

$$\left(リース資産の取得価額 - 残価保証額\right) \times \frac{その年のリース期間の月数}{リース期間の総月数} = 償却限度額$$

　「残価保証額」とは、リース期間終了時のその資産の処分価額が、所有権移転外リース取引契約で定められている保証額に満たない場合に、その満たない部分の金額を、その資産の賃借人《借り手》がその資産の賃貸人《貸し手》に支払うこととしている場合の、その保証額のことである。

ⓒ リース資産の償却方法の特例

　平成20年3月31日以前に契約をしたリース賃貸資産については、自己が選定している旧定額法、旧定率法等の償却方法に代えて、「旧リース期間定額法」を選定するこ

とができる。

　ただし、この償却方法を選定しようとする場合には、選定しようとする年分の所得税の確定申告期限までに、所定の届出書を納税地の所轄税務署長に提出する必要がある。

● 「旧リース期間定額法」の計算式

$$\boxed{リース資産の改定取得価額} \times \frac{その年の改定リース期間の月数}{改定リース期間の総月数} = \boxed{償却限度額}$$

・「改定取得価額」とは、旧リース期間定額法の適用を受ける最初の年の1月1日におけるリース資産の取得価額から残価保証額を控除した残額のことである。
・「改定リース期間」とは、リース期間のうち、旧リース期間定額法の適用を受ける最初の年の1月1日以後の期間のことである。

3) 一般管理費計画

①人件費
　ⓐ役　員
　　理事長、理事等の給与は同業他院比較、収支状況、経営従事状況などにより決定する。
　ⓑ専従者給与
　　同業他院比較、従事内容などにより決定する。
　ⓒ一　般
　　受付事務、保険請求事務など一般事務員の世間相場水準を参考にして決定する。

②福利厚生費
　人件費の8〜10％見込む。
　※社会保険に加入するか否かにより、福利厚生費の負担額が変動する。

③その他の経費
　収入に対して概ね12％〜15％程度を見込むか勘定科目毎に病院長と打ち合わせ、個々に積算していく方法もある。

④支払利息
　医業経営コンサルタントで計算する。

※1. 損益計画を作成するとき、勘定科目別に細かく積算していくことも必要で、次の統計資料により診療科目毎の標準的な収支比率が発表されているのでそれを参考にする。
　ⓐ「病院概況調査報告書」((社)日本病院会)
　ⓑ「病院経営実態調査報告」(全国公私病院連盟)
　ⓒ「医療経済実態調査報告」(中央社会保険医療協議会)
※2. 医療経済実態調査報告書、表3－17、3－18、3－19、3－20、3－21、3－22、3－23、3－24、3－25、3－26、3－27、3－28、3－29、3－30、3－31、3－32、3－33、3－34、3－35、3－36を参照。

表3-17　1施設当たり収支額；収支科目・有床－無床・開設者・医業収入に対する医薬品費比率階級別（有床診療所・個人）

(平成19年6月医療経済実態調査報告)

(単位：円)

(有床診療所・個人)

	10%未満	10%以上 15%未満	15%以上 20%未満	20%以上 25%未満	25%以上 30%未満	30%以上 40%未満	40%以上	全体
I 医業収入	13,439,708	8,232,680	4,811,415	12,843,338	19,512,439	10,108,379	5,623,322	11,308,734
1 入院収入	3,461,570	1,587,152	453,321	3,513,491	1,525,271	647,017	354,546	2,411,499
(1) 保険診療収入	1,783,063	1,395,262	448,226	3,080,780	1,021,251	606,507	314,940	1,513,685
(2) 公害等診療収入	13,846	0	2,446	0	0	0	0	6,859
(3) その他の診療収入	1,664,661	191,890	2,649	432,710	504,020	40,510	39,606	890,955
2 外来収入	9,654,059	6,589,498	4,332,284	8,990,435	16,860,277	9,421,661	5,072,286	8,615,322
(1) 保険診療収入	8,894,872	6,163,803	4,134,936	8,644,461	16,746,415	9,240,987	5,067,175	8,135,691
(2) 公害等診療収入	56,596	0	31,303	345,974	113,861	155,139	2,815	39,065
(3) その他の診療収入	702,591	425,695	166,045	339,412	1,126,891	25,535	2,296	440,566
3 その他の医業収入	324,079	56,030	25,809	339,412	1,126,891	39,701	196,490	281,913
II 医業費用	8,772,355	5,780,270	3,389,817	9,586,001	14,418,455	8,389,116	5,614,090	7,948,751
1 給与費	4,834,655	3,176,370	1,658,418	4,187,126	7,827,087	2,955,068	2,652,026	4,086,718
2 医薬品費	568,385	1,089,288	823,412	2,950,887	5,460,228	3,391,197	2,485,372	1,512,177
3 材料費	488,419	132,877	74,022	598,066	295,000	139,211	65,540	354,152
(再掲) 給食用材料費	127,928	68,203	38,180	134,551	116,252	111,275	38,405	103,137
4 委託費	950,027	300,975	200,229	677,156	199,847	643,515	136,674	640,540
(再掲) 検査委託費	363,857	90,897	50,048	500,819	60,434	323,022	89,569	276,016
(再掲) 患者用給食委託費	285,431	0	115,171	157,038	0	169,050	0	177,531
(再掲) 医療用廃棄物委託費	18,269	24,112	8,196	19,299	5,348	16,455	4,000	15,644
(再掲) 医療事務委託費	149,316	16,590	26,814	0	5,500	133,333	10,000	83,661
(再掲) その他の委託費	133,155	169,376	0	0	128,565	1,655	33,105	87,688
5 減価償却費	498,998	231,827	84,300	540,861	571,926	418,186	156,433	399,311
(再掲) 建物減価償却費	221,964	67,079	21,019	295,235	345,865	167,940	66,196	182,712
(再掲) 医療機器減価償却費	130,872	42,766	47,255	54,543	107,589	101,781	28,763	91,787
(再掲) その他の減価償却費	146,163	121,982	16,026	191,083	118,473	148,465	61,473	124,812
6 その他の医業費用	1,431,869	848,934	549,437	631,905	64,366	841,939	118,045	955,854
(再掲) 土地賃借料	147,055	86,234	75,443	23,000	0	69,667	6,200	93,522
(再掲) 建物賃借料	585,307	0	100,000	270,000	0	0	0	322,689
(再掲) 医療機器賃借料	150,506	181,305	16,917	338,905	64,366	71,106	4,890	138,453
(再掲) その他の費用	549,002	581,395	357,077	0	0	701,166	106,955	401,190
III 収支差額（I − II）	4,667,353	2,452,409	1,421,598	3,257,337	5,093,984	1,719,263	9,232	3,359,983
施設数	27	5	7	7	3	3	5	57

— 203 —

表3-18 1施設当たり収支額；収支科目・有床一無床・開設者・医業収入に対する医薬品費比率階級別（有床診療所・その他）

（平成19年6月医療経済実態調査報告）

単位：円

(有床診療所・その他)

	10％未満	10％以上15％未満	15％以上20％未満	20％以上25％未満	25％以上30％未満	30％以上40％未満	40％以上	全体
I 医業収入	17,134,523	21,780,527	17,483,655	7,298,791	15,185,196	16,778,008	15,498,643	16,897,164
1 入院収入	5,818,368	5,035,474	2,529,410	1,974,667	2,542,709	2,494,579	154,164	4,230,241
(1) 保険診療収入	3,510,231	3,959,260	2,480,597	1,974,667	2,093,094	2,493,539	91,773	2,924,747
(2) 公害等診療収入	12,524	34,215	0	0	0	0	0	8,918
(3) その他の診療収入	2,295,613	1,041,999	48,813	0	449,615	1,040	62,391	1,296,576
2 外来収入	10,788,318	16,048,554	14,827,858	5,301,691	12,197,469	13,992,682	15,261,972	12,262,334
(1) 保険診療収入	9,345,104	15,413,656	14,349,002	5,164,247	10,891,931	13,935,526	15,058,618	11,282,920
(2) 公害等診療収入	278,380	464,490	98,110	117,444	1,247,709	0	0	287,719
(3) その他の診療収入	1,164,834	170,408	380,746	20,000	57,829	57,156	203,354	691,695
3 その他の医業収入	527,836	696,500	126,388	22,433	445,018	290,746	82,507	404,589
II 医業費用	15,491,563	18,800,216	16,177,881	7,437,637	15,822,290	16,928,509	15,549,646	15,698,218
1 給与費	9,218,977	10,946,073	8,103,032	3,335,231	7,432,003	7,357,977	5,691,474	8,448,461
2 医薬品費	1,017,234	2,719,356	3,074,614	1,681,904	4,200,996	5,620,695	6,817,891	2,471,902
3 材料費	934,385	649,889	1,124,599	190,337	461,876	473,088	92,331	791,205
(再掲)給食用材料費	221,157	83,905	182,675	0	129,746	117,028	1,657	167,960
4 委託費	1,339,871	716,175	628,742	395,842	840,725	549,895	870,647	1,014,386
(再掲)検査委託	483,608	163,958	264,820	71,925	255,946	240,898	215,010	356,716
(再掲)患者用給食委託費	110,176	357,006	133,713	236,530	349,984	82,808	131,353	153,093
(再掲)医療用廃棄物委託費	39,223	22,442	54,669	10,290	23,067	117,206	8,032	42,958
(再掲)医療事務委託費	607,939	0	46,154	0	0	31,500	508,452	352,393
(再掲)その他の委託費	98,925	172,770	129,387	77,097	211,729	77,484	7,799	109,226
5 減価償却費	501,949	534,520	488,730	966,171	339,804	1,414,743	293,677	572,578
(再掲)建物減価償却費	102,125	157,125	226,926	278,628	143,179	251,450	85,243	147,114
(再掲)医療機器減価償却費	233,721	181,572	194,606	288,965	138,473	1,003,200	58,768	273,775
(再掲)その他の減価償却費	166,103	195,823	67,198	398,578	58,152	160,093	149,666	151,689
6 その他の医業費用	2,479,148	3,234,203	2,758,164	868,153	2,546,887	1,512,111	1,783,626	2,399,686
(再掲)土地賃借料	153,416	131,267	238,609	152,500	47,300	81,868	244,333	156,940
(再掲)建物賃借料	810,299	1,287,500	714,615	266,667	533,333	501,798	322,000	733,782
(再掲)医療機器賃借料	316,042	95,916	101,691	290,673	193,973	195,691	103,327	232,848
(再掲)その他の費用	1,199,391	1,719,521	1,703,249	158,313	1,772,281	732,754	1,113,966	1,276,116
III 収支差額（I−II）	1,642,959	2,980,311	1,305,774	−138,847	−637,094	−150,501	−51,003	1,198,946
施設数	42	6	13	3	6	7	5	82

表3-19　1施設当たり収支額；収支科目・有床一無床・開設者・医業収入に対する医薬品費比率階級別（無床診療所・個人）

（平成19年6月医療経済実態調査報告）

単位：円

（無床診療所・個人）

	10%未満	10%以上 15%未満	15%以上 20%未満	20%以上 25%未満	25%以上 30%未満	30%以上 40%未満	40%以上	全体
Ⅰ 医業収入	5,668,540	5,531,001	5,376,089	6,446,138	6,856,101	6,868,959	7,609,304	6,210,758
1 入院収入	−	−	−	−	−	−	−	−
(1) 保険診療収入	−	−	−	−	−	−	−	−
(2) 公害等診療収入	−	−	−	−	−	−	−	−
(3) その他の診療収入	−	−	−	−	−	−	−	−
2 外来収入	5,562,097	5,470,086	5,215,385	6,311,278	6,750,131	6,735,358	7,456,873	6,093,303
(1) 保険診療収入	5,356,523	5,080,495	5,025,627	6,087,693	6,492,279	6,582,882	7,321,356	5,883,685
(2) 公害等診療収入	20,380	99,935	8,884	38,607	8,216	65,557	13,636	32,076
(3) その他の診療収入	185,193	289,656	180,874	184,978	249,635	86,918	121,881	177,542
3 その他の医業収入	106,443	60,915	160,704	134,860	105,970	133,600	152,431	117,456
Ⅱ 医業費用	2,951,261	3,554,708	3,426,991	4,158,501	4,758,241	4,832,404	6,431,589	3,985,151
1 給与費	1,383,237	1,685,891	1,485,841	1,705,516	1,878,719	1,367,079	1,748,625	1,524,320
2 医薬品費	182,157	672,774	943,452	1,456,642	1,902,172	2,421,108	3,680,786	1,273,735
3 材料費	121,298	116,557	129,145	70,618	70,125	71,490	73,786	100,689
(再掲)給食用材料費	92	664	1,338	0	1,421	11,324	0	1,901
4 委託費	231,405	160,129	151,912	82,309	181,029	308,587	264,642	222,059
(再掲)検査委託費	129,996	87,258	119,399	67,610	148,111	206,731	168,954	139,387
(再掲)患者用給食委託費	0	0	0	0	0	243	0	34
(再掲)医療用廃棄物委託費	5,116	11,383	9,548	5,181	9,271	56,652	12,373	14,520
(再掲)医療事務委託費	85,880	40,388	19,431	1,822	8,808	21,973	67,566	54,519
(再掲)その他の委託費	10,413	21,101	3,534	7,696	14,839	22,989	15,748	13,599
5 減価償却費	299,730	242,695	180,265	214,043	279,614	241,168	211,224	260,362
(再掲)建物減価償却費	119,721	74,833	81,073	80,121	141,410	121,414	90,495	109,265
(再掲)医療機器減価償却費	98,141	72,245	66,040	72,878	75,536	59,965	58,483	79,763
(再掲)その他の減価償却費	81,868	95,616	33,152	61,044	62,667	59,790	62,245	71,335
6 その他の医業費用	733,432	676,663	536,377	629,373	446,582	422,971	452,526	603,986
(再掲)土地賃借料	27,627	22,584	24,304	44,877	30,197	25,548	26,014	27,709
(再掲)建物賃借料	234,566	207,648	231,961	150,854	103,060	46,817	68,609	167,426
(再掲)医療機器賃借料	95,593	60,461	53,038	88,311	88,731	97,027	64,230	84,828
(再掲)その他の費用	375,646	385,970	227,074	345,331	224,595	253,579	293,673	324,023
Ⅲ 収支差額（Ⅰ−Ⅱ）	2,717,279	1,976,293	1,949,098	2,287,637	2,097,860	2,036,554	1,177,715	2,225,608
施設数	226	46	34	31	46	74	69	526

表3-20 1施設当たり収支額；収支科目・有床ー無床・開設者・医業収入に対する医薬品費比率階級別（無床診療所・その他）

（平成19年6月医療経済実態調査報告）

（無床診療所・その他）

単位：円

	10％未満	10％以上 15％未満	15％以上 20％未満	20％以上 25％未満	25％以上 30％未満	30％以上 40％未満	40％以上	全体
Ⅰ 医業収入	10,538,664	14,747,273	11,180,191	9,475,655	9,179,533	10,100,550	12,213,070	10,853,360
1 入院収入	―	―	―	―	―	―	―	―
(1) 保険診療収入	―	―	―	―	―	―	―	―
(2) 公害等診療収入	―	―	―	―	―	―	―	―
(3) その他の診療収入	―	―	―	―	―	―	―	―
2 外来収入	10,346,064	14,613,388	10,785,172	9,323,494	9,027,257	9,883,422	11,973,494	10,653,513
(1) 保険診療収入	9,619,523	13,838,191	10,581,172	8,849,183	8,635,473	9,734,931	11,865,679	10,118,751
(2) 公害等診療収入	110,748	41,829	74,403	153,722	30,001	28,390	27,057	82,738
(3) その他の診療収入	615,794	733,368	129,597	320,589	361,783	120,101	80,758	452,024
3 その他の医業収入	192,600	133,884	395,019	152,161	152,277	217,128	239,576	199,847
Ⅱ 医業費用	9,100,539	12,284,675	10,133,032	8,497,566	7,992,866	10,002,279	13,362,742	9,846,763
1 給与費	6,008,572	6,903,799	5,922,831	4,271,389	3,957,786	4,438,911	4,774,991	5,510,897
2 医薬品費	416,901	1,744,506	1,918,749	2,072,069	2,522,156	3,548,143	5,898,051	1,789,152
3 材料費	248,220	889,407	311,983	330,415	57,746	84,929	114,613	256,165
(再掲) 給食用材料費	3,168	33,107	0	0	0	0	0	4,083
4 委託費	469,902	532,138	326,509	232,790	411,630	271,827	397,147	418,875
(再掲) 検査委託費	332,155	241,398	176,138	133,680	172,046	187,287	197,742	264,718
(再掲) 患者用給食委託費	1,293	0	0	31,200	0	0	0	2,600
(再掲) 医療用医薬物委託費	13,888	54,389	35,151	17,543	5,642	8,282	9,459	16,256
(再掲) 医療事務委託費	88,808	112,379	36,328	13,101	214,818	54,529	102,688	89,292
(再掲) その他の委託費	33,758	123,972	78,892	37,267	19,124	21,729	87,258	46,009
5 減価償却費	459,973	504,349	316,412	279,356	127,803	660,491	912,935	498,767
(再掲) 建物減価償却費	166,628	110,757	154,614	43,963	27,760	369,976	472,333	203,518
(再掲) 医療機器減価償却費	168,760	185,851	67,980	78,300	52,389	148,228	289,747	163,866
(再掲) その他の減価償却費	124,585	207,741	93,818	157,094	47,653	142,287	150,855	131,383
6 その他の医業費用	1,496,970	1,710,475	1,336,549	1,311,547	915,744	997,978	1,265,003	1,372,906
(再掲) 土地賃借料	65,412	102,713	133,267	83,519	76,952	53,375	65,487	71,398
(再掲) 建物賃借料	491,849	706,991	220,685	419,690	342,850	428,034	243,215	446,964
(再掲) 医療機器賃借料	200,037	199,686	212,814	44,598	81,630	59,126	239,630	167,600
(再掲) その他の費用	739,672	701,085	859,783	763,739	414,312	457,443	716,671	686,945
Ⅲ 収支差額（Ⅰ－Ⅱ）	1,438,125	2,462,598	1,047,159	978,089	1,186,667	98,271	-1,149,672	1,006,598
施設数	191	26	15	22	23	42	40	359

表3-21 1施設当たり収支額；収支科目・有床―無床・開設者・主たる診療科別（有床診療所・個人）

（平成19年6月医療経済実態調査報告）

単位：円

（有床診療所・個人）

	内科	小児科	精神科	外科	整形外科	産婦人科	眼科	耳鼻咽喉科	皮膚科	その他	無回答	全体
I 医業収入	9,213,199	3,592,975	50,966,283	16,769,177	4,558,500	8,229,632	16,855,959	-	7,224,252	6,847,648	-	11,308,734
1 入院収入	990,548	208,710	6,372,903	4,316,463	0	3,640,537	894,874	-	0	1,171,933	-	2,411,499
(1) 保険診療収入	970,462	208,710	5,778,982	3,666,340	0	1,083,198	880,170	-	0	1,115,133	-	1,513,685
(2) 公害等診療収入	0	0	0	39,095	0	0	0	-	0	0	-	6,859
(3) その他の診療収入	20,087	0	593,921	611,028	0	2,557,339	14,704	-	0	56,800	-	890,955
2 外来収入	7,919,808	2,655,800	44,593,380	12,275,235	4,469,847	4,191,280	15,942,101	-	6,993,540	5,363,215	-	8,615,322
(1) 保険診療収入	7,787,356	2,653,320	44,580,630	11,714,345	4,004,431	3,100,579	15,927,789	-	6,836,930	5,331,479	-	8,135,691
(2) 公害等診療収入	782	0	0	172,628	0	1,090,700	10,124	-	156,610	31,737	-	39,065
(3) その他の診療収入	131,669	2,480	12,750	388,262	465,416	4,188	-	-	-	-	-	440,566
3 その他の医業収入	302,842	728,465	0	177,479	88,653	397,815	18,984	-	230,712	312,500	-	281,913
II 医業費用	6,755,490	1,223,251	27,254,999	13,628,698	3,550,312	5,252,914	10,707,876	-	5,526,060	4,933,159	-	7,948,751
1 給与費	3,631,844	863,723	15,890,761	6,424,710	1,070,830	2,972,020	5,460,863	-	1,491,595	2,059,025	-	4,086,718
2 医薬品費	2,071,275	199,709	1,511,166	2,313,377	1,653,259	532,759	1,518,117	-	71,534	1,898,063	-	1,512,177
3 材料費	179,928	0	853,261	624,134	22,383	242,728	956,067	-	0	308,085	-	354,152
(再掲) 給食用材料費	129,529	0	183,647	122,207	0	86,398	49,304	-	0	142,084	-	103,137
4 委託費	275,546	20,391	4,957,164	1,268,499	94,800	431,470	928,028	-	1,205,000	204,487	-	640,540
(再掲) 検査委託費	156,259	20,391	537,472	810,209	85,934	187,376	48,354	-	200,000	182,398	-	276,016
(再掲) 患者用給食委託費	33,344	0	3,892,139	329,037	0	136,708	2,500	-	0	0	-	177,531
(再掲) 医療用廃棄物委託費	10,305	0	16,223	28,924	3,900	15,003	14,105	-	5,000	22,089	-	15,644
(再掲) 医療事務委託費	36,792	0	0	7,159	0	19,357	581,151	-	800,000	0	-	83,661
(再掲) その他の委託費	38,846	0	511,330	93,169	4,966	73,026	281,918	-	200,000	0	-	87,688
5 減価償却費	303,149	139,428	363,582	557,801	121,833	327,157	630,016	-	1,557,931	277,171	-	399,311
(再掲) 建物減価償却費	151,269	114,269	0	263,939	114,258	127,313	334,951	-	481,697	167,683	-	182,712
(再掲) 医療機器減価償却費	60,516	5,291	356,398	95,776	7,575	94,373	216,921	-	1,076,234	42,206	-	91,787
(再掲) その他の減価償却費	91,363	19,868	7,184	198,086	0	105,471	78,144	-	0	67,282	-	124,812
6 その他の医業費用	293,748	0	3,679,065	2,440,178	587,207	746,780	1,214,784	-	1,200,000	186,327	-	955,854
(再掲) 土地賃借料	49,667	0	0	129,317	139,000	110,703	212,528	-	0	20,000	-	93,522
(再掲) 建物賃借料	27,778	0	3,600,000	702,168	0	357,153	0	-	1,200,000	0	-	322,689
(再掲) 医療機器賃借料	41,007	0	79,065	317,219	0	85,417	390,269	-	0	166,327	-	138,453
(再掲) その他の費用	175,297	0	0	1,291,474	448,207	193,507	611,987	-	0	0	-	401,190
III 収支差額（I－II）	2,457,708	2,369,724	23,711,284	3,140,479	1,008,188	2,976,718	6,148,084	-	1,698,192	1,914,490	-	3,359,983
施設数	18	1	1	10	1	17	5	0	1	3	0	57

表3-22　1施設当たり収支額；収支科目・有床－無床・開設者・主たる診療科別（無床診療所・個人）

(平成19年6月医療経済実態調査報告)

単位：円

(無床診療所・個人)

	内 科	小児科	精神科	外 科	整形外科	産婦人科	眼 科	耳鼻咽喉科	皮膚科	その他	無回答	全 体
Ⅰ 医業収入	6,776,393	4,662,945	4,865,038	6,037,729	6,846,001	2,134,186	5,744,542	5,309,311	6,129,347	6,512,507	―	6,210,758
1 入院収入	―	―	―	―	―	―	―	―	―	―	―	―
(1) 保険診療収入	―	―	―	―	―	―	―	―	―	―	―	―
(2) 公害等診療収入	―	―	―	―	―	―	―	―	―	―	―	―
(3) その他の診療収入	―	―	―	―	―	―	―	―	―	―	―	―
2 外来収入	6,646,711	4,313,812	4,792,636	5,862,086	6,824,747	1,990,215	5,704,613	5,266,222	6,090,042	6,511,133	―	6,093,303
(1) 保険診療収入	6,487,218	4,026,063	4,667,720	5,407,151	6,167,691	1,597,459	5,643,106	5,253,441	5,904,600	6,298,126	―	5,883,685
(2) 公害等診療収入	25,411	6,376	0	84,505	191,097	0	276	474	0	0	―	32,076
(3) その他の診療収入	134,082	281,373	124,916	370,430	465,960	392,755	61,231	12,307	185,443	213,007	―	177,542
3 その他の医業収入	129,682	349,134	72,402	175,643	21,253	143,971	39,929	43,089	39,304	1,373	―	117,456
Ⅱ 医業費用	4,433,948	2,921,951	2,704,550	4,903,824	4,460,845	1,530,438	3,307,838	3,023,602	3,313,389	4,496,926	―	3,985,151
1 給与費	1,542,513	1,372,107	1,195,696	1,847,233	2,169,777	625,165	1,492,798	1,341,702	1,398,430	1,071,913	―	1,524,320
2 医薬品費	1,667,751	709,446	260,769	1,247,530	1,114,619	278,423	632,874	483,100	1,004,150	2,008,089	―	1,273,735
3 材料費	127,084	46,236	2,524	154,069	123,630	26,811	55,131	40,387	77,450	66,342	―	100,689
(再掲) 給食用材料費	76	0	0	34,743	0	2,776	1,230	0	0	0	―	1,901
4 委託費	236,325	159,999	50,512	559,858	182,675	141,443	128,258	198,669	118,318	389,418	―	222,059
(再掲) 検査委託費	177,524	111,859	47,711	317,605	46,095	111,848	28,102	58,480	70,352	205,290	―	139,387
(再掲) 患者用給食委託費	66	0	0	0	0	0	0	0	0	0	―	34
(再掲) 医療用廃棄物委託費	8,441	4,951	251	153,673	16,795	5,946	1,638	2,750	4,884	5,550	―	14,520
(再掲) 医療事務委託費	34,967	25,200	1,710	60,857	111,533	11,987	93,263	127,619	32,242	171,450	―	54,519
(再掲) その他の委託費	15,327	17,989	840	27,722	8,253	11,662	5,255	9,820	10,839	7,128	―	13,599
5 減価償却費	297,267	165,335	106,305	369,433	248,532	149,903	225,882	250,977	163,923	206,295	―	260,362
(再掲) 建物減価償却費	127,548	70,476	55,763	172,314	107,386	69,869	69,456	92,807	63,248	91,912	―	109,265
(再掲) 医療機器減価償却費	84,716	53,094	11,459	136,999	71,266	56,613	97,929	103,713	28,813	56,125	―	79,763
(再掲) その他の減価償却費	85,003	41,764	39,083	60,121	69,881	23,421	58,497	54,457	71,863	58,257	―	71,335
6 その他の医業費用	563,009	468,830	1,088,745	725,701	621,612	308,694	772,894	708,767	551,118	754,869	―	603,986
(再掲) 土地賃借料	23,893	24,205	17,455	34,754	30,852	26,862	41,450	36,207	28,078	37,577	―	27,709
(再掲) 建物賃借料	131,230	135,111	357,363	141,460	319,003	0	231,107	247,266	146,999	227,071	―	167,426
(再掲) 医療機器賃借料	89,470	72,236	26,854	122,791	84,720	61,386	91,513	94,113	20,556	144,124	―	84,828
(再掲) その他の費用	318,416	237,277	687,073	426,696	187,037	220,446	408,824	331,180	355,484	346,097	―	324,023
Ⅲ 収支差額（Ⅰ－Ⅱ）	2,342,445	1,740,994	2,160,488	1,133,905	2,385,156	603,748	2,436,705	2,285,708	2,815,958	2,015,581	―	2,225,608
施設数	273	40	11	26	39	11	37	41	35	13	0	526

表3-23　1施設当たり収支額；収支科目・有床一無床・開設者・主たる診療科別（医業収入100に対する割合）

(有床診療所・個人)　　　　　　　　　　　　　　　　　　　　　　　　　　　　　　　　　　　　　　(単位：%)

	内科	小児科	精神科	外科	整形外科	産婦人科	眼科	耳鼻咽喉科	皮膚科	その他	無回答	全体
I 医業収入	100.0	100.0	—	100.0	100.0	100.0	100.0	—	100.0	100.0	—	100.0
1 入院収入	10.8	5.8	—	25.7	0.0	44.2	5.3	—	0.0	17.1	—	21.3
(1) 保険診療収入	10.5	5.8	—	21.9	0.0	13.2	5.2	—	0.0	16.3	—	13.4
(2) 公害等診療収入	0.2	0.0	—	0.2	0.0	0.0	0.1	—	0.0	0.0	—	7.9
(3) その他の診療収入	0.2	0.0	—	3.6	0.0	31.1	0.1	—	0.0	0.8	—	7.9
2 外来収入	86.0	73.9	—	73.2	98.1	50.9	94.6	—	96.8	78.3	—	76.2
(1) 保険診療収入	84.5	73.8	—	69.9	87.8	37.7	94.5	—	94.6	77.9	—	71.9
(2) 公害等診療収入	0.0	0.0	—	1.0	10.2	0.0	0.0	—	0.0	0.0	—	0.3
(3) その他の診療収入	1.4	0.1	—	2.3	0.0	13.3	0.1	—	2.2	0.5	—	3.9
3 その他の医業収入	3.3	20.3	—	1.1	1.9	4.8	0.1	—	3.2	4.6	—	2.5
II 医業費用	73.3	34.0	—	81.3	77.9	63.8	63.5	—	76.5	72.0	—	70.3
1 給与費	39.4	24.0	—	38.3	23.5	36.1	32.4	—	20.6	30.1	—	36.1
2 医薬品費	22.5	5.6	—	13.8	36.3	6.5	9.0	—	1.0	27.7	—	13.4
3 材料費	2.0	0.0	—	3.7	0.5	2.9	5.7	—	0.0	4.5	—	3.1
(再掲) 給食用材料費	1.4	0.0	—	0.7	0.0	1.0	0.3	—	0.0	2.1	—	0.9
4 委託費	3.0	0.6	—	7.6	2.1	5.2	5.5	—	16.7	3.0	—	5.7
(再掲) 検査委託費	1.7	0.6	—	4.8	1.9	2.3	0.3	—	2.8	2.7	—	2.4
(再掲) 患者用給食委託費	0.4	0.0	—	2.0	0.0	1.7	0.0	—	0.0	0.0	—	1.6
(再掲) 医療用廃棄物委託費	0.1	0.0	—	0.2	0.1	0.2	0.1	—	0.1	0.3	—	0.1
(再掲) 医療事務委託費	0.4	0.0	—	0.0	0.0	0.2	3.4	—	11.1	0.0	—	0.7
(再掲) その他の委託費	0.4	0.0	—	0.6	0.1	0.9	1.7	—	2.8	0.0	—	0.8
5 減価償却費	3.3	3.9	—	3.3	2.7	4.0	3.7	—	21.6	4.0	—	3.5
(再掲) 建物減価償却費	1.6	3.2	—	1.6	2.5	1.5	2.0	—	6.7	2.4	—	1.6
(再掲) 医療機器減価償却費	0.7	0.0	—	0.6	0.2	1.1	1.3	—	0.0	0.6	—	0.8
(再掲) その他の減価償却費	1.0	0.6	—	1.2	0.0	1.3	0.5	—	14.9	1.0	—	1.1
6 その他の医業費用	3.2	0.0	—	14.6	12.9	9.1	7.2	—	16.6	2.7	—	8.5
(再掲) 土地賃借料	0.5	0.0	—	0.8	3.0	1.3	1.3	—	0.0	0.3	—	0.8
(再掲) 建物賃借料	0.3	0.0	—	4.2	0.0	4.3	0.0	—	16.6	0.0	—	2.9
(再掲) 医療機器賃借料	0.4	0.0	—	1.9	0.0	1.0	2.3	—	0.0	2.4	—	1.2
(再掲) その他の費用	1.9	0.0	—	7.7	9.8	2.4	3.6	—	0.0	0.0	—	3.5
III 収支差額 (I-II)	26.7	66.0	—	18.7	22.1	36.2	36.5	—	23.5	28.0	—	29.7

(平成19年6月医療経済実態調査報告より作表)

— 209 —

表3-24　1施設当たり収支額；収支科目・有床ー無床・開設者・主たる診療科別（医業収入100に対する割合）

(無床診療所・個人) （単位：%）

	内科	小児科	精神科	外科	整形外科	産婦人科	眼科	耳鼻咽喉科	皮膚科	その他	無回答	全体
I 医業収入	100.0	100.0	100.0	100.0	100.0	100.0	100.0	100.0	100.0	100.0	―	100.0
1 入院収入	―	―	―	―	―	―	―	―	―	―	―	―
(1)保険診療収入	―	―	―	―	―	―	―	―	―	―	―	―
(2)公費等診療収入	―	―	―	―	―	―	―	―	―	―	―	―
(3)その他の診療収入	―	―	―	―	―	―	―	―	―	―	―	―
2 外来収入	98.1	92.5	98.5	97.1	99.7	93.3	99.3	99.2	99.4	100.0	―	98.1
(1)保険診療収入	95.7	86.3	95.9	89.6	90.1	74.9	98.2	98.9	96.3	96.7	―	94.7
(2)公費等診療収入	0.4	0.1	0.0	1.4	2.8	0.0	0.0	0.0	0.0	0.0	―	0.5
(3)その他の診療収入	2.0	6.0	2.6	6.1	6.8	18.4	1.1	0.2	3.0	3.3	―	2.9
3 その他の医業収入	1.9	7.5	1.5	2.9	0.3	6.7	0.7	0.8	0.6	0.0	―	1.9
II 医業費用	65.4	62.7	55.6	81.2	65.2	71.7	57.6	56.9	54.1	69.1	―	64.2
1 給与費	22.8	29.4	24.6	30.6	31.7	29.3	26.0	25.3	22.8	16.5	―	24.5
(再掲）青色専従者給与費	24.6	15.2	5.4	20.7	16.3	13.0	11.0	9.1	16.4	30.8	―	20.5
2 医薬品費	1.9	1.0	0.1	2.6	1.8	1.3	0.8	0.8	1.3	1.0	―	1.6
3 材料費	0.0	0.0	0.0	0.6	0.0	0.1	0.0	0.0	0.0	0.0	―	0.0
4 委託費	3.5	3.4	1.0	9.3	2.7	6.6	2.2	3.7	1.9	6.0	―	3.6
(再掲）検査委託費	2.6	2.4	1.0	5.3	0.7	5.2	0.5	1.1	1.1	3.2	―	2.2
(再掲）患者用給食委託費	0.1	0.1	0.0	0.0	0.0	0.3	0.0	0.0	0.0	0.1	―	0.0
(再掲）医療用廃棄物委託費	0.5	0.5	0.0	2.5	0.2	0.6	0.0	0.1	0.1	0.1	―	0.2
(再掲）医療事務委託費	0.2	0.4	0.0	1.0	1.6	1.6	1.6	2.4	0.5	2.6	―	0.9
(再掲）その他の委託費	0.2	0.4	0.0	0.5	0.1	0.5	0.1	0.2	0.2	0.1	―	0.2
5 減価償却費	4.4	3.5	2.2	6.1	3.6	7.0	3.9	4.7	2.7	3.2	―	4.2
(再掲）建物減価償却費	1.9	1.5	1.1	2.9	1.6	3.3	1.7	1.7	1.0	1.4	―	1.8
(再掲）医療機器減価償却費	1.3	1.1	0.2	2.3	1.0	2.7	1.7	2.0	0.5	0.9	―	1.3
(再掲）その他の減価償却費	1.3	0.9	0.8	1.0	1.0	1.1	1.0	1.0	1.2	0.9	―	1.1
6 その他の医業費用	8.3	10.1	22.4	12.0	9.1	14.5	13.5	13.3	9.0	11.6	―	9.7
(再掲）土地賃借料	0.4	0.5	0.4	0.6	0.5	1.3	0.7	0.7	0.5	0.6	―	0.4
(再掲）建物賃借料	1.9	2.9	7.3	2.3	4.7	0.0	4.0	4.7	2.4	3.5	―	2.7
(再掲）医療機器賃借料	1.3	1.5	0.6	2.0	1.2	2.9	1.6	1.8	0.3	2.2	―	1.4
(再掲）その他の費用	4.7	5.1	14.1	7.1	2.7	10.3	7.1	6.2	5.8	5.3	―	5.2
III 収支差額（I－II）	34.6	37.3	44.4	18.8	34.8	28.3	42.4	43.1	45.9	30.9	―	35.8

(平成19年6月医療経済実態調査報告より作表)

表3-25 個人立一般診療所1施設当たり収支額；収支科目・有床－無床・管理者年齢階級別
(平成13年6月医療経済実態調査報告)

(有床診療所)

単位：円

	~29歳	30~34歳	35~39歳	40~44歳	45~49歳	50~54歳	55~59歳	60~64歳	65~69歳	70~74歳	75~79歳	80歳~	全体
Ⅰ 医業収入	-	8,132,257	7,281,481	14,376,302	16,164,435	13,471,506	15,311,254	14,940,637	8,890,428	5,298,465	5,725,060	6,995,848	10,452,476
1 入院収入	-	-	-	4,750,066	6,797,649	3,002,619	4,713,269	2,415,112	1,095,862	971,386	150,990	-	2,278,406
(1) 保険診療収入	-	-	-	2,880,687	3,906,855	1,827,751	3,160,274	1,177,297	757,722	402,546	69,988	-	1,337,547
(2) 公害等診療収入	-	-	-	-	4,527	-	-	20,650	-	-	-	-	2,439
(3) その他の診療収入	-	-	-	1,869,378	2,886,267	1,174,868	1,552,995	1,217,165	338,140	568,840	81,002	-	938,421
2 外来収入	-	8,104,243	7,272,601	9,621,109	9,079,978	10,220,523	10,272,639	11,970,120	7,638,156	4,184,596	5,475,714	6,965,623	7,961,094
(1) 保険診療収入	-	8,079,243	4,574,033	8,893,571	7,533,850	9,579,939	9,447,454	11,476,744	7,180,710	3,841,514	5,230,573	6,866,840	7,378,622
(2) 公害等診療収入	-	25,000	2,698,568	62,048	61,667	134,338	84,178	59,000	51,453	117,258	32,806	31,063	96,310
(3) その他の診療収入	-	-	-	665,490	1,484,461	506,246	741,006	434,376	405,992	225,823	212,335	67,720	486,163
3 その他の医業収入	-	28,014	8,880	5,128	286,808	248,364	325,347	555,405	156,410	142,484	98,356	30,225	212,976
Ⅱ 医業費用	-	5,664,276	6,827,522	9,608,560	11,320,788	10,254,942	9,988,413	11,391,776	6,608,916	3,969,586	3,441,088	5,700,879	7,608,956
1 給与費	-	2,242,927	255,780	3,486,775	3,875,104	3,803,955	3,897,624	4,807,136	2,823,767	1,681,181	1,763,665	2,393,092	3,015,966
(再掲) 青色等従事者給与費	-	175,060	-	261,111	501,904	703,056	675,015	413,223	465,634	275,571	127,987	247,222	430,253
2 医薬品費	-	2,101,502	3,668,743	2,375,260	3,077,309	2,544,777	1,805,033	2,561,802	1,666,978	1,039,093	845,795	1,554,730	1,882,411
3 材料費	-	122,058	-	305,800	341,510	492,111	603,791	569,327	364,571	120,522	20,361	77,552	327,669
4 委託費	-	226,528	477,619	393,004	418,337	751,717	1,003,549	727,573	219,930	174,133	152,842	258,746	417,214
(再掲) 検査委託費	-	213,364	-	192,277	204,342	314,214	324,234	220,461	149,957	116,160	138,932	233,525	195,062
(再掲) 医療用消耗品委託費	-	9,489	477,619	33,857	44,642	38,725	32,367	42,923	18,032	5,718	10,571	4,987	26,900
(再掲) 医療事務委託費	-	-	-	70,000	34,221	260,088	127,832	295,896	10,533	15,191	2,222	11,900	87,659
(再掲) その他の委託費	-	3,675	-	96,869	135,131	138,690	519,117	168,293	41,408	37,065	1,117	8,334	107,593
5 減価償却費	-	296,964	350,407	644,538	526,551	450,286	484,123	474,872	184,614	132,089	192,277	323,688	319,601
(再掲) 建物減価償却費	-	115,706	45,131	336,037	282,473	190,444	228,184	192,460	87,281	62,854	117,969	110,640	147,881
(再掲) 医療器機械減価償却費	-	115,842	177,604	235,758	120,240	106,021	148,775	153,804	45,939	14,644	7,914	60,931	80,369
(再掲) その他の減価償却費	-	65,417	127,672	72,744	123,838	153,822	107,164	128,608	51,394	54,592	66,395	152,117	91,351
6 その他の医業費用	-	674,298	2,074,973	2,403,183	3,081,978	2,212,095	2,194,293	2,251,065	1,349,055	822,568	466,147	1,093,071	1,646,095
(再掲) 建物賃料	-	206,430	465,000	451,715	880,264	442,915	332,276	432,938	240,263	45,392	1,360	66,667	298,472
(再掲) 医療機器賃料	-	-	331,043	388,542	442,210	174,493	362,342	260,851	140,597	47,715	49,407	262,749	192,630
Ⅲ 収支差額(Ⅰ-Ⅱ)	-	2,467,981	453,959	4,767,743	4,843,646	3,216,565	5,322,841	3,548,860	2,281,511	1,328,879	2,283,972	1,294,969	2,843,520
施設数	-	2	1	6	14	22	11	15	35	32	9	6	153

※平成19年6月調査はないが管理者年齢別の傾向として参考となるので掲げておく

表3-26 個人立一般診療所1施設当たり収支額；収支科目・有床-無床・管理者年齢階級別

(平成13年6月医療経済実態調査報告)

単位：円

(無床診療所)

	～29歳	30～34歳	35～39歳	40～44歳	45～49歳	50～54歳	55～59歳	60～64歳	65～69歳	70～74歳	75～79歳	80歳～	全体
Ⅰ 医業収入	-	4,796,964	9,563,892	9,810,559	8,197,742	7,690,910	6,866,305	6,056,677	5,118,042	5,237,987	4,263,831	4,772,229	6,642,186
1 入院収入	-	.	.	.	.	.	.	.	.	.	.	.	.
(1) 保険診療収入	-	.	.	.	.	.	.	.	.	.	.	.	.
(2) 公害等診療収入	-	.	.	.	.	.	.	.	.	.	.	.	.
(3) その他の診療収入	-	.	.	.	.	.	.	.	.	.	.	.	.
2 外来収入	-	4,476,464	9,407,756	9,691,286	8,027,090	7,443,932	6,619,261	5,906,952	4,972,416	5,120,580	4,114,019	4,722,249	6,478,226
(1) 保険診療収入	-	4,461,034	9,222,177	9,292,356	7,817,856	7,204,319	6,479,729	5,724,252	4,855,173	4,997,030	3,943,651	4,613,121	6,287,041
(2) 公害等診療収入	-	-	111,426	41,605	60,842	30,411	45,556	17,830	3,240	82,495	91,295	37,829	50,737
(3) その他の診療収入	-	15,430	74,153	357,325	148,392	209,201	93,977	164,870	114,003	41,055	79,073	71,300	140,448
3 その他の医業収入	-	320,500	156,135	119,274	170,652	246,978	247,044	149,724	145,626	117,407	149,812	49,979	163,961
Ⅱ 医業費用	-	2,168,965	5,375,163	6,459,181	5,231,177	4,732,155	4,292,399	3,594,549	2,932,946	3,542,357	2,935,910	3,608,279	4,215,004
1 給与費	-	1,165,932	1,962,845	1,957,973	1,877,961	1,620,794	1,165,354	1,273,995	1,165,037	1,359,883	1,186,334	1,459,915	1,489,149
(再掲)青色専従者給与費	-	.	334,053	301,613	503,605	433,970	306,962	439,028	334,067	355,216	374,045	222,708	381,793
2 医薬品費	-	189,960	1,153,936	1,639,926	1,560,604	1,433,984	1,458,976	1,262,504	931,056	1,096,774	943,897	1,200,340	1,272,232
3 材料費	-	97,758	220,942	117,857	139,982	78,363	94,417	74,199	33,178	76,859	62,516	28,709	87,259
4 委託費	-	18,900	146,968	556,389	241,848	250,925	310,815	149,902	127,517	167,904	112,956	170,580	224,919
(再掲)検査委託費	-	.	105,997	145,595	123,679	161,198	111,924	114,998	94,672	87,429	72,406	89,642	112,924
(再掲)医療用廃棄物委託費	-	9,450	5,625	9,083	7,741	7,603	4,943	3,687	4,287	4,125	7,664	2,991	6,136
(再掲)医療事務委託費	-	.	967	5,027	49,087	51,550	171,889	16,017	20,549	37,053	21,635	48,385	41,564
(再掲)その他の委託費	-	9,450	34,379	396,684	61,341	30,474	22,059	15,200	8,008	39,298	11,250	29,562	64,295
5 減価償却費	-	159,505	292,982	425,082	305,281	259,499	172,094	182,305	162,155	148,534	166,229	133,584	226,350
(再掲)建物減価償却費	-	59,776	63,672	152,648	123,913	105,078	81,405	66,779	62,339	55,091	90,338	42,458	89,731
(再掲)医療機器減価償却費	-	87,395	79,247	120,692	71,795	63,586	29,839	32,583	34,449	26,868	34,967	46,648	52,660
(再掲)その他の減価償却費	-	12,334	150,063	151,741	109,573	90,835	60,850	82,943	65,367	66,575	40,923	44,478	83,959
6 その他の医業費用	-	536,910	1,597,490	1,761,954	1,105,501	1,088,591	1,090,743	651,644	514,003	692,403	463,979	615,152	915,095
(再掲)建物賃借料	-	-	452,196	329,307	279,619	221,497	138,018	111,688	55,722	47,020	58,589	121,732	161,668
(再掲)医療機器賃借料	-	391,440	408,697	343,271	123,317	102,929	143,605	48,003	39,247	51,939	40,430	87,657	112,831
Ⅲ 収支差額（Ⅰ-Ⅱ）	-	2,627,999	4,188,729	3,351,378	2,966,565	2,958,755	2,573,906	2,462,127	2,185,096	1,695,630	1,327,921	1,163,949	2,427,182
施設数	-	2	15	53	85	87	40	44	66	94	64	16	566

※平成19年6月調査はないが管理者年齢別傾向として参考となるので掲げておく

表3-27 1施設当たり初診患者数・再診患者延数・外来診療日数・在院患者延数；有床－無床・開設者・診療科別

有床

		内科	小児科	精神科	外科	整形外科	産婦人科	眼科	耳鼻咽喉科	皮膚科	その他	無回答	全体
個人	初診患者数(人)	132.7	262.0	24.0	101.2	33.0	90.4	600.4	—	391.0	96.0	—	156.8
	再診患者延数(人)	959.5	405.0	3,835.0	1,461.7	1,185.0	541.9	2,567.0	—	479.0	673.0	—	1,085.2
	初診・再診(延)数(人)	1,092.2	667.0	3,859.0	1,562.9	1,218.0	632.3	3,167.4	—	870.0	769.0	—	1,242.0
	外来診療日数(日)	24.9	26.0	26.0	24.8	22.0	23.5	25.3	—	19.5	24.3	—	24.3
	在院患者延数(人)	104.6	12.0	604.0	209.1	0.0	53.3	10.6	—	0.0	96.0	—	102.4
その他	初診患者数(人)	85.6	182.0	—	125.4	208.8	176.4	313.8	380.0	250.0	265.3	—	183.3
	再診患者延数(人)	1,115.3	1,029.0	—	1,452.1	3,658.5	1,049.2	1,772.2	1,440.0	3,226.0	2,687.5	—	1,608.0
	初診・再診(延)数(人)	1,200.9	1,211.0	—	1,577.6	3,867.3	1,225.5	2,086.0	1,820.0	3,476.0	2,952.8	—	1,791.3
	外来診療日数(日)	24.3	28.5	—	23.8	24.8	24.9	24.2	23.3	26.0	24.9	—	24.4
	在院患者延数(人)	148.6	0.0	—	177.0	206.4	117.6	15.0	19.0	22.0	108.8	—	118.1
全体	初診患者数(人)	105.3	222.0	24.0	112.7	189.2	133.4	393.4	380.0	320.5	192.7	—	172.4
	再診患者延数(人)	1,050.1	717.0	3,835.0	1,457.2	3,383.7	795.6	1,992.9	1,440.0	1,852.5	1,824.1	—	1,393.6
	初診・再診(延)数(人)	1,155.4	939.0	3,859.0	1,569.8	3,572.9	928.9	2,386.4	1,820.0	2,173.0	2,016.9	—	1,566.1
	外来診療日数(日)	24.5	27.3	26.0	24.3	24.4	24.2	24.5	23.3	22.8	24.6	—	24.4
	在院患者延数(人)	130.2	6.0	604.0	193.9	183.4	85.4	13.8	19.0	11.0	103.3	—	111.7

無床

		内科	小児科	精神科	外科	整形外科	産婦人科	眼科	耳鼻咽喉科	皮膚科	その他	無回答	全体
個人	初診患者数(人)	101.2	244.6	36.7	93.1	205.7	94.5	261.0	379.1	514.0	126.2	—	178.9
	再診患者延数(人)	798.2	635.4	835.6	907.9	2,154.9	257.6	865.8	1,134.8	1,045.6	707.2	—	926.5
	初診・再診(延)数(人)	899.4	880.0	872.4	1,001.0	2,360.6	352.2	1,126.8	1,514.0	1,559.6	833.5	—	1,105.5
	外来診療日数(日)	23.1	23.6	20.2	24.0	23.9	22.0	22.8	22.4	22.7	24.1	—	23.1
	在院患者延数(人)	—	—	—	—	—	—	—	—	—	—	—	—
その他	初診患者数(人)	162.2	459.7	51.3	133.8	255.7	83.0	325.6	382.7	775.2	121.4	—	254.2
	再診患者延数(人)	1,313.1	952.2	1,358.8	1,557.5	2,868.2	471.7	1,700.7	1,454.6	1,456.6	1,194.4	—	1,469.3
	初診・再診(延)数(人)	1,475.2	1,412.0	1,410.2	1,691.3	3,123.9	554.7	2,026.3	1,837.3	2,231.8	1,315.8	—	1,723.4
	外来診療日数(日)	23.7	23.7	23.5	21.3	22.9	22.2	22.5	24.3	21.5	24.9	—	23.4
	在院患者延数(人)	—	—	—	—	—	—	—	—	—	—	—	—
全体	初診患者数(人)	126.1	352.2	44.3	100.8	229.4	92.1	289.9	380.4	595.9	124.9	—	209.5
	再診患者延数(人)	1,008.8	793.8	1,108.6	1,029.7	2,492.3	303.5	1,239.6	1,249.8	1,174.5	842.6	—	1,146.7
	初診・再診(延)数(人)	1,135.0	1,146.0	1,153.0	1,130.5	2,721.6	395.6	1,529.6	1,630.2	1,770.5	967.4	—	1,356.1
	外来診療日数(日)	23.3	23.6	21.9	23.5	23.4	22.1	22.7	23.1	22.3	24.3	—	23.2
	在院患者延数(人)	—	—	—	—	—	—	—	—	—	—	—	—

(平成19年6月医療経済実態調査報告)

表 3-28　1施設当たり収支額；収支科目・有床一無床・開設者・建物の所有区分別（有床診療所）

(有床診療所)　単位：円

	個人 自己所有	個人 賃借	個人 リース	個人 全体	自己所有	賃借	リース	全体	自己所有	賃借	リース	全体	自己所有	賃借	リース	全体
Ⅰ 医業収入	8,761,915	21,516,692	17,426,500	11,048,166	19,052,448	16,080,570	—	16,754,195	11,629,768	16,810,795	17,426,500	14,365,625
1 入院収入	1,320,912	6,122,877	7,686,206	2,239,115	4,796,271	3,906,981	—	4,108,554	2,289,455	4,204,639	7,686,206	3,325,998
(1) 保険診療収入	1,074,281	3,245,232	6,596,650	1,538,372	4,048,062	2,492,339	—	2,844,969	1,903,040	2,593,474	6,596,650	2,298,022
(2) 公害等診療収入	8,496	1,903	0	7,240	2,781	11,794	—	9,751	6,904	10,465	0	8,700
(3) その他の診療収入	238,135	2,875,743	1,089,556	693,503	745,428	1,402,849	—	1,253,833	379,512	1,600,700	1,089,556	1,019,277
2 外来収入	7,226,112	14,708,496	9,324,321	8,512,031	13,823,847	11,824,390	—	12,277,600	9,064,825	12,211,807	9,324,321	10,701,315
(1) 保険診療収入	7,010,785	13,471,612	8,587,190	8,116,782	13,485,771	10,693,501	—	11,326,415	8,815,289	11,066,680	8,587,190	9,982,848
(2) 公害等診療収入	28,406	28,814	717,523	41,235	231,573	338,900	—	314,572	85,026	297,246	717,523	200,152
(3) その他の診療収入	186,921	1,208,070	19,608	354,014	106,503	791,989	—	636,612	164,509	847,881	19,608	518,315
3 その他の医業収入	214,891	685,319	415,973	297,020	432,330	349,199	—	368,042	275,489	394,349	415,973	338,312
Ⅱ 医業費用	6,461,834	13,855,510	14,889,384	7,850,179	18,447,808	14,994,452	—	15,777,213	9,802,187	14,841,460	14,889,384	12,458,919
1 給与費	3,406,797	6,896,223	6,428,604	4,044,327	9,538,702	8,083,142	—	8,413,069	5,115,688	7,923,705	6,428,604	6,584,293
2 医薬品費	1,441,218	2,005,471	857,866	1,524,457	3,331,439	2,200,755	—	2,457,044	1,968,000	2,174,523	857,866	2,066,659
3 材料費	280,443	702,462	320,721	351,525	1,312,712	682,142	—	825,071	568,124	684,871	320,721	626,843
(再掲) 給食用材料費	89,679	214,192	0	108,770	114,224	189,324	—	172,301	96,519	192,664	0	145,707
4 委託費	438,817	1,454,811	1,375,993	625,504	756,919	991,822	—	938,578	527,468	1,054,015	1,375,993	807,524
(再掲) 検査委託費	225,621	521,802	322,235	276,774	330,222	328,128	—	328,603	254,772	354,144	322,235	306,907
(再掲) 患者用給食委託費	60,314	561,349	763,350	156,839	154,289	143,439	—	145,898	86,504	199,576	763,350	150,478
(再掲) 医療用廃棄物委託費	14,254	16,700	5,470	14,499	40,701	45,627	—	44,511	21,624	41,742	5,470	31,948
(再掲) 医療事務委託費	75,621	137,986	11,760	84,833	92,427	393,076	—	324,929	80,305	358,810	11,760	224,423
(再掲) その他の委託費	63,007	216,974	273,178	92,560	139,280	81,552	—	94,637	84,263	99,743	273,178	93,768
5 減価償却費	372,607	549,068	8,674	395,277	1,267,586	411,258	—	605,359	622,027	429,770	8,674	517,418
(再掲) 建物減価償却費	202,329	132,323	0	186,915	551,056	42,430	—	157,719	299,515	54,506	0	169,940
(再掲) 医療機器減価償却費	84,903	130,637	0	90,953	422,317	253,823	—	292,015	178,937	237,276	0	207,850
(再掲) その他の減価償却費	85,374	286,108	8,674	117,410	294,213	115,004	—	155,625	143,575	137,988	8,674	139,628
6 その他の医業費用	521,953	2,247,475	5,897,526	909,088	2,240,451	2,625,332	—	2,538,092	1,000,879	2,574,575	5,897,526	1,856,183
(再掲) 土地賃借料	65,969	142,556	438,000	85,623	333,549	117,078	—	166,145	140,540	120,501	438,000	132,438
(再掲) 建物賃借料	—	1,689,142	3,045,000	337,913	—	992,606	—	767,615	—	1,086,170	3,045,000	587,740
(再掲) 医療機器賃借料	109,425	275,740	331,021	141,248	257,683	232,848	—	238,477	150,743	238,610	331,021	197,777
(再掲) その他の費用	346,559	140,037	2,083,505	344,304	1,649,219	1,282,800	—	1,365,855	709,595	1,129,295	2,083,505	938,229
Ⅲ 収支差額(Ⅰ－Ⅱ)	2,300,081	7,661,182	2,537,116	3,197,988	604,640	1,086,118	—	976,983	1,827,581	1,969,335	2,537,116	1,906,706
施設数	44	9	1	54	17	58	0	75	61	67	1	129

（平成19年6月医療経済実態調査報告）

(注) 建物の所有区分が単独回答の診療所の計数である。(以下同様)

表3-29　1施設当たり収支額；収支科目・有床－無床・開設者・建物の所有区分別（無床診療所）

（無床診療所）　　　単位：円

	個人			その他			全体		
	自己所有	賃借	全体 リース	自己所有	賃借	全体 リース	自己所有	賃借	全体 リース
Ⅰ 医業収入	6,110,765	6,307,923	6,178,723 ―	13,145,223	10,703,577	11,253,144 ―	7,351,098	8,872,941	8,127,050 ―
1 入院収入	―	―	― ―	―	―	― ―	―	―	― ―
(1) 保険診療収入	―	―	― ―	―	―	― ―	―	―	― ―
(2) 公害等診療収入	―	―	― ―	―	―	― ―	―	―	― ―
(3) その他の診療収入	―	―	― ―	―	―	― ―	―	―	― ―
2 外来収入	5,984,649	6,206,816	6,061,228 ―	12,963,541	10,507,902	11,060,618 ―	7,215,185	8,716,650	7,980,747 ―
(1) 保険診療収入	5,769,475	6,002,116	5,849,664 ―	12,634,804	9,852,426	10,478,685 ―	6,979,987	8,248,907	7,626,979 ―
(2) 公害等診療収入	31,393	37,589	33,529 ―	74,478	98,282	92,924 ―	38,990	73,005	56,334 ―
(3) その他の診療収入	183,781	167,112	178,035 ―	254,259	557,194	489,009 ―	196,208	394,738	297,434 ―
3 その他の医業収入	126,116	101,107	117,496 ―	181,682	195,675	192,526 ―	135,913	156,291	146,303 ―
Ⅱ 医業費用	3,851,733	4,187,618	3,967,509 ―	11,688,175	9,523,257	10,010,537 ―	5,233,474	7,301,150	6,287,734 ―
1 給与費	1,462,100	1,659,958	1,530,300 ―	6,804,803	5,352,661	5,679,509 ―	2,404,139	3,814,780	3,123,391 ―
2 医薬品費	1,397,502	953,226	1,244,365 ―	1,960,526	1,688,693	1,749,877 ―	1,496,776	1,382,397	1,438,456 ―
3 材料費	96,298	98,396	97,021 ―	457,980	223,292	276,116 ―	160,071	171,277	165,785 ―
(再掲)給食用材料費	3,058	0	2,004 ―	11,454	2,756	4,713 ―	4,539	1,608	3,044 ―
4 委託費	211,567	244,953	223,075 ―	603,729	387,732	436,349 ―	280,714	328,270	304,962 ―
(再掲)検査委託費	134,303	144,311	137,753 ―	449,251	235,084	283,289 ―	189,836	197,280	193,632 ―
(再掲)患者用給食委託費	55	0	36 ―	13,334	0	3,001 ―	2,396	0	1,175 ―
(再掲)医療用廃棄物委託費	18,664	8,435	15,138 ―	36,208	12,422	17,776 ―	21,757	10,762	16,151 ―
(再掲)医療事務委託費	42,500	81,876	56,072 ―	62,673	95,418	88,048 ―	46,057	89,778	68,349 ―
(再掲)その他の委託費	16,045	10,330	14,075 ―	42,263	44,808	44,235 ―	20,668	30,449	25,655 ―
5 減価償却費	291,385	181,245	253,421 ―	605,653	328,817	391,127 ―	346,797	267,359	306,293 ―
(再掲)建物減価償却費	149,599	30,041	108,389 ―	329,549	60,695	121,209 ―	181,328	47,929	113,311 ―
(再掲)医療機器減価償却費	72,406	84,498	76,574 ―	121,582	146,979	141,263 ―	81,076	120,958	101,411 ―
(再掲)その他の減価償却費	69,380	66,706	68,458 ―	154,522	121,143	128,656 ―	84,392	98,472	91,571 ―
6 その他の医業費用	392,881	1,049,840	619,328 ―	1,255,484	1,542,062	1,477,559 ―	544,977	1,337,068	948,846 ―
(再掲)土地賃借料	29,023	20,109	25,951 ―	121,183	58,263	72,425 ―	45,273	42,373	43,794 ―
(再掲)建物賃借料	―	508,742	175,358 ―	―	633,099	490,600 ―	―	581,308	296,395 ―
(再掲)医療機器賃借料	68,325	111,050	83,051 ―	160,091	185,907	180,096 ―	84,505	154,732	120,312 ―
(再掲)その他の費用	295,533	409,939	334,968 ―	974,210	664,793	734,437 ―	415,199	558,655	488,344 ―
Ⅲ 収支差額（Ⅰ-Ⅱ）	2,259,032	2,120,306	2,211,214 ―	1,457,048	1,180,320	1,242,606 ―	2,117,624	1,571,791	1,839,317 ―
施設数	327	172	499 0	70	241	311 0	397	413	810 0

（平成19年6月医療経済実態調査報告）

表3-30　1施設当たり資産・負債額；資産、負債科目・有床―無床・開設者別

単位：円

	有床 個人	有床 その他	有床 全体	無床 個人	無床 その他	無床 全体	全体 個人	全体 その他	全体 全体
I 流動資産	65,905,267	109,969,316	93,876,359	40,612,847	65,860,252	51,902,044	43,089,028	74,202,122	57,824,800
1 現金・預金	34,945,593	63,119,821	52,830,103	24,918,687	33,693,686	28,842,365	25,900,342	39,258,733	32,227,138
2 医業未収金	17,690,243	25,003,360	22,332,483	9,494,492	17,731,374	13,177,555	10,296,874	19,106,646	14,469,355
3 有価証券	1,085,139	5,268,585	3,740,718	2,090,728	2,981,378	2,488,976	1,992,279	3,413,933	2,665,602
4 医薬品	2,084,291	2,877,112	2,587,560	1,434,893	1,660,445	1,535,747	1,498,470	1,890,540	1,684,162
5 その他の流動資産	10,100,001	13,700,437	12,385,495	2,674,047	9,793,369	5,857,401	3,401,063	10,532,271	6,778,543
II 固定資産	96,721,916	76,694,586	84,008,915	48,800,252	55,211,915	51,667,181	53,491,884	59,274,700	56,230,739
1 有形固定資産	89,717,574	56,016,875	68,324,956	44,990,927	39,145,917	42,377,372	49,369,759	42,336,538	46,038,688
(1)土地	31,387,545	12,919,869	19,664,585	15,179,321	12,053,757	13,781,747	16,766,140	12,217,555	14,611,841
(2)建物	47,251,281	30,539,128	36,642,697	23,565,543	18,857,420	21,460,340	25,884,427	21,066,655	23,602,635
(3)医療用器械備品	7,378,354	6,279,488	6,680,813	2,640,675	3,938,819	3,221,131	3,104,504	4,381,484	3,709,307
(4)その他の有形固定資産	3,700,394	6,278,390	5,336,861	3,605,387	4,295,921	3,914,154	3,614,689	4,670,844	4,114,904
2 無形固定資産	315,757	1,084,991	804,053	445,743	901,535	649,547	433,017	936,230	671,349
3 その他の資産	6,688,585	19,592,720	14,879,905	3,363,583	15,164,463	8,640,262	3,689,107	16,001,931	9,520,703
III 繰延資産	1,308,669	8,698,961	5,999,898	1,328,655	549,761	980,378	1,326,698	2,090,931	1,688,654
IV 資産合計（I＋II＋III）	163,935,852	195,362,862	183,885,171	90,741,754	121,621,928	104,549,603	97,907,610	135,567,752	115,744,193
V 流動負債	17,399,440	26,270,648	23,030,729	10,992,439	13,333,367	12,039,168	11,619,698	15,780,055	13,590,125
1 買掛金	5,139,996	7,674,343	6,748,755	5,196,973	3,921,156	4,626,501	5,191,395	4,630,955	4,925,960
2 支払手形	0	167,072	106,054	112,949	15,368	69,316	101,891	44,059	74,500
3 短期借入金	4,114,993	7,872,874	6,500,430	2,681,340	4,218,763	3,368,788	2,821,698	4,909,826	3,810,676
4 その他の流動負債	8,144,452	10,556,360	9,675,489	3,001,177	5,178,079	3,974,563	3,504,715	6,195,215	4,778,988
VI 固定負債	49,298,293	40,252,305	43,556,057	23,252,269	25,276,164	24,157,239	25,802,229	28,108,439	26,894,496
1 長期借入金	47,535,983	31,738,355	37,507,924	21,538,530	22,945,808	22,167,784	24,083,735	24,608,648	24,332,344
2 その他の固定負債	1,762,310	8,513,950	6,048,134	1,713,739	2,330,355	1,989,455	1,718,494	3,499,792	2,562,152
VII 負債合計（V＋VI）	66,697,734	66,522,953	66,586,786	34,244,708	38,609,531	36,196,407	37,421,927	43,888,494	40,484,620
VIII 資本合計（IV－VII）	97,238,118	128,839,909	117,298,385	56,497,046	83,012,397	68,353,196	60,485,683	91,679,258	75,259,573

（注）1．個人立の一般診療所は青色申告により税務申告を行い、資産負債調（貸借対照表）を提出した施設の数値である。
2．個人立の一般診療所は平成18年度末、その他の一般診療所は平成18年度末における資産、負債の額である。

（平成19年6月医療経済実態調査報告）

表3-31　1施設当たり収支額；収支科目・開設者・常勤歯科医師1人、2人以上別

単位：円

	個人 1人	個人 2人以上	個人 全体	その他 1人	その他 2人以上	その他 全体	全体 1人	全体 2人以上	全体 全体
Ⅰ 医業収入	3,163,068	4,668,573	3,455,029	5,137,245	8,706,971	6,770,848	3,396,181	5,958,949	4,005,334
1. 保険診療収入	2,770,273	3,870,676	2,983,673	4,367,644	6,568,155	5,374,657	2,958,893	4,732,592	3,380,489
2. 労災等診療収入	3,773	0	3,041	3,284	27,270	14,261	3,715	8,714	4,903
3. その他の診療収入	339,238	773,470	423,448	676,717	2,046,990	1,303,791	379,088	1,180,393	569,553
4. その他の医業収入	49,784	24,427	44,866	89,600	64,556	78,139	54,485	37,249	50,388
Ⅱ 介護収入	2,264	954	2,010	2,559	35,457	17,614	2,299	11,979	4,600
1. 居宅サービス収入	2,127	954	1,899	2,559	35,457	17,614	2,178	11,979	4,508
2. その他の介護収入	137	0	110	0	0	0	121	0	92
Ⅲ 医業・介護費用	1,936,954	3,437,956	2,228,042	4,394,003	7,965,649	6,028,485	2,227,085	4,884,674	2,858,777
1. 給与費	799,481	1,779,464	989,528	2,570,285	4,991,520	3,678,307	1,008,580	2,805,801	1,435,767
2. 医薬品費	39,472	49,615	41,439	58,147	87,525	71,591	41,677	61,728	46,443
3. 歯科材料費	195,185	292,030	213,966	333,719	549,019	432,246	211,543	374,145	250,193
4. 委託費	344,268	499,409	374,354	473,063	725,189	588,442	359,476	571,552	409,885
(再掲) 歯科技工委託費	320,469	470,632	349,590	447,628	622,787	527,785	335,484	519,249	379,164
(再掲) 医療用廃棄物委託費	3,454	4,725	3,700	5,924	8,348	7,033	3,746	5,883	4,254
(再掲) 医療事務委託費	12,925	13,301	12,998	14,643	69,655	39,818	13,128	31,307	17,449
(再掲) その他の委託費	7,420	10,751	8,066	4,868	24,398	13,806	7,119	15,112	9,019
5. 減価償却費	149,624	213,342	161,981	246,955	342,745	290,791	161,117	254,690	183,359
(再掲) 建物減価償却費	52,077	69,916	55,537	34,100	64,231	47,889	49,955	68,100	54,268
(再掲) 医療機器減価償却費	59,964	84,503	64,723	71,170	157,120	110,503	61,288	107,706	72,321
(再掲) その他の減価償却費	37,582	58,922	41,721	141,685	121,395	132,400	49,875	78,884	56,770
6. その他の医業費用	408,924	604,097	446,774	711,835	1,269,651	967,107	444,692	816,759	533,130
(再掲) 土地賃借料	14,324	20,426	15,507	32,614	65,613	47,715	16,484	34,864	20,853
(再掲) 建物賃借料	91,175	108,503	94,536	189,528	343,893	260,170	102,789	183,717	122,025
(再掲) 医療機器賃借料	40,020	61,226	44,132	80,412	120,806	98,898	44,789	80,263	53,221
(再掲) その他の費用	263,405	413,942	292,598	409,281	739,339	560,325	280,630	517,915	337,031
Ⅳ 収支差額（Ⅰ＋Ⅱ－Ⅲ）	1,228,377	1,231,572	1,228,997	745,801	776,779	759,978	1,171,394	1,086,254	1,151,157
施設数	478	115	593	64	54	118	542	169	711
平均ユニット数	3	4	3	4	5	5	3	4	3

（平成19年6月医療経済実態調査報告）

表 3－32　1 施設当たり収支額；収支科目・開設者・建物の所有区分別

単位：円

	個				その他				全 体			
	自己所有	賃借	リース	全体	自己所有	賃借	リース	全体	自己所有	賃借	リース	全体
I 医業収入	3,277,358	3,793,083	3,000,000	3,455,329	6,438,528	7,035,045	6,426,378	6,917,764	3,444,153	4,799,209	4,713,189	4,017,348
1. 保険診療収入	2,897,536	3,148,156	2,600,000	2,983,741	5,613,741	5,439,895	5,195,848	5,470,312	3,040,854	3,859,385	3,897,924	3,387,358
2. 労災等診療収入	208	5,781	0	2,136	77,958	508	0	15,025	4,311	4,144	0	4,228
3. その他の診療収入	344,374	578,218	400,000	425,385	693,226	1,507,028	1,167,750	1,351,411	362,781	866,469	783,875	575,697
4. その他の医業収入	35,239	60,929	0	44,067	53,603	87,615	62,780	81,016	36,208	69,211	31,390	50,065
II 介護収入	1,133	3,823	0	2,062	20,942	18,208	0	18,558	2,178	8,287	0	4,739
1. 居宅サービス収入	960	3,823	0	1,949	20,942	18,208	0	18,558	2,014	8,287	0	4,645
2. その他の介護収入	173	0	0	113	0	0	0	0	164	0	0	95
III 医業・介護費用	2,094,207	2,503,598	1,339,623	2,234,559	5,976,048	6,224,230	6,686,321	6,181,822	2,299,028	3,658,277	4,012,972	2,875,274
1. 給与費	969,077	1,039,569	508,500	992,672	3,888,540	3,733,788	3,695,246	3,762,460	1,123,119	1,875,706	2,101,873	1,442,261
2. 医薬品費	42,150	39,663	50,000	41,303	51,019	79,475	14,980	73,564	42,618	52,019	32,490	46,540
3. 歯科材料費	210,834	220,957	180,000	214,283	416,321	453,917	239,520	444,953	221,676	293,255	209,760	251,725
4. 委託費	357,523	403,691	230,000	373,277	409,477	643,505	754,870	600,619	360,264	478,116	492,435	410,179
(再掲) 歯科技工委託費	334,581	374,970	170,000	348,272	350,748	579,545	667,430	537,430	335,434	438,458	418,740	378,976
(再掲) 医療用廃棄物委託費	3,984	3,206	10,000	3,725	8,083	6,892	0	7,054	4,200	4,350	5,000	4,266
(再掲) 医療事務委託費	10,167	18,718	50,000	13,195	35,982	43,360	41,590	41,590	11,529	26,365	25,000	17,804
(再掲) その他の委託費	8,791	6,797	0	8,086	14,664	13,708	87,390	14,545	9,101	8,942	43,695	9,134
5. 減価償却費	169,386	148,132	39,923	161,808	321,376	293,863	231,751	298,467	177,406	193,359	135,837	183,990
(再掲) 建物減価償却費	71,444	24,622	39,923	55,188	116,502	32,642	0	48,074	73,822	27,111	19,962	54,033
(再掲) 医療機器減価償却費	58,600	77,152	0	64,918	107,934	111,997	74,514	110,900	61,203	87,966	37,257	72,381
(再掲) その他の減価償却費	39,343	46,359	0	41,702	96,940	149,224	157,237	139,492	42,382	78,283	78,619	57,576
6. その他の医業費用	345,237	651,584	331,200	451,215	889,314	1,019,683	1,749,954	1,001,759	373,945	765,822	1,040,577	540,579
(再掲) 土地賃借料	15,570	14,236	0	15,081	54,381	45,691	200,000	48,698	17,618	23,998	100,000	20,538
(再掲) 建物賃借料	―	277,775	290,000	96,618	47,619	320,722	200,000	268,438	2,513	291,104	245,000	124,507
(再掲) 医療機器賃借料	41,623	48,531	41,200	44,013	95,386	103,394	100,969	100,969	44,460	65,558	20,600	53,258
(再掲) その他の費用	288,044	311,042	0	295,503	691,927	549,876	1,349,954	583,654	309,354	385,162	674,977	342,276
IV 収支差額（I＋II－III）	1,184,284	1,293,308	1,660,377	1,222,832	483,422	829,023	−259,943	754,500	1,147,303	1,149,219	700,217	1,146,813
施設数	377	200	1	578	21	90	1	112	398	290	2	690
平均ユニット数	3	3	3	3	5	5	4	5	3	4	3	3

（注）建物の所有区分が単独回答の診療所の計数である。

（平成19年6月医療経済実態調査報告）

表3-33 個人立歯科診療所1施設当たり収支額；収支科目・管理者年齢階級別

(平成13年6月医療経済実態調査報告)

単位：円

	～29歳	30～34歳	35～39歳	40～44歳	45～49歳	50～54歳	55～59歳	60～64歳	65～69歳	70～74歳	75～79歳	80歳～	全体
I 医業収入	2,500,000	4,234,831	4,491,334	3,990,123	3,894,600	3,915,161	3,471,707	3,191,808	2,790,772	3,445,632	3,809,381	3,448,078	3,829,577
1. 保険診療収入	2,300,000	3,844,050	4,010,588	3,557,320	3,464,499	3,359,673	2,864,904	2,573,970	2,436,973	2,923,368	2,965,251	2,365,846	3,330,875
2. 労災等診療収入	-	-	-	1,696	-	-	-	-	-	-	-	-	324
3. その他の診療収入	200,000	370,617	447,142	412,134	410,691	510,525	577,546	489,538	333,543	445,234	829,434	1,082,233	462,477
4. その他の医業収入	-	20,165	33,604	18,974	19,409	44,962	29,257	128,301	20,256	77,031	14,697	-	35,901
II 医業費用	1,895,500	3,121,761	3,047,819	2,721,317	2,722,628	2,514,857	2,160,029	1,997,268	1,716,406	2,443,081	2,106,329	2,448,353	2,555,140
1. 給与費	-	1,053,452	1,126,340	1,028,880	1,094,528	1,034,993	903,972	802,106	713,239	1,196,438	951,818	938,348	1,011,558
(再掲) 青色事業従者給与費	-	276,667	247,918	304,985	307,359	268,083	281,771	223,552	250,990	277,859	277,121	534,167	279,879
2. 医薬品費	12,500	61,372	73,651	58,146	55,437	52,409	40,437	31,390	23,977	29,929	35,063	45,157	51,662
3. 歯科材料費	120,000	311,444	281,271	264,725	263,276	229,003	256,632	203,415	139,380	212,714	179,874	260,439	246,286
4. 委託費	963,000	535,859	508,784	465,489	442,600	424,236	334,573	316,642	348,895	405,024	449,259	319,372	429,570
(再掲) 歯科技工委託費	280,000	521,942	479,313	423,829	390,715	398,255	307,042	293,642	322,241	365,674	415,913	311,760	394,003
(再掲) 医院用廃棄物委託費	3,000	1,538	2,393	3,317	3,031	2,669	3,129	1,837	1,335	1,046	2,699	1,050	2,648
(再掲) 医療事務委託費	60,000	11,189	12,906	11,486	41,855	16,395	18,953	10,867	12,615	23,101	17,172	6,563	19,766
(再掲) その他の委託費	620,000	1,190	14,172	26,858	6,999	6,917	5,448	10,296	12,704	15,203	13,474	-	13,154
5. 減価償却費	-	378,772	299,254	198,903	200,668	177,322	137,599	125,964	106,079	128,134	106,882	60,461	192,409
(再掲) 建物減価償却費	-	129,824	85,602	74,397	70,609	65,999	50,195	55,433	44,262	54,345	48,471	41,424	68,741
(再掲) 医療機器械減価償却費	-	128,670	103,309	55,931	54,034	52,677	46,613	44,932	35,995	17,513	38,256	4,399	58,449
(再掲) その他の減価償却費	-	120,278	110,344	68,576	76,024	58,646	40,792	25,598	25,822	56,276	20,154	14,638	65,219
6. その他の医業費用	800,000	780,862	758,519	705,174	666,118	596,894	486,817	517,751	384,338	470,840	383,434	824,576	623,655
(再掲) 建物賃借料	265,000	199,794	141,217	113,949	113,561	116,857	83,414	101,059	56,283	62,353	-	-	109,653
(再掲) 医院賃借料雑費	120,000	104,393	81,544	57,279	46,609	38,768	48,763	27,840	13,415	22,805	47,673	61,322	49,984
III 収支差額（I-II）	604,500	1,113,071	1,443,515	1,268,806	1,171,972	1,400,304	1,311,679	1,194,540	1,074,366	1,002,551	1,703,052	999,726	1,274,437
施設数	1	21	68	112	116	108	55	42	31	17	11	4	586

※平成19年6月調査はないが管理者年齢別傾向として参考となるので掲げておく

表3－34　1施設当たり初診患者数・再診患者延数・外来診察日数；開設者・常勤歯科医師数別

単位：人、日

歯科医師数		初診患者数	再診患者延数	初診・再診患者(延)数	外来診療日数
個人	1人	75.5	393.3	468.8	22.6
	2人以上	93.2	543.5	636.8	22.9
	全体	78.9	422.4	501.4	22.6
その他	1人	94.9	510.4	605.3	23.0
	2人以上	151.2	828.6	979.8	24.2
	全体	120.7	656.0	776.7	23.5
全体	1人	77.8	407.1	484.9	22.6
	2人以上	111.8	634.6	746.4	23.3
	全体	85.9	461.2	547.1	22.8

(注) 1. 初診患者数、再診患者延数は平成19年6月1ヶ月間のものである。
　　 2. 外来診療日数は、月間日数30日から1ヶ月間の休診日数を控除した日数である。

(平成19年6月医療経済実態調査報告)

表3－35　1施設当たり資産・負債額；資産、負債科目・開設者別

単位：円

	個人	その他	全体
Ⅰ　資産合計	54,324,634	47,641,359	53,107,365
（再掲）有形固定資産	29,029,047	19,887,689	27,364,071
Ⅱ　負債合計	25,606,900	34,321,969	27,194,233
（再掲）借入金	20,380,334	25,147,399	21,248,591
Ⅲ　資本合計（Ⅰ－Ⅱ）	28,717,734	13,319,390	25,913,132

(注) 1. 個人立の歯科診療所は青色申告により税務申告を行い、資産負債調（貸借対照表）を提出した施設の数値である。
　　 2. 個人立の歯科診療所は平成18年末、その他の歯科診療所は平成18年度末における資産及び負債の額である。

(平成19年6月医療経済実態調査報告)

表3－36　1施設当たり年間設備投資額；用途・開設者別

単位：円

	個人	その他	全体
土地	785,160	52,184	662,998
建物（建物附属設備を含む）	1,384,666	2,202,019	1,520,892
調剤用器械備品	1,194,622	2,534,089	1,417,867
（再掲）リース分	309,427	1,001,369	424,751
その他の有形固定資産	710,819	1,626,908	863,500
（再掲）リース分	153,481	218,230	164,273
全体	4,075,268	6,415,199	4,465,256

(注) 個人立の歯科診療所は平成18年、その他の歯科診療所は平成18年度における設備投資の額である。

(平成19年6月医療経済実態調査報告)

4. 資金計画 II

　事業概要、資金計画 I 、損益計画をベースに資金計画 II（資金繰計画）を策定する。
　損益計画において当期利益が計上できることは勿論、資金計画においても企業の血液である資金残高がプラスになることが必要である。経営計画において損益計画と資金計画が整合性が保たれ支障なく運営できるように、病医院長と打ち合わせ検討することが必要である。最適計画を策定する。
　この資金計画において、経常収支と財務収支とに分類して検討する。
　経常収支とは、医業（経営）本来の経常的活動から生ずる収入（経常収入という）から医業（経営）本来の経常的活動から生ずる支出（経常支出という）を差引くことである。経常収支段階では開業当初1～1.5年間は別にして、必ず経常収支超過になり次の財務収支不足を補いあまりあることが必要である。経常収支段階で、資金不足となる計画は基本的に見直すべきである。財務収支とは、医業経営の非経常的活動からの収入から非経常的活動の支出を差引く。主要な項目としては、財務収入は借入金等、財務支出は設備投資等の資産購入、借入金　返済、定期積金、決算等支出（税金含む）、生活費等の支出である。月別の資金計画表の策定援助も必要。

5. 採算性の検討

　損益計画により損益が、資金計画 II により資金収支が把握され、この段階での検討もほぼ終了する。しかし、損益・資金については、医業経営コンサルタント（特に税理士、公認会計士系）は理解できるが、医院（医師）にとっては、体験としてピンとこないことがある。このため、開業時や設備投資をする場合、どの程度の医業収入が必要であり、医業支出をどの程度に抑えていかないといけないかを判断する別の指標が必要である。この検討をするに当たり、損益分岐点分析、収支分岐点分析手法が必要となる。また、金額面からのみでなく数量的に比較検討すると、院長等は理解が早く好評である。

1）損益分岐点分析（必要医業収入損益分岐点）

$$\frac{固定費＋生活費}{1-\dfrac{変動費}{医業収入}}＝損益上の必要医業収入 \cdots\cdots\cdots（A）$$

※ここでの生活費は、病院長の役員報酬に相当する額をいう。個人事業の場合は生活費を入れる。

2）収支分岐点分析（必要医業収入資金分岐点）

$$\frac{固定費（減価償却費分を除く）+税金+借入金元金返済額+生活費}{1-\dfrac{変動費}{医業収入}}$$

＝資金上の必要医業収入 ……………………………………………………（B）

3）採算性分析

病院長にとって何人来院すれば、経営が成り立つかが分りやすい。

① 損益上の必要患者数（人）＝ $\dfrac{(A)}{1人当たり診療単価}$ ……………………（C）

② 資金上の必要患者数（人）＝ $\dfrac{(B)}{1人当たり診療単価}$ ……………………（D）

③ 1日当たり損益上の必要患者数＝ $\dfrac{(C)}{診療日数}$ ………………（E）

④ 1日当たり資金上の必要患者数＝ $\dfrac{(D)}{診療日数}$ ………………（F）

⑤ 収益＝費用

　　　　点数×作業量＝固定費＋変動費

$$点数 = \frac{固定費}{作業量} + 1単位当たり変動費$$

　　　　　　　　↑　　　　　　　　　　↑
　　　　操業度管理(固定費管理)　　材料費の使用効率

　　　点　数 ＝点数法に定められた料金の変化（社会保険診療点数）
　　　作業量＝どれだけ供給（生産）をしたかという仕事量

なお、参考までに医業者の収入金額の所得区分明細一覧表を掲げておく。所得申告の参考にしてほしい。

表3-37 医業者の収入金額の所得区分明細一覧表

事業所得			給与所得	その他の所得
保険診療収入	自由診療収入	雑収入		
1 社会保険診療報酬 (1)健康保険法 (2)国民健康保険法 (3)船員保険法 (4)国家公務員等共済組合法（防衛庁職員給与法も含む。） (5)地方公務員等共済組合法 (6)私立学校教職員共済組合 (7)戦傷病者特別援護法 (8)身体障害者福祉法 (9)母子保健法（自由診療収入4(2)に該当するものを除く。） (10)児童福祉法 (11)原子爆弾被爆者の医療等に関する法律 2 公費負担医療費 1 生活保護法 2 精神衛生法 3 結核予防法 4 麻薬取締法 5 老人保健法（自由診療収入4(1)に該当するものを除く。） 注 なお，保険診療収入には，社会保険診療報酬支払基金その他の報酬支払機関から支払われる金額のほか，病医院の窓口で患者から直接受け取る事故負担等の額も含まれます。	1 次の診療報酬 (1)自費診療報酬 (2)入院室料差額収入 (3)美容整形報酬 (4)正常分べん報酬 (5)保険外歯科補てつ報酬 (6)優正手術報酬 (7)通常近眼手術報酬 (8)健康診断料（人間ドック） (9)予防接種料（自己の経営する診療所で行ったもの） (10)医療相談料 (11)診断書作成料 2 次の規定による診療報酬 (1)労働者災害補償保険法 (2)国家公務員災害補償法 (3)公害健康被害補償法 (4)自動車損害賠償責任保険法 3 保険証を持参しない場合の診療 4 地方自治体から支給されるもの (1)老人保険調査（自己経営する診療所で行われるもの） (2)妊産婦・乳児等の健康検査（母子保険法に基づくもの） 5 生命保険会社との契約による診断料	1 老人医療等で地方公共団体から支払われる場合の事務手数料，利子補給金 2 貸与寝具・貸与テレビ・洗濯代等 3 医療品の仕入リベート 4 患者紹介料 5 患者からの病気平癒の謝礼金 6 往診先から受ける車代 7 従業員及び患者付添人の食事代 8 赤電話，自動販売機等の手数料 9 治療器具・材料・ビン等の販売収入 10 地方自治体から支給される休日診療手当・嘱託料（自己の経営する診療所で休日診療を行った場合） 11 救急医療機関となったことによる謝礼金（手当金） 12 医療機器の購入に伴って景品として受ける金品 13 診療所の開設祝 14 身体障害者雇用奨励金・高年齢者雇用奨励金 15 器具備品等で少額減価償却資産の譲渡代金 16 固定資産税の前納による報奨金（事業用固定資産に係るもの。	1 委託事業に従業した従事医師手当（地方自治体等が設置した病院・保健所・救急センター等で診療する場合） 〜例示〜 (1)予防接種 (2)夜間診療 (3)休日診療 (4)老人保健法の保健事業 (5)保険所での成人病検診 2 学校医・幼稚園医・保育園医の手当 3 嘱託医・産業医手当 4 地方自治体等の委員手当 5 派遣医の手当（大学の医師等が他の病院で定期的に診療する場合等） 6 大学の医師が手術の応援を行い受け取る報酬	1 譲渡所得 医療器具の譲渡代金（少額減価償却資産を除く。） 2 一時所得 固定資産税の前納による報奨金（業務用固定資産以外に係るもの） 3 雑所得 (1)原稿料 (2)講演料 (3)還付加算金

（成功する病医院経営より）

6. 開業計画書一式

開業計画書

病医院名 _____

院　　長 _____

Ⅰ．事業計画概要

1．経営方針

2．事業計画概要

No.	区分	摘要
1	医院名	
2	開業予定地	
3	開設者	
4	開業時期	年　　　月　　　日
5	施設所有者	a．所有（土地　　　㎡，建物　　　㎡） b．賃借（面積　　　㎡，坪単価　　　千円，月額　　　千円）
6	診療科目	
7	施設規模	有床（　　　床）・無床
8	休診日	毎週（　）曜日，年末・年始，夏期（　　日間），その他（　　日間）
9	診療時間	午前　：　～　：　，午後　：　～　：
10	1日当たり患者見込み	入院患者　　　人（病床利用率　　　％） 外来患者　　　人（1時間当たり　　　人）
11	スタッフ	医師　　　人（院長　1人・常勤　　人・非常勤　　人） 看護師　　　人（正看　　人・准看　　人・　　　人） 薬剤師　　　人 給食　　　人（栄養士　　人・その他　　人） 受付事務　　　人 その他（　　　）　　人・（　　　）　　人 　　　（　　　）　　人・（　　　）　　人
12	駐車場	有（　　　台）・無

3．資金計画概要

(1) 資金運用概要
①資金運用総括

(単位：千円)

No.	項目		所要額	借入金	贈与	自己資金	リース	備考
1	設備資金	土　　地						
2		建　　物						
3		内　　装							賃借
4		敷 金 等						賃借
5		その他						
6		医療機器						
7		器具備品						
8		その他						
9		計						
10	運転資金	開設前						
11		開設後							固定支出6ヶ月
12		その他						
13		計						
14	合計							

②資金運用明細

No. 大	No. 小	項 目	細 目	金 額	備 考
1	a	土　　地	土　地　本　体		
	b		土　地　整　備		
	c		測　量　費　用		
	d		不動産仲介手数料		
	e		調査費用(ﾎﾞｰﾘﾝｸﾞ等)		
	f		そ　の　他		
	g		計		
2	a	建　　物	設　計　監　理　費		
	b		建　築　工　事　費		構造
	c		付　帯　工　事　費		内容
	d		そ　の　他		
	e		計		
3	a	内　　装	設　計　監　理　費		
	b		工　事　費		
	c		計		
4	a	敷　金　等	敷　　金		
	b		権　利　金		
	c		そ　の　他		
	d		計		
5	a	そ　の　他			
	b				
	c		計		
6	a	医　療　機　器			
	b				
	c				
	d				
	e				
	f				
	g				
	h				
	i				
	j				
	k				
	l				
	m				
	n		計		

No.		項　目	細　　目	金　　額	備　　考
大	小				
7	a	器　具　備　品			
	b				
	c				
	d				
	e				
	f				
	g				
	h				
	i				
	j				
	k				
	l				
	m				
	n				
	o				
	p				
	q				
	r		計		
8	a	そ　の　他			
	b				
	c				
	d				
	e				
	f				
	g				
	h				
	i				
	j				
	k				
	l				
	m				
	n				
	o				
	p				
	q				
	r		計		

No. 大	No. 小	項 目		細 目	金 額	備 考
9	a	運転資金	開設前	開設までの借入金額		
	b			公 租 公 課 等		
	c			什 器 備 品 購 入 費		
	d			医薬品・消耗品等購入費		
	e			職 員 募 集 費		
	f			医 師 会 入 会 金		
	g			開 院 案 内・開 院 披 露		
	h			引越・荷物購入費用		
	i			保険料(生命保険・損害保険)		
	j			そ の 他		
	k			計		
	l		開設後	人 件 費（4ヶ月）		
	m			医 薬 品（4ヶ月）		
	n			医療消耗材料（4ヶ月）		
	o			給 食 材 料（4ヶ月）		
	p			そ の 他 の 固 定 費		
	q			生 活 費		
	r			そ の 他		
	s			計		

(2) 資金調達概要
①借入金

No.	借入先	借入金額	借入期間 （据置期間）	年利（％）	償還方法	資金使途
1			（　　　）			
2			（　　　）			
3			（　　　）			
4			（　　　）			
5			（　　　）			
6			（　　　）			
計						

②贈　与

No.	贈与者	続　柄	金　額	申告の有無	証拠書類名	備　考
1						
2						
3						
計	－			－	－	－

③自己資金

No.	資金出所	金　額	申告の有無	証拠書類名	名　義
1					
2					
3					
4					
5					
6					
7					
8					
9					
10					
計					

④リース

No.	物件名	リース先名	物件名	基本額	リース料率	月額リース料	再リース条件等
1							
2							
3							
4							
5							
6							
7							
8							
9							
10							
計							

Ⅱ. 損益計画

医院名 ＿＿＿＿＿＿＿＿

年度損益計画

(単位：千円，人，％)

		第1年度		第2年度		第3年度		第4年度		第5年度		備考
		数値	構成比	数値	構成比	数値	構成比	数値	構成比	数値	構成比	
患者数	外来											
	入院											
医業収益	外来収入											
	入院収入											
	介護収入											
	自由収入等											自費、労災、自賠責、その他収入含む
	計											
医業原価 (変動費)	薬品費											
	診療材料費											
	給食材料費											
	委託費											
	計											
限界利益												
医業費用 (固定費1)	人件費 役員											役員とは役員、専従者給与分
	—											—とは役員以外をいう。
	厚生費											
	租税公課											
	その他の経費											初年度開業費含む
	減価償却費											
	計											
営業利益												
営業外損益 (固定費2)	医業外収益											
	医業外費用											支払利息
	計											
税引前利益												
所得税・法人税等												
当期利益												

月 次 損 益 計 画

(単位:千円、人、%)

医院名 _____

			1月	2月	3月	4月	5月	6月	7月	8月	9月	10月	11月	12月	合計	備考
患者数	外来															
	入院															
医業収益	外来収入															
	入院収入															
	介護収入															
	自由収入等															自費、労災、自賠責、その他収入含む
	計															
医業原価 (変動費)	医薬品費															
	診療材料費															
	給食材料費															
	委託費															
	計															
限界利益																
医業費用 (固定費1)	人件費 役員															役員とは役員、専従者給与分
	一															一とは役員以外をいう。
	厚生費															
	租税公課															
	その他の経費															初年度開業費含む
	減価償却費															
	計															
営業利益																
営業外損益 (固定費2)	医業外収益															
	医業外費用															支払利息
	計															
税引前利益																
所得税・法人税等																
当期利益																

〈 A 医業収益 〉

1. 外来収入

No.	項　目	金額等	内　訳
1	診療科目		
2	見込み患者数／日		
3	診療単価／人		
4	診療報酬収入／月		
5	自費収入／月		
6	労災・自賠責収入／月		
7	その他の医業収入／月		
8	外来収入計		

(1) 診療科目については標榜科目の他に対象とする診療科目名を内訳欄に記入

(2) 見込み患者数／日を記入
　①開業1年目　診療圏分析により推計外来患者数の70％程度
　②開業2年目　診療圏分析により推計外来患者数の90％程度
　③開業3年目　診療圏分析により推計外来患者数の100％程度　（基準年度）
　④開業4年目　基準年度の3％の伸び
　⑤開業5年目　基準年度の6％の伸び
　⑥開業1年目の毎月の患者数は開業後1年間、次のように増加していくものとする（一例）。
　診療科目・開業立地等により見込み患者数の増加は相違するので、実態に合わせて計画書を作成する。

開業年度	1月	2月	3月	4月	5月	6月	7月	8月	9月	10月	11月	12月	備考
見込み患者数 1年目	20%	25%	30%	35%	40%	45%	50%	55%	60%	65%	70%	70%	12月目が70%
2年目													12月目が90%
3年目													12月目が100%
4年目													平均 103%
5年目													平均 106%

(3) 診療単価

社会医療診療行為別調査報告書を参考にする。なお、診療報酬の改定等で改定年度で2～3%upを見込む。また、医薬分業を行う場合は医薬品費による薬剤収入を減額するとともに処方せん料を加算する。また、投薬、延べ患者数については診療科目、ドクターにより変わってくるので何割くらいの患者に処方せんを発行するか院長先生に設定してもらうことになる。

(4) 自費収入

(5) 労災・自賠責収入

(6) その他の医業収入

上記(4)，(5)，(6)については院長先生と検討をすることになるが、「医療経済実態調査報告」も参考にするとよい。

2. 入院収入

No.	項　目	金額等	内　訳
1	診療科目	ー	
2	入院患者数／日		
3	診療単価／人		
4	診療報酬収入／月		
5	診療報酬収入／年		
6	自費収入／日		外来収入に記載するので省略
7	労災・自賠責収入／日		外来収入に記載するので省略
8	その他の医業収入／日		室料差額収入など
9	入院収入計		

(1) 入院収入

	開業年度	1月	2月	3月	4月	5月	6月	7月	8月	9月	10月	11月	12月	備　考
見込み入院数	1年目													平均　　人
	2年目													平均　　人
	3年目													平均　　人
	4年目													平均　　人
	5年目													平均　　人

(2) 入院患者数は院長先生と検討する。入院数は外来患者数との相関関係もある。また、「患者調査」や「医療施設調査」などを参考にして計画する。

(3) 診療単価は「社会医療診療行為別調査報告」を参考にする。

(4) その他収入は院長先生と検討する。また、「医療経済実態調査報告」を参考にする。

3. 介護（報酬）収入

（1）居宅療養管理指導

	1月	2月	3月	4月	5月	6月	7月	8月	9月	10月	11月	12月	平均	備考
														千円
1年目														
2年目														
3年目														
4年目														
5年目														

（2）訪問看護

	1月	2月	3月	4月	5月	6月	7月	8月	9月	10月	11月	12月	平均	備考
														千円
1年目														
2年目														
3年目														
4年目														
5年目														

（3）訪問リハビリテーション

	1月	2月	3月	4月	5月	6月	7月	8月	9月	10月	11月	12月	平均	備考
														千円
1年目														
2年目														
3年目														
4年目														
5年目														

（4）短期入所療養介護

	1月	2月	3月	4月	5月	6月	7月	8月	9月	10月	11月	12月	平均	備考
														千円
1年目														
2年目														
3年目														
4年目														
5年目														

（5）通所リハビリテーション

	1月	2月	3月	4月	5月	6月	7月	8月	9月	10月	11月	12月	平均	備考
														千円
1年目														
2年目														
3年目														
4年目														
5年目														

〈 B 医業原価（変動費）〉

(1) 医薬品費

① 診療科目により医業収入対費用比率（以下「売上構成比」という）が変動する。医薬品費については院長先生と検討をするが、医療経済実態調査報告、独立行政法人福祉医療機構の収支モデル（以下「報告モデル」という）を参考にする。

② 医薬分業の形態をとる場合
医薬分業を実施する場合は、投薬のための医薬品費はなくなり、注射のための医薬品費だけが発生することになるため、医薬品費に占める投薬分の費用を減算する。

(2) 診療材料費

報告モデルを参考に院長先生と検討する。

(3) 給食材料費

入院患者延べ数に1日当たりの材料費原価を乗じて算出する（一般的には1,000円程度）。患者以外の者が食事をする場合は、その分についてはその他の経費項目に計上する。

(4) 委託費

委託を予定している業務について、個別に積算する。報告モデルを参考にする。

< C 医業費用（固定費1） >

(1) 人件費

(単位：千円)

No	職	種	月額	賞与	年額	昇給率	備考
	役員	理事長					
		理事					
		理事					
		監事					
		専従者					
		医師 常					
		〃 非常					
		薬剤師					
		看護婦 正					
		〃 准					
		〃 見習					
		臨床検査					
		放射線検査					
		OT					
		PT					
		栄養士					
		その他					
	一般	事務長					
		事務					
		受付					
		その他					

— 240 —

(2) 厚生費
　医師国保の場合は、直接人件費の7%を見込む。社会保険に加入する場合は直接人件費の12%を見込む。

(3) 租税公課
　固定資産税・償却資産税・印紙代など積算する。

(4) その他の経費
　収入に対して概ね12～15%程度を見込む。施設賃借の場合は22～25%程度となるであろう。
　また、個別に積算する方法もある。主な経費科目としては次のとおりである。

その他の経費	金　額	積算根拠
交　通　費		
通　信　費		
消　耗　品　費		
広　告　宣　伝　費		
地　代　家　賃		
水　道　光　熱　費		
保　険　料		
交　際　費		

（単位：千円）

その他の経費	金　額	積算根拠
諸　会　費		
リ　ー　ス　料		
雑　費		
計		

(5) 減価償却費

(旧定額法 ・ 定額法 ・ 旧定率法 ・ 定率法)

No.	資産の種類	耐用年数	償却率	取得価額	第1年度 償却額	第1年度 帳簿残高	第2年度 償却額	第2年度 帳簿残高	第3年度 償却額	第3年度 帳簿残高	第4年度 償却額	第4年度 帳簿残高	第5年度 償却額	第5年度 帳簿残高
1	建物													
2	給排水設備													
3	電気設備													
4	内装工事													
5	医療機器													
6	器具備品													
7														
8														
9														
10	医師会入会金													
11														
12														
13														
14														
15														
16														
17														
18														
19														
20														
21														
22														
23														
24														
25														
26														
27	計													

< D 医業外損益（固定費2）＞
（1）医業外収益
（2）医業外費用
支払利息は借入金返済計画表より

借入金返済計画表

No	借入先	年月	借入額	現在残高	第1年度 元金	第1年度 利息	第2年度 元金	第2年度 利息	第3年度 元金	第3年度 利息	第4年度 元金	第4年度 利息	第5年度 元金	第5年度 利息
1														
2														
3														
4														
5														
6														
7														
8														
9														
10														
計														

< E　所得・法人税等 >

実数計算を行う。

No.	項	目	所　得　金　額	税　額	備　考
	A	所　得　金　税			
1	税引前利益				
2	所得控除				
3	課税所得				
4	所得税額				
	B	市町村民税			
1	税引前利益				
2	所得控除				
3	課税所得				
4	市町村民税額				
	C	県民税			
1	税引前利益			）	
2	所得控除			）	
3	課税所得				
4	県民税額				
	D	事業税			
1	事業税額				
	E	消費税			
1	消費税額				
合　計					A＋B＋C＋D＋E

No.	項	目	所　得　金　額	税　額	備　考
	A	法人税			
1	税引前利益				
2	所得控除				
3	課税所得				
4	所得税額				
	B	市町村民税			
1	課税所得				
2	市町村民税額				
	C	県民税			
1	課税所得			）	
2	県民税額			）	
	D	事業税			
1	事業税額				
	E	消費税			
1	消費税額				
合　計					A＋B＋C＋D＋E

Ⅲ. 資金計画

医院名 _____

年度資金計画

(単位:千円)

		第1年度	第2年度	第3年度	第4年度	第5年度	備考
経常収入	前期繰越						
	収入						
	受取利息・雑収入						
	計						
経常支出	医業原価						
	人件費・厚生費						
	租税公課						
	その他の経費						
	支払利息						
	計						
経常収支過不足							
財務収入	借入金						
	自己資金						
	計						
財務支出	借入金返済						
	定期積金						
	設備支出						
	所得・法人税等						
	生活費等						
	保険料（経費外）						
	計						
財務支出過不足							
次期繰越							

月次資金計画

(単位:千円)

医院名 _____

		1月	2月	3月	4月	5月	6月	7月	8月	9月	10月	11月	12月	備考
	前 月 繰 越													
経常収入	収　入													
	受取利息・雑収入													
	計													
経常支出	医 業 原 価													
	人件費・厚生費													
	租 税 公 課													
	その他の経費													
	支 払 利 息													
	計													
	経常収支過不足													
財務収入	借 入 金													
	自 己 資 金													
	計													
財務支出	借入金返済													
	定期積金													
	設 備 支 出													
	所得・法人税等													
	生 活 費 等													
	保険料(経費外)													
	計													
	財務支出過不足													
	次 月 繰 越													

Ⅳ. 採算性の検討

採算性検討表

（単位：千円）

No.	項目	計算式	最低目標	開業計画	検討
1	必要医業収入損益分岐点	$\dfrac{固定費 + 生活費}{1 - \dfrac{変動費}{医業収入}}$　（＝限界利益率）	千円	千円	
2	必要医業収入資金分岐点	$\dfrac{固定費(減価償却費を除く) + 税金 + 借入金元金返済額 + 生活費}{限界利益率}$	千円	千円	
3	損益上の必要患者数	$\dfrac{1}{1人当たり診療単価}$	人	人	
4	1日当たり損益上の必要患者数	$\dfrac{3}{診療日数}$	人	人	
5	資金上の必要患者数	$\dfrac{2}{1人当たり診療単価}$	人	人	
6	1日当たり資金上の必要患者数	$\dfrac{5}{診療日数}$	人	人	

7．損益計画・資金計画の具体例

　診療所の開業態様別に3つのパターンで具体的に損益計画・資金計画を作成してみる。青色申告を行い、所得控除額は200万円とする。
＊Aパターン：土地は購入、建物は建築
＊Bパターン：土地・建物とも賃借（いわゆる建貸し）
＊Cパターン：土地は賃借、建物は建築
　それぞれの前提条件は次のとおりである。

【Aパターンの前提条件】（土地購入、建物建築）

1．施設・設備計画
　(1) 土地
　　①購　入　　　150坪 × 260千円 ＝　　　39,000千円
　　②仲介料　　　39,000千円×3％＋60千円＝ 1,230千円
　　　小　計　　　　　　　　　　　　　　　40,230千円
　(2) 建物
　　①建　築　　　70坪×700千円＝　49,000千円
　　②設計管理料　49,000千円×0.08＝ 3,920千円
　　　小　計　　　　　　　　　　　　　　　52,920千円
　(3) 備　品
　　①レセコン　　1台　　2,500千円
　　②ＦＡＸ　　　1台　　　200千円
　　③その他事務機器等　1,300千円
　　　小　計　　　4,000千円
　(4) 医療機器　20,000千円、5年リース（リース料率1.9％）
　(5) 設備資金　(1)＋(2)＋(3)＝97,150千円

2．収入計画
　(1) 患者数
　　①初年度　　平均25人
　　②2年度　　平均35人
　　③3年度　　平均45人
　(2) 診療単価　5,890円
　(3) 診療日数　288日（月平均24日）
　(4) 医業収入
　　①初年度　　42,408千円
　　②2年度　　59,371千円
　　③3年度　　76,334千円

3．医業原価
　　院外処方
　　薬品費比率・診療材料費比率・委託費比率・・・収入の11％

4．人員計画
　(1) 看護師　准看2人　　　190千円×15.5×2人＝5,890千円
　(2) 事務員　2人　　　　　160千円×15.5×2人＝4,960千円
　　　小　計　　　　　　　　　　　　　　　　　10,850千円

5．経　費
　(1) 人件費
　　①初年度　10,850千円
　　②2年度　2％up

③3年度　2%upと准看1人採用 2,945千円
　(2) 法定福利費・厚生費　　人件費の12%
　(3) 租税公課
　　　①初年度　不動産取得税（土地）　1,092千円
　　　　　　　　不動産取得税（建物）　1,176千円
　　　　　　　　小　計　　　　　　　　2,268千円
　　　②2年度・3年度　固定資産税（土地・建物）　964千円
　(4) リース料　　　　　380千円／月
　(5) 医師会入会金　　　3,000千円（地域によって異なる）
　(6) 減価償却費　　　　建物・備品は定額法で減価償却を行う
　　　①建物　　52,920千円×1/24＝2,205千円
　　　②備品　　 4,000千円×1/5＝　800千円
　　　③医師会入会金　3,000千円×1/5＝600千円
　(7) 支払利息　　　　　資金調達により計算
　(8) その他の諸経費　　収入の13%
　(9) 開業経費　　　　　3,000千円（新年度のみ登記諸費その他2,000千円含む）
6．生活費
　　初年度　月600千円，2年度　月700千円，3年度　月800千円
7．資金調達
　　設備資金　97,150千円　　　自己資金　　　7,150千円
　　運転資金　20,000千円　　　借入資金　 110,000千円
　　必要資金　117,150千円
　　※110,000千円借入、借入期間15年、借入年利率3%、元金均等方式、
　　　1年据置、14年返済

《 損益計画 》

Aパターン　　　　　　　　　　　　　　　　　　　　　　　　　　　（単位：千円）

		初年度	2年度	3年度	備考
	医業収入	42,408	59,371	76,334	
	医業原価	4,665	6,531	8,397	
	医業純利益	37,743	52,840	67,937	
医業経費	給　与	10,850	11,067	14,233	
	厚生費	1,302	1,328	1,708	
	租税公課	2,268	964	964	
	リース料	4,560	4,560	4,560	
	減価償却費	3,605	3,605	3,605	
	支払利息	3,300	3,182	2,946	
	その他経費	5,513	7,718	9,923	
	開業費	3,000	—	—	
	計	34,398	32,424	37,939	
	医業利益	3,345	20,416	29,998	

《 資金計画 》

Aパターン　　　　　　　　　　　　　　　　　　　　　　　　　　　（単位：千円）

		初年度	2年度	3年度	備考
	前年度繰越	0	11,802	17,520	
経常収支	医業利益	3,345	20,416	29,998	
	減価償却費	3,605	3,605	3,605	
	医業未収入金	△4,948	△1,979	△1,979	
	返済源資	2,002	22,042	31,624	
財務収入	自己資金	7,150	0	0	
	借入金	110,000	0	0	
	計	117,150	0	0	
財務支出等	設備代金	97,150	0	0	
	借入金返済	0	7,857	7,857	
	税金	0	67	4,570	1年遅れ
	生活費	7,200	8,400	9,600	
	医師会入会金	3,000	0	0	
	計	107,350	16,324	22,027	
	次年度繰越	11,802	17,520	27,118	

【Bパターン前提条件】（土地・建物とも賃借）
1．建貸し　　　月額賃借料　月750千円、年間9,000千円
2．租税公課　　償却資産税　40千円／年
3．減価償却費　備品は定額法で減価償却を行う
　　備　品　　　　　4,000千円×1/5＝800千円
　　医師会入会金　　3,000千円×1/5＝600千円
　　小　計　　　　　　　　　　　1,400千円
4．建設協力金
　　40,000千円、20年で毎年2,000千円の建設協力金の返還
5．資金調達
　　設備資金　　4,000千円　　　自己資金　7,150千円
　　建設協力金　40,000千円　　　借入金　　56,850千円
　　運転資金　　20,000千円
　　小　計　　　64,000千円
　※56,850千円借入、借入期間15年、借入年利率3％、元金均等方式、
　　1年据置、14年返済。他の条件はAパターンと同じ。

【Cパターン前提条件】（土地賃借、建物建築）
1．借地　　　　借地150坪×1,100円＝165千円　1年間1,980千円
2．敷金　　　　5,000千円（無利子）
3．建物　　　　Aパターンと同じ
4．減価償却費　Aパターンと同じ
5．資金
　(1) 設備資金　　建物・備品等　61,920千円　　自己資金　　7,150千円
　(2) 運転資金　　　　　　　　　20,000千円　　借入資金　 74,770千円
　　　小　計　　　　　　　　　　81,920千円
　※74,770千円借入、借入期間15年、借入年利率3％、元金均等方式、
　　1年据置、14年返済。他の条件はAパターンと同じ。

　以上の前提条件で3パターンの医業利益と3年間の支払資金残高（繰越金額）を一覧表にすると次のようになる。

(単位：千円)

	医業利益			年度末資金残高		
	初年度	2年度	3年度	初年度	2年度	3年度
Aパターン	3,345	20,416	29,998	11,802	17,520	27,118
Bパターン	373	16,082	25,551	6,625	11,668	21,869
Cパターン	2,974	19,879	29,386	11,431	19,146	30,853
第1順位	A	A	A	A	C	C

　損益計画上はA，C、Bの順に良く、資金計画上はC、A、Bの順に良好である。前提条件が変化するとこの判断も変動することになるが、どのパターンを選択するかは院長先生の経営方針と金融機関からの資金調達との兼ね合いにより決定することになる。

　なお、金融機関に融資を申し込むときはA、B、Cのパターンのいずれかの事業計画書を提出することになる。開業医の医師が開業動機、経営理念、経営方針を説明することになるので、よく説明できるようにしておく必要がある。

第4章　ステップ4（金融機関との打ち合わせ）

　開業計画書の資金計画の項目で金融機関の特色、内容について具体的に説明をしているので参考にする。ここでは金融機関との具体的打ち合わせ、交渉などについてまとめてみる。

1．金融機関の選択順位

（1）独立行政法人　福祉医療機構

　医療関係施設の設備資金等を融資するために設立された政府系金融機関である。医療施設数、病床数がオーバーしている地域においては、利用できる資金の種類に制限があるので留意する。なお、診療所への融資は代理貸付となるので、実際の借入申込は銀行や信用金庫等に行う。

次のような特徴（メリット）がある
① 貸付期間が長期（15～20年）であり、2年以内の元金据置きが可能である。
② 低利（実質金利はなお低利となる）
③ 固定金利（事業計画がたてやすい）
④ 抵当権設定登記において登録免許税が不要
⑤ 個人の場合は、団体信用生命保険が利用でき、借り主に万一のことがあっても、事業団の借入金が保険金で返済される。

（2）日本政策金融公庫国民生活事業部・商工組合中央金庫

　（1）の①～④に準ずる。商工組合中央金庫は組合加入がないと、原則として融資が受けられない。なお、日本政策金融公庫国民生活事業部は、商工組合中央組合などと比較すると、融資額の上限がある。

（3）地方公共団体（医療）の制度融資

　各地方公共団体にそれぞれの制度があるので、研究する。なお、保証協会付きで保証料の支払が必要となるところがあるので、保証料を含め金利面のメリットを検討する。

融資額限度額が比較的低額である。具体的には各都道府県の経済部などに融資制度一覧表があるので問い合わせをしてみるとよい。

(4) 医師信用組合

医師会会員に長期プライムレートで融資をしてくれる。設備運転など奥さんなどの保証人で比較的手軽に融資が受けられるが、融資額に制限がある。

(5) 医師会の提携融資と「市中銀行」

銀行と医師会との提携融資は、各金融機関が都道府県医師会と提携して、その会員に対して行っている融資である。統一的に制度化されたものではなく、提携融資をしていない県もある。市中銀行と医院との融資の協調化の一例である。医院と市中銀行との取引関係においては、市中銀行独自の融資条件を提示してくる場合も当然のことながらある。医院にとって、有利な方法を選択すべきである。

※（例）医師会提携条件よりも、有利な一条件として、長プラマイナス？％のいわゆるアンダープライムで融資する場合もあったが、最近では新長期プライムレートが出て来ており、アンダープライムで融資に応ずることはまずないであろう。

(6) 親族等

病医院の経営に計画上、親族等からの借入も必要とする場合がある。諸条件を勘案して検討するが、贈与課税が発生しないように考慮する。また、将来相続税対象等とのかねあいも検討する。

※親族等の借入においては第三者主義の原則、資金源、契約書類の文章化、明確化と契約条件通りの履行等に留意する。

(7) リース

「物融」といわれるが、担保不足の場合はとくに検討する。また、平成5～6年度の低金利時代はリース料も低く、リース料は固定であるから、リースは有利である。また、リース会社は、何社かの見積りをとり、自院に有利なリース会社を選択する。なお、中央の大手リース会社は、リース条件について比較的厳しい審査をするが（事務的、形式的に）、地方のいわゆる銀行系列のリース会社は、病医院の実態に応じて比較的弾力的（総合的実質的に）に案件を処理してくれる場合がある。

(8) その他

各都道府県に住宅供給公社（以下公社という）がある。住宅供給公社は住宅供給公社法により設立された、公共法人であり、優良な住宅供給を行い、合わせて街づくり事業

を行っている。
　ある県の場合、シティビル事業があり医療ビルなどの建築を行う場合は、住宅供給公社の融資を活用するのも一つの方法である。
メリットは次の諸点である。
①借入利率が固定、変動の選択ができるが、固定でも低利率である。なお、長期プライムレートの変動により変動する。
②建物は公社が建築し、それを注文者（例えば医師）に譲渡するという方法をとるため設計・施工、管理が厳格に行われ優良な建物が出来る。
③②より、建物建築にともなう、わずらわしさが比較的少なくすむ。
④建物の維持管理についても、公社が責任をもってフォローしてくれる。
⑤その他
※シティビル事業は、ある県とない県がある。なお、シティビルにあっては、原則として、全体の建物面積の住宅部分が25％以上なければならないとなっている（優良な住宅供給がメインの業務であるから）。
　住宅供給公社資金が活用できる場合は、この資金を優先的に検討してみるのも重要なことである。

2. 融資を受けるポイント

　次の諸点に留意して、金融機関の融資交渉に当たる。
①院長の人柄（人格）を理解してもらうとともに、誠実な態度で接する。
②医院経営に対する見識とビジョンを明確に説明できるようにしておくこと。
③医院の事業計画について計画的に示し、事業の将来性および返済能力を説明できるようにしておく。
④十分な担保や保証人を準備すること。
⑤医業経営コンサルタントも必ず同行して、事業計画の説明を行うこと。事前に院長と打ち合わせして行くこと。
⑥交渉に当たっては、他行との融資条件比較などは当初には持ち出さない。何行かの選択になったときには、経営実態にあった金融機関を慎重に選択することになる。
⑦金融機関が近くにあるということも、選択条件の一つである。
⑧その他

3. 融資ポイントチェックリスト

No.	項目		細目	内容	チェック
1		a	人　　柄	医院院長の人柄（人格）を理解してもらうとともに、誠実な態度で接する。	
		b	ビジョン	医院経営に対する見識とビジョンを明確に説明できるようにしておく。	
		c	事業計画	医院の事業計画について計画的に説明し、事業の将来性及び返済能力を説明できるようにする。	
		d	担保・保証人	十分な担保や保証人を準備すること。	
		e	同　　行	医業経営コンサルタントも必ず同行し、事業計画等の説明を行う。	
		f	選　　択	経営実態に合った金融機関を選択すること。	
		g	近　距　離	金融機関が近くにあるということも選択条件の一つとする。	
2		a	時　系　列	時系列でトレンドを見る。	
		b	業界平均値	業界平均値と比較する。	
		c	入　金　状　態	診療報酬の振込入金状況はどうか。	
3		a	診療科目Ⅰ	伸びている科目か否か。	
		b	診療科目Ⅱ	近隣地区内の競合関係は。	
		c	世　評　1	患者の評判はどうか。	
		d	世　評　2	同業者、医薬品問屋はどう見ているか。	
		e	経営者能力	医師としての経歴、技術力、健康状態はどうか。	
		f	計数管理能力	計数管理能力があるか。	
		g	資金の適性化	他事業への資金流出はないか。	
		h	従業員の確保	質と量（人材、モラル、人員数）はどうか。	
		i	定　着　性	定着性はどうか（一般に定着率80％が分岐点）。	
		j	年齢構成	年齢構成はどうか。	

No.	項目		細目	内容	チェック
4	新増設に際しての具体的チェックポイント	立地条件 a	需給状況	当該地区での医療施設の需給はどうか。	
		b	交通	交通の便はどうか。	
		c	協調性	地元医師会との関係はどうか。	
	医療スタッフの確保	a	スタッフ確保性	医師・看護婦等の確保のメドは。	
		b	連携性	患者の紹介ルートはあるか。	
		c	医師の確保性	常勤医師は確保できるか（非常勤医師は人件費割高）。	
	患者の確保	a	診療の特色	診療科目、医療技術等に特色はあるか。	
		b	紹介ルート	患者の紹介ルートはあるか。	
		c	患者の確保	待ち患者は見込めるか。	
	マネジメント体制	a	マネジメント能力	院長の経営方針・マネジメント能力はどうか。	
		b	事務管理能力	事務長、事務スタッフの経験・能力はどうか。	
		c	助言スタッフ	医院関係に強い税理士・会計士はついているか。	
	事業計画の妥当性	a	先見性	医療法改正などを踏まえて、厚生行政の同行・地域医療ニーズを先取りした医院経営を行うようにしているか。	
		b	収入Ⅰ	病床稼働率や1日当たり収入の設定は妥当か。	
		c	収入Ⅱ	患者1日当たり収入の設定は妥当か。	
		d	人件費	人件費の設定はあるか（人員数・給与水準チェック）	
		e	材料費等	材料費その他経費の設定は妥当か（標準比率との比較）	
		f	資金力	いざという時の資金余力はあるか（個人資金も要調査）。	

第5章　ステップ5 （設計事務所との打ち合わせ）

1. 建築設計事務所の選択と設計の基本的な考え方

　建築設計事務所を選ぶとき、その選択の基準は一般的には、人物か、技術か、組織かというようなことで判断をしていくことになるが、大事なことは、事務所の代表者、所長の経歴、あるいは人物の評価を第一に選択基準にするべきであろう。デザインを得意としてきた経歴、構造面で評価を得てきた人、設計畑一筋で今日までやってきた人、施工会社出身の人、官庁勤務から転身した人、会社営繕部から独立した人などが考えられる。このような経歴からおおむね得意としている分野とその傾向がわかる。

　また、最近は設計事務所も専門化しており、業務部門から区分するとして、一例をあげれば次のとおりとなる。
①構造設計事務所：建物の構造設計
②設備設計事務所：建物の設備設計
③積算事務所：建物の予算、数量算出
④工事監理事務所：工事の監理
⑤代願事務所：諸官庁への建物の代理申請
⑥インテリア設計事務所：室内装飾の設計
⑦造園設計事務所：内外部造園の設計など

　この場合は、総合的な見地から判断しデザインをとりまとめる。次に建物の建築で必要となる建物の種類によって専門化している事務所としては、
①店舗などの商業建築専門
②学校などの教育施設専門
③病院などの医療施設専門など

　重要なことは病医院の建築は、建築基準法を順守することは勿論、医療法等の関連法令を順守すること等であり、病医院の設計を数多く手がけた事務所を選択する必要がある。一般建築と異なり、構造や設備設計のみならず、医療機器の特性・動作を充分に考えなければならない。

　また、患者が健康を預ける対象であるということから、建物自体が清潔感や安心感をもてる外観・色調であることが重要である。設計に当たっては、患者の立場を考え、患者・医師・看護婦の動きを十分に検討することが良い病医院を建築するポイントである。

表5-1　建築類別表

簡易 ↑
複雑 ↓

類別	建　築　種　別
第一類	工場・車庫・格納庫・市場・倉庫等の簡易なもの、上屋の類
第二類	工場・車庫・格納庫・市場・倉庫等の複雑なもの、体育館、スタディアム、発電所、学校、研究所、庁舎、事務所、停車場、百貨店、商店、共同住宅、寄宿舎の類
第三類	銀行、美術館、博物館、図書館、公会堂、劇場、映画館、オーディトリアム、クラブ、ホテル、旅館、料理店、演奏場、放送局、病院、診療所、高級共同住宅の類
第四類	住宅
第五類	記念建造物、社寺、教会堂、茶室、室内装飾、家具造作、ショップフロントの類

　基本設計ができたら、図面の上で実際に線を描いて、医師の動き、看護婦の動き、患者の動き、動線の交わる箇所が多くないか、効率的な動き方となっているかといった視点から確認をすること。
　また、設計監理と建築施工業者は別々にすることが原則である。

2. 設計依頼上の留意点

①敷地図面＝面積（坪数・㎡）と敷地の形と寸法、道路と敷地がどのように接しているか。方位。土地の所在地。所在図面＝敷地の地番。
②施主（＝院長）の考えを自由に述べ、要求すべきことは要求し、不都合なことは当初に明確に説明しておく。
③打合せをしながら良い人間関係（相互信頼感）をつくっていく。
④良好な人間関係が成立してから、正式に設計の依頼、契約書調印となる。それまでに、依頼者と設計者は計画について何回も打ち合わせを重ね、設計者は依頼者の最大の理解者として希望事項を図面化していく。時には個人的なことにまで立ち入って「一心同体」となる必要がある。

3. 設計監理と建築施工

　設計監理と建築施工は別々にした方が良い。同一にした場合、施工業者は設計も見積りもすべて包括しグロスで考える（全体利益概念）ため、品質管理上の第三者としての立場に欠ける場合がある。区分した場合は設計事務所は制約を受けない自由な立場にあ

り、適正な技術的判断と自由な発想をもとにして、高度な設計と品質や施工の監理を行うことにより予算内工事、追加工事費の適正な査定をし、施主の意図する品質を高め、適正な価格で所期の目的を達成することができる。なぜなら、施主は建築のことに関してはほとんど素人であり、建築設計事務所が独立の、第三者的立場で、施主に代わって、監理、監督をしてくれるからである。

そのため、設計監理料の支払いが発生するが、適正価格,品質管理,建築上の安心感（施工業者の優秀な技術をフルに引き出し、設計図に従って施工されるよう監理する）が得られる。設計監理料の目安は次のとおりである（表5－2）。

表5－2　設計監理料の目安

	建築費	料率	設計監理料
第1類（工場） 建築費5,000万円として	5,000万円	7％ 8％	350万円 400万円
第2類（マンション・事務所） 建築費8,000万円として	8,000万円	7％ 8％	560万円 640万円
第3類（ホテル・病院） 建築費1億5,000万円として	1億5,000万円	8％前後	1,200万円
第4類（住宅） 建築費3,000万円として	3,000万円	11.5％前後	345万円
第5類（茶室） 建築費3,000万円として	3,000万円	12.5％前後	375万円

このほか設計監理以外に、計上されるものは次の通り。
①増築や改築のときは、割増（20～40％）。
②建築確認申請や開発申請、特別な地域の申請の場合。
③模型や完成予想図（着色）作成費。
④監理日当、交通費、宿泊費など。

4. 建築設計業務の内容

次の三つに大きく分けられる。

1）基本設計

　建築設計事務所は設計委託の契約を施主と交わし、設計と監理の期日と、設計監理料の取り決めをしてから、設計に着手する。施主やその病医院のスタッフや家族を交えて、希望の予定工事金額を検討して、まず敷地の入念な調査を行う。そののち、地域や建物に関する法律のチェックを行いつつ、一般にエスキス（下絵）とかスケッチ（絵）と呼ばれているラフな計画の平面図や立面図を書きながら、イメージを図面にまとめていく。必要があれば、模型もつくる場合がある。これは設計の過程でもっとも大事な作業で、特に決められた期日があるときは、たいていぎりぎりまで考えを練り上げる。

　また、できるだけ長い期間をとった方が良い。平面図、立面図と同時に大体の仕上げと工事概算をつくり施主と打ち合わせをし、十分な意見交換をして、駄目なら何度も案を作って、これならばという計画案で決定する。

2）実施設計

　決定した計画案によって、実際に建設業者に見積もってもらったり、工事に使用したりする詳細な図面を書く。実施設計図はシンボルや図面の約束事に従った専門的なもので、素人には理解しにくいものが多い。

　大きく分けると、基本設計を更に詳しくした配置図、平面図、立面図などのほかに、屋内外の仕上げ材を示した一般設計図面、基礎や床・梁・屋根・軸組・鉄筋や鉄骨などの詳細を示した構造図面、それぞれ必要な部分を大きく書いた図面（矩形）や詳細、各室の四つの壁面の姿を表す展開図や建具表などが含まれた詳細図面、それに給水や排水・衛生陶器のほかガスの配管や器具類などが書きこまれた設備図面、電気の引込みや屋内外の配線・照明器具・テレビや通信機器などが書かれた電気図面、冷暖房機器・換気器具やその配管などが書かれた冷暖房設備図面、門塀やガレージ・物置・敷居・庭園などが書かれた外構図面などが標準の設計図である。これに、仕様書を付ける。

　工事に書く工作図や現寸図などという図面があるが、これは通常、施主には渡さない。以上により工事用図書（ずしょ）が完成する。

　そして、一社または数社の建設業者に図面を渡して敷地を見せて説明し（これを現場説明、現説という）、見積りを依頼する。建設業者は通常、1週間から2週間ぐらいで見積りをする。提出された見積書の内容を検討し、建設業者を決定し、工事の請負契約を行う。設計や見積りと平行して、役所に対してその設計がすべての法規に適合している

という確認のため「建築確認申請書」を提出し、確認を受ける。これを行わなければ、工事に着手することはできない。

3）工事監理

1）、2）の業務が完了すると建築工事にかかる。工事の間、建設業者が、間違いのない材料を使っているかをチェックし、必要な指導を行うことを工事監理または単に監理という。監理中に、実施設計図面だけでは書ききれない細かい部分を現寸で表した図面や、建具・機械類の詳細な図面、専門業者が書いてきた図面類をチェックするほか、実際に使う材料を提出させて、色や材質の検査、ペンキなどの色彩、材料の決定を行って工期に遅れないように工事人を督促しながら竣工へと進めていく。

工事が完成すると、建築設計事務所は電気や設備関係の担当者と共に竣工検査を入念に行い、必要な手直しがあれば行わせたうえ、役所に建築確認申請書の通り竣工したことの検査を受け、竣工検査証を受け取って、建設業者から施主に竣工した建物を引き渡す介添えをし、建築設計事務所からは「監理業務完了届」を提出して、設計監理業務は終了する。監理業務のあらましは次のとおりである。

（1）工事監理とは

建築士法では『その者の責任において、工事を設計図書と照合し、それが設計図書のとおりに実施されているかいないかを確認することをいう』と定められている。そして、建築基準法では『建築主は、建築物の工事をする場合においては、その建物の用途、規模、構造によって建築士である工事監理者を定めなければならない』とされている。すなわち、法的には工事監理の業務と責任は漠然としているが、施主は、工事監理者を選任する義務を負っているという状態にある。

（2）監理業務とは

設計図書が完成すると、施工者への発注やその選定に対する助言や手続きを行い、工事が始まると、設計図に基づいて工事監理をし、契約通り建築物が引き渡されるまで見届ける事である。

すなわち、
①工事請負契約への協力
②設計意図および内容の施工者への伝達
③施工計画などの検討および助言
④施工図、工事材料、設備機器の検討、承認
⑤工事施工状況などの検討・確認および報告
⑥工事費中間および最終支払いの審査承認

⑦工事完成検査および最終支払いの審査承認
⑧工事完成検査および引き渡しへの立合い
⑨その他の特別業務（例・別途工事との調整、設計変更の処理、竣工図の作成、アフターサービス体制の確認など）
がその主な業務である。
　なお、建築設計事務所が行う一般の工事監理業務と工事の契約及び指導監督のチェックリストは次のとおりである（表5－3、4を参考にするとよい）。
表中の業務タイプA,B,Cは、次のとおりである。
A：昭和54年建設省告示第1206号に基づく業務を主体としている。
B：「建築工事標準仕様書」（日本建築学会）と建設省の標準仕様書に基づく業務を目安としている。
C：施工者の自主管理に対する重要事項の確認業務を主体としている。

表5-3　工事監理業務

工事監理項目	細目	チェックポイント	業務タイプ	月/日	メモ
1101 施工者との打合せ	I.工事内容の説明	請負者または、現場代理人などに対する工事着手前の当該工事内容（位置・工法・施工順序など）の説明	A B C		
	II.環境整備など	1.法令に基づく表示及び作業上の注意事項などの掲示についての指導 2.工事の進行に伴う既成仕上部分の破損、汚染発生防止の指導	A B		
		3.工事現場の内外の整理整頓、施工上の安全と作業能率の向上に留意させる指導 4.完成引渡しの際の仮設物の除去、清掃などの指導	A		
1102 図面等の作成	I.設計図書の疑義など	1.設計図書に疑義が生じた際の設計者への報告	A B C		
		2.設計者の承認による補足説明図の作成	A		
	II.説明図	設計図に基づく設計意図を正確に伝えるための説明図の作成及び請負者への交付	A		
1201 施工図の検討及び承諾	設計図書との照合	1.工事請負者が作成する施工図（現寸図・工作図） 2.各工事区分の確認及びその取合いの調整 3.各工事ごとの施工図との調整	A B		
1202 模型・材料及び仕上見本の検討及び承諾	I.模型・材料	1.請負者の作成した模型 2.請負者の提出した材料見本など	A B		

工事監理項目	細　　　目	チェックポイント	業務タイプ	月/日	メ　モ
	Ⅱ.検査実施方法の決定	1.検査実施方法の決定 　(1)検査日時 　(2)場　　所 　(3)搬　　入 　(4)その他について 2.請負者との協議する内容 　(1)抽出検査（対象となるロットの数量と抽出数量）または全数検査 　(2)検査項目 　　数量・寸法・重量・外観・仕上げの程度・性能・機能・構造・材質・JASS・JIS・BLの規定マーク・品質証明書・指定製造所のマーク 　(3)検査を省略できる軽微な材料については、製造業者の信頼度・見本・カタログなどによる 　(4)材料の製造業者が2社以上指定されている場合製造業者が決定された時は、その材料名・製造業者名などを報告するように請負者に指示 　(5)見本は(3)、(4)の見本について請負者に期限を付して作成させ、設計図書などと対比し検討する 　(6)建具及び取付金具・仕上材料 　(7)見本は必要に応じて提出させる 　(8)色柄などの選定 　　見本などに基づき検討し、必要に応じて、施主・設計者などとも協議	A B		
		(9)工場検査 　必要に応じて行なう	A		
1203 建築設備の機械器具の検討及び承諾	Ⅰ.電気関係製作図（承認図）	請負者が作成した製作図（承認図）	A B		
	Ⅱ.昇降機関係製作図（承認図）	請負者が作成した製作図（承認図）			

工事監理項目	細目	チェックポイント	業務タイプ	月/日	メモ
	Ⅲ.機械関係製作図（承認図）	請負者が作成した製作図（承認図）	A B		
1301 工事が設計図書及び請負契約に合致するかどうかの確認及び建築主への報告	Ⅰ.施工の確認	設計図書に基づく施工の立会い、または確認	A B		
	Ⅱ.材料及び設備機器の検査	設計図書に基づく材料及び設備機器の照合			
	Ⅲ.施工完了の確認	1. 請負者から報告を受けた場合、及び特に必要と認めた場合に設計図書に基づき確認を行なう 2. 事後確認する場合は、請負者に写真撮影をさせる	A B C		
	Ⅳ.建築主への報告	社団法人日本建築士事務所協会連合会発行「建築士事務所業務指針・同解説」第26、27に基づき工事監理事項記録、施工指示書及び工事監理報告書を提出する			
1302 工事完了検査及び契約条件が遂行されたことの確認	Ⅰ.施工者による自主検査	1. 施工者から自主検査の報告書の受理 2. 不適合箇所の手直しについての対策・確認	A B C		
	Ⅱ.監理者による竣工検査	1. 施工中の品質管理状況を再確認 2. 設備機器の測定・試運転・調整記録の確認	A B		
	Ⅲ.建築主による竣工検査	1. 工事が完了したのち建築主の検査及び契約条件が遂行されたことの確認 2. 建物引渡し時期などの確認	A B C		
1401 官公庁等検査の立会	Ⅰ.法令上の確認	完成された建築物が、建築基準法、消防法など、関係法規に合致していることを確認	A B		
	Ⅱ.各官公庁へ提出する図書の確認	下水道局―公共下水道使用開始届など 消防署―各設備工事諸届など 労基署―ボイラー落成検査申請書など 労基署―圧力容器落成検査申請書など 諸官庁―昇降機工事完了届など 通産局―主任技術者選任・保安規程届・使用開始届 電力会社―電力使用申込書・落成予定通知書			

工事監理項目	細目	チェックポイント	業務タイプ	月/日	メモ
		保健所—浄化槽・厨房設置届など その他—建築主への法令手続きへの助言	A B		
1501 契約の目的物の引渡しの立会い	竣工引渡し	完成建築物の説明を受ける (1)工事完了届 (2)工事完成引渡届・受領書 (3)鍵及び備品・予備品引渡書 (4)設備機器取扱い説明書	A B		
1502 業務完了通知書及び関係図書の建築主への提出	I.業務完了通知書	関係図書 建築士法第20条2項工事監理結果報告書	A B C		
	II.請負者と建築主との引渡しに関する立会い	1.官公庁関係書類（明細書添付） 2.保守工事連絡先一覧表 3.保証書（明細書添付） 4.材料試験成績書 5.竣工図	A B		
		6.主要下請業者及び主要資材業者一覧表 7.主要機器材料製造業者一覧表 8.敷地境界記録 9.地中仮設残存物記録 10.主要機器承認図及び試験成績表 11.設備関係測定記録・使用説明書 12.竣工写真（アルバム整理） 13.引渡書類の受領書（明細書添付）	A		
1503 竣工図の受理・確認	I.竣工図	設計変更部分に付いて実際の工事と図面との一致を特に注意	A B		
	II.主要部分施工図・工作図・	請負者の作成した施工図と施工記録写真との照合・受理	A		

表5－4　工事の契約及び指導監督

工事監理項目	細目	チェックポイント	業務タイプ	月/日	メモ
2101 施工者選定についての助言	I．選定方法	選定方法 (1)特命 (2)入札 (3)見積合わせ (4)随意契約 (5)その他 上記各方法の内容の施主への説明	A B		
	II．施工者の能力評価	建築物の規模・内容・その他により施工者のソフト面も評価し、施主への説明	A		
2102 請負契約条件についての助言	I．契約内容の検討	1．支払条件 2．工事範囲 3．工期 4．契約書式 5．その他	A B		
	II．契約当事者の特別な条件の確認	1．工本に対する条件 2．立地に対する条件 3．その他			
2103 工事費見積りのための説明	I．現場説明会の開催	1．説明会の方法 (1)現場での説明 (2)建築士事務所での説明 (3)その他 ※発注者への説明と同意が必要 2．配布資料 (1)設計図書 (2)見積要領書など (3)契約条件 (4)その他 3．説明内容 (1)設計図書について (2)請負契約条件について (3)施工者選定方法について (4)質疑応答について (5)見積書提出期限について (6)その他	A B		

工事監理項目	細目	チェックポイント	業務タイプ	月/日	メモ
	Ⅱ.質疑応答の実施	質疑応答書の作成	A B		
2104 見積書の調査	Ⅰ.見積書の調査	1.設計者作成の工事費概算書との比較	A B		
		2.受注希望者が複数の場合、対象表の作成 3.見積書の内容調査 　(1)見積り落しの有無 　(2)数量調査 　(3)単価調査 　(4)その他	A		
	Ⅱ.施主への報告	上記調査結果の施主への報告	A B		
2105 請負契約案の作成	Ⅰ.請負契約書の選定	書式 　(1)四会連合会協定工事請負契約約款 　(2)住宅金融公庫工事請負契約 　(3)民法の規定による契約 　(4)その他	A B		
	Ⅱ.請負契約案の作成	個別に作成	A		
2106 工事監理者としての調印	調印	請負契約書への工事監理者としての記名・捺印	A B		
2151 請負工事契約が複数の場合の調整業務	調整	2以上の業者間の調整	A		
2201 中間支払手続	Ⅰ.請求書の審査	1.工事出来高の調査 2.既納材料の調査 3.請負契約書との照合 　(支払期日・方法・予定額)	A B		
	Ⅱ.支払いの承認	1.請求書への承認印の捺印 2.施主への提出または施工者への返却			

工事監理項目	細目	チェックポイント	業務タイプ	月/日	メモ
2202 最終支払手続	I.請求書の審査	審査内容 1. 1302項による 2. 請負契約書との照合 　（支払時期・方法・予定額） 3. 1401項による検査済証受理の確認 4. 追加工事分の請求 5. その他	A B		
	II.支払いの承認	1. 請求書への承認印の捺印 2. 請求書の施主への提出または、施工者への返却			
2301 施工計画を検討し、助言する業務	I.現場管理体制・施工管理体制	設計図通りの品質を確保することが出来るかという観点からの検討とそれに対する助言	A		
	II.施工計画総合工程	工程計画・安全対策各工事間の調整			
	III.工事公害防止などの近隣対策	第三者の損害などに対する施工者の対策は十分であるか			
	IV.仮設工事の本体に及ぼす影響	建築物などの本体に対する施工者の対策は十分であるか			
	V.材料試験検査方法についての指導	1. 設計図通りの方法であるか 2. 設計図に記載がない場合でも、その方法が適切であるか			
	VI.施工者能力の評価・報告	施工者は、設計図通りに目的物を完成させる能力があるかどうかの評価と必要に応じて施主への報告			
	VII.工事中における施工者能力の確認	適宜、施工部分の検査による施工者能力の確認			
	VIII.工程管理	工程に遅れが出た場合の対策などの助言			
	IX.現場養生管理	施工者の養生が不十分と思われる場合の対策の助言			
	X.官公庁その他への手続き・届など	1. 届などの種類と届先 2. 届などの時期 3. 届などの内容			
	XI.労働安全衛生管理	1. 施工者の対策は十分であるか 2. 不十分と思える場合の助言			

工事監理項目	細目	チェックポイント	業務タイプ	月/日	メモ
2351 現場、工場等における特殊な作業方法、仮設方法及び工事用機械器具について検討・助言する業務	I.特殊作業方法	1. 安全性に関する検討 　(1)周辺・第三者など 　(2)労働・衛生上 　(3)工事中の建築物など 2. 設計上、要求されている品質を確保する為に必要で十分な方法であるかの検討 3. 請負契約との関連上問題がないかの検討 4. その他	A		
	II.特殊仮設方法	1. 安全性に関する検討 　(1)周辺・第三者など 　(2)労働・衛生上 　(3)工事中の建築物など 2. 設計上要求されている品質を確保する為に必要で十分な方法であるかの検討 3. 請負契約との関連上問題がないかの検討 4. その他			
	III.特殊工事用機械器具	1. 安全性に関する検討 　(1)周辺・第三者など 　(2)労働・衛生上 　(3)工事中の建築物など 2. 設計上要求されている品質を確保する為に必要で十分な方法であるかの検討 3. 請負契約との関連上問題がないかの検討 4. その他			

社団法人日本建築士事務所協会連合会・編集発行「工事チェックリスト」より

5. 建築法規と建築確認

1）建築法規

建築に関しての法律を大別すると次の三つになる。

①建築基準法

建築物の敷地、構造、設備および用途に関する最低の基準を定めた法規で、設計したり、建築するときはすべてこの法規に基づかなければ建てられない。非常に細かく規定されている。

②建築士法

建築の設計や監理を行う技術者の資格を定めた法規である。

③建築業法

建築業者を営む者の登録の実施、建設工事の請負契約の規制、技術者の設置などを定めた法規である。

これ以外にも「民法」の中にも建築に関係する部分があり、また、「消防法」や「都市計画法」など建築に非常に関連深く、実際それらに縛られている多くの規制がある。

2）建築確認

建物を建てる場合、原則として、必ず建築確認を受けなければ着工できない。わが国では建築の設計を行う場合、必ず、一定規模以上の建築は一級建築士で、それ以下は二級建築士や木造建築士でなければ設計できないことが建築士法で定められている。設計に際してはその建築が諸法規に適合するよう設計されているはずである。

しかし、法の解釈の違いやたまには見落としたりすることもあるために、役所がその設計図の確認のため、チェックし、法規通りになっていれば確認したと通知書を発行する。それが出て初めて着工でき、完成したときに必ず、役所の検査を受けて竣工検査済証をもらわないと使用ができないことになっている。

建築の確認は、建築審査課（各役所で名前は異なる）で行うがその際、消防署も経由し、そこで消防法によるチェックを受け、建築確認の同意が必要である。建築確認に要する日数は原則として住宅で7日、それ以外のもので21日以内となっている。

6. 工事の欠陥とその保証期間

四会連合（日本建築学会・日本建築士会連合会・日本建築協会・新日本建築家協会）協定、工事請負契約約款では引き渡しの日から木造の建物では一年、木造以外の建物と土

地の工作物と地盤については二年間とされているが、建設会社の故意または重大な過失が原因のときは、木造の建物で五年、木造以外の建物と土地の工作物と地盤については十年とされている。これを難しい言葉で瑕疵（かし）の担保期間という。

また、建築の設備機器、室内装飾、家具などは引き渡しの時に監理者が検査して、すぐその補修、取替えを言わなければ、建設会社は責任を負わないが、かくれた瑕疵は、引き渡しの日から一年とされている。その他の設備機器については、個々にメーカーの保証期間を定めているものもある。

欠陥のあるときは相当の期間を定めて建設会社に補修または損害賠償を求めるか補修と損害賠償の両方を求めることができるとしているが、重要でない欠陥の過分に費用のかかるものは補修を求められないとしており、重要か否かの判断の仕方でトラブルが複雑になることがある。

欠陥が絶対に起こらないと断言できない建築物のことなので、契約の基本精神の信頼をベースの連繋プレーがあって、建物の点検サービス保守契約などで十分な建物の手入れ保管監理が行き届けば、建物の存在する限り保証の期間であるということができる。

7. 契約違反の罰則

工事契約に違反して、建設会社が設計図、仕様書、打合書に適合しない施工をしたときは、監理者の指示により、契約の工期は変えずに、建設会社の費用負担ですみやかに改造して適合するようにしなければならない。また、すでに施工が終わってしまった部分が適合しないと疑われるときは、施主の書面での同意を得て、その部分を破壊して検査ができ、疑い通りであったときは破壊検査の費用と改修費用を共に負担して工事を行わねばならない。施工が適合しているときは施主が破壊検査と復旧費用を負担する。

建設会社の責任によって契約期間内に契約の目的物の引き渡しができないときは、特約のない限り遅れた日数一日について、工事代金から工事のでき上がった部分と検査済みの工事材料の金額を除いた残額の千分の一に相当する額の違約金を施主から請求されることがある。

反対に施主が全部または一部の引き渡しをうけて工事代金、工事代金相当額の支払いが完了していないときには、建設会社から遅れた日数一日について未払額の千分の一に相当する違約金を請求されることがある。

8. 紛争処理機関

契約や工事についてもめごとが起こったときの処理は、
①当事者同士話し合って解決する。

②第三者を仲立ちに入れ当事者同士が話し合って解決する。
③当事者双方か、または一方から相手方が承認する第三者を選んで解決を依頼する。
④裁判所や建設工事紛争審査会などの公的な紛争処理機関の裁定により解決する。
　などの方法がある。

9. 医院建築のプロセス

プロセスを頭に入れておくことが必要である。

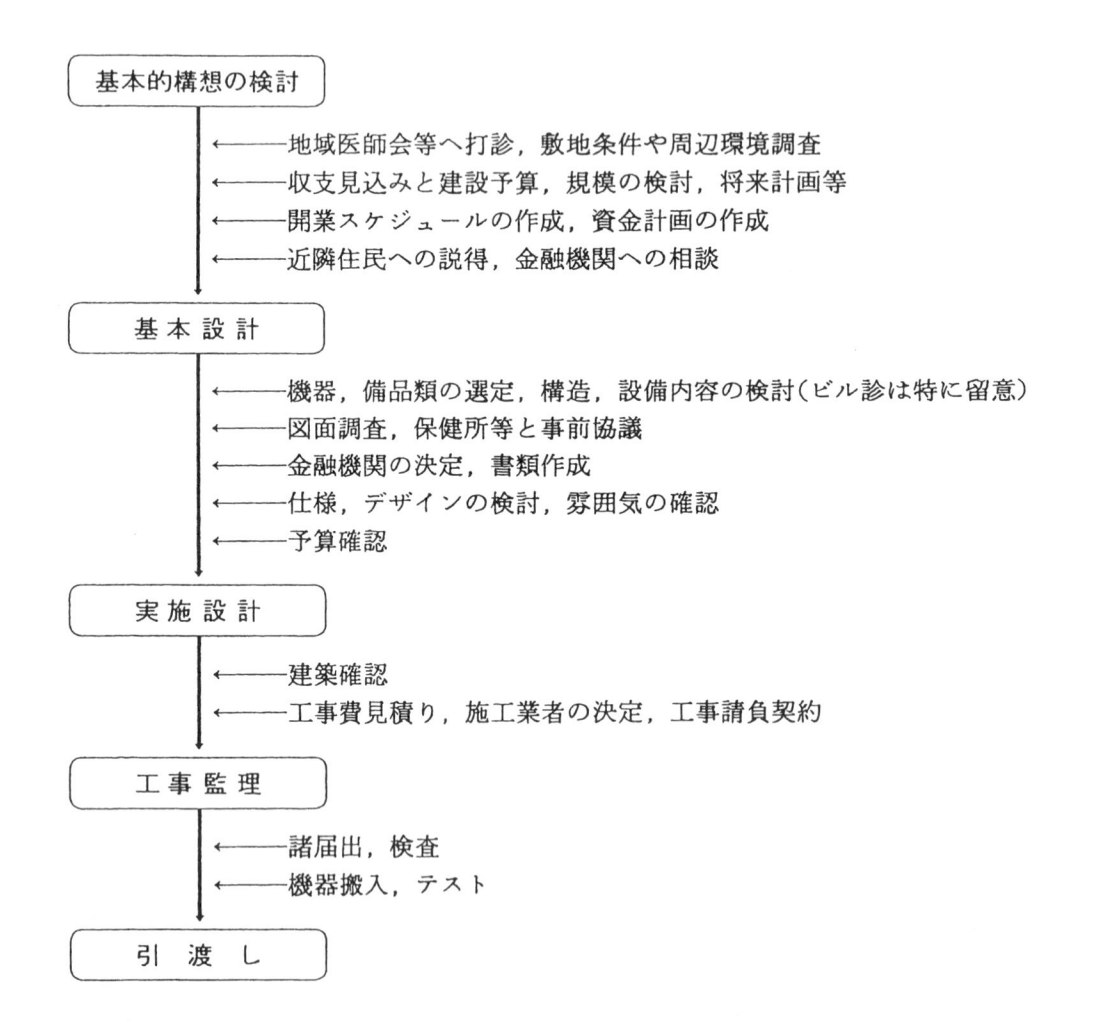

```
基本的構想の検討
    │←── 地域医師会等へ打診，敷地条件や周辺環境調査
    │←── 収支見込みと建設予算，規模の検討，将来計画等
    │←── 開業スケジュールの作成，資金計画の作成
    │←── 近隣住民への説得，金融機関への相談
    ↓
基 本 設 計
    │←── 機器，備品類の選定，構造，設備内容の検討（ビル診は特に留意）
    │←── 図面調査，保健所等と事前協議
    │←── 金融機関の決定，書類作成
    │←── 仕様，デザインの検討，雰囲気の確認
    │←── 予算確認
    ↓
実 施 設 計
    │←── 建築確認
    │←── 工事費見積り，施工業者の決定，工事請負契約
    ↓
工 事 監 理
    │←── 諸届出，検査
    │←── 機器搬入，テスト
    ↓
引 渡 し
```

（成功する病医院経営より）

10. 医院建築の基本

設計するときの各施設の留意ポイントとして理解しておく。

目　的	単調にしかも常に同じ線上を，他の動線に影響されず，スタッフや患者さんが動きやすいようにすること。患者さんへの配慮を欠いた施設にならないようにする（親密感をうまく出す）。
玄　関	すぐに見つけやすいことと，外部より待合室が見えにくくする。 風除室の扉は風雨により開かないよう自動開閉式の引き戸にする。 扉の開けやすさ，入りやすい設計にする。 傘立て，下足箱（スリッパは不潔で破れやすいし，整理整頓が難しいのでそのまま上がるようにするのが望ましい）
待合室	落ち着いた感じで，清潔でゆったりとした椅子を置く。椅子が不足し，立って待たせたりしないよう補助椅子も用意する。患者さんが待っている間は，医院のＰＲの場と考え，多くのことを伝える工夫，ＢＧＭ，絵画等の飾り，本，ビデオを置く場所ともなる。
受　付	秘守性を考慮しつつできれば全面オープン化する（受付カウンターの高さに注意）。受付には，医事コンピューター，プリンター，レジ，電話機，診察券入れ，ＢＧＭ本体，事務机，椅子，カルテ整理棚（カルテ 2,000枚前後）その他事務用品など多く，スペースが手狭にならないよう工夫する。
薬　局	保健所に事前に相談すること（ドアの取り付けなど）。取扱う薬剤の種類や量にもよるが（通常，内科系では 150品目前後）薬剤の保管棚，麻薬金庫，錠剤台，冷蔵庫，卓上分包器，水道，漢方薬の缶，薬袋，薬ビン等の保管場所（引出し式，オープン式で動きをさまたげないように注意する）を検討する。投薬口はオープンにし，丁寧な説明がなされるようにする。
トイレ	採尿のことを考慮し，尿検用のコップをもって患者さんがうろうろすることのないように。また，他の患者さんから直接見られない工夫が必要（診察室，処置室の近くへ），男女別採尿と分離が望ましい。 換気や清潔なだけでなく，花など飾られてあれば患者さんはスタッフの人柄を敏感に受けとめるものです。
Ｘ線室 暗　室	床，壁，天井のＸ線防護，標示（レントゲン室，定格出力，Ｘ線管理区域，撮影中）暗室用喚気扉，自動現像器と台，フィルム保管場所，タイマー，レントゲン装置（レントゲン台の動きに注意）。バリウム等を飲ませる場合は洗面流し等の配置を工夫する。また，暗室のドアを引き戸にすると光が漏れる。電灯スイッチは室内に設ける（室外の場合，誤ってつけてしまい，やり直しということも）。
その他 留意点	診察室は南側に（採光が必要），北側に採光を必要としないレントゲン室を設ける。診察室は広すぎないこと。処置室は，手当て，点滴，採血など多目的に使用するので広めにする。空調の位置，室内の採光，駐車場の確保，看板は建築物と調和のとれたものにプライバシーの確保，素材については色彩，掃除のしやすさ，汚れが目立たないものを採用する。書類等の保存スペース（天袋など）を充分にとる。

（成功する病医院経営より）

11. 診療所の建物設備の優良性を判断するチェックリスト

　設計段階、建築段階、建築後実際に使用中の段階など常に留意をして運営をしていくための参考になる。

　○評価Aは優良と判断されるもの
　○評価Bは普通あるいは判断のつかないもの
　○評価Cは不良と判断されるもの

項　　目	評価 A B C	項　　目	評価 A B C
1. 立地 ☆交通の便が良い ☆地域社会との関連が持ちやすい ☆周辺に関連施設がある		☆診察用ベッドの位置は適正か ☆壁等に汚れがないか ☆採光、照明は十分な明るさがあるか	
2. 敷地 ☆地形が良い ☆敷地が有効に利用されている ☆駐車場のスペースが確保されている ☆住居部分との関係でプライバシーが確保されている		8. 薬局 ☆収納棚は十分か ☆薬剤師、看護婦が動きやすいか ☆照明は十分な明るさがあるか	
3. 建物全体 ☆一見して病院・診療所とわかる ☆周囲の環境とマッチしている ☆隣接地への日照の配慮がなされている ☆看板がわかりやすい		9. 事務室 ☆十分な広さを確保してあるか ☆レイアウトは適正か ☆パソコン等事務機器が使い易い配置になっているか ☆採光、照明は十分な明るさがあるか ☆書類等の整理がなされているか ☆書類等の十分な収納スペースがあるか	
4. 玄関 ☆病院・診療所の玄関であることがはっきりわかる ☆入りやすい造りになっている ☆使いやすい下駄箱が備えられている ☆スリッパが整頓されておかれている ☆傷んだスリッパがある、放置されていない ☆無理な段差がない ☆車椅子用のスロープがある		10. 検査室 ☆機械の配置は適正か ☆患者にわかりやすい表示がしてあるか ☆不要な物が置かれていないか	
		11. 廊下 ☆十分なスペースが確保されているか ☆照明は明るいか ☆不要な物が放置されていないか ☆古い掲示物はないか ☆院内表示はわかりやすいか ☆清掃状態は良好か	
5. 受付 ☆カウンターの高さは適当か ☆明るく開放的な窓口か ☆待合室全体を見渡せるか		12. トイレ ☆清掃状態は良好か ☆悪臭はしないか ☆トイレペーパーの補充状況は良好か	
6. 待合室 ☆立って待たないよう十分な広さがあるか ☆座りやすい椅子の配置となっているか ☆診察に際しての注意事項等がわかりやすく掲示されているか ☆診察室の入口がわかりやすく表示されているか ☆古いポスター、カレンダー等が掲示されたままになっていないか ☆絵画、花、観葉植物、水槽等患者の心をなごませる工夫がされているか ☆照明の明るさは十分か		13. 病室 ☆採光、照明は十分な明るさが確保されているか ☆カーテン等でプライバシーが確保できるか ☆避難扉まで簡単に移動できるか ☆壁紙等は心休まる色彩か	
		14. 浴室 ☆滑り止めがほどこされているか ☆十分なスペースが確保されているか	
		15. 食堂 ☆十分なスペースが確保されているか ☆配膳等がしやすいか ☆部屋の色彩は適正か	
7. 診察室 ☆十分なスペースが確保されているか ☆入口から出口の患者の動線に無理はないか ☆薬局への医師・看護婦の動線に無理はないか ☆カルテの動線は適正か ☆医師の机の位置は適正か		16. 厨房 ☆食事は出しやすいか ☆働きやすいレイアウトか	

（ヘルスケア新時代の医院経営マニュアルより）

12. 診療所レイアウトの基本パターン

設計するときのイメージの基本となるものである。

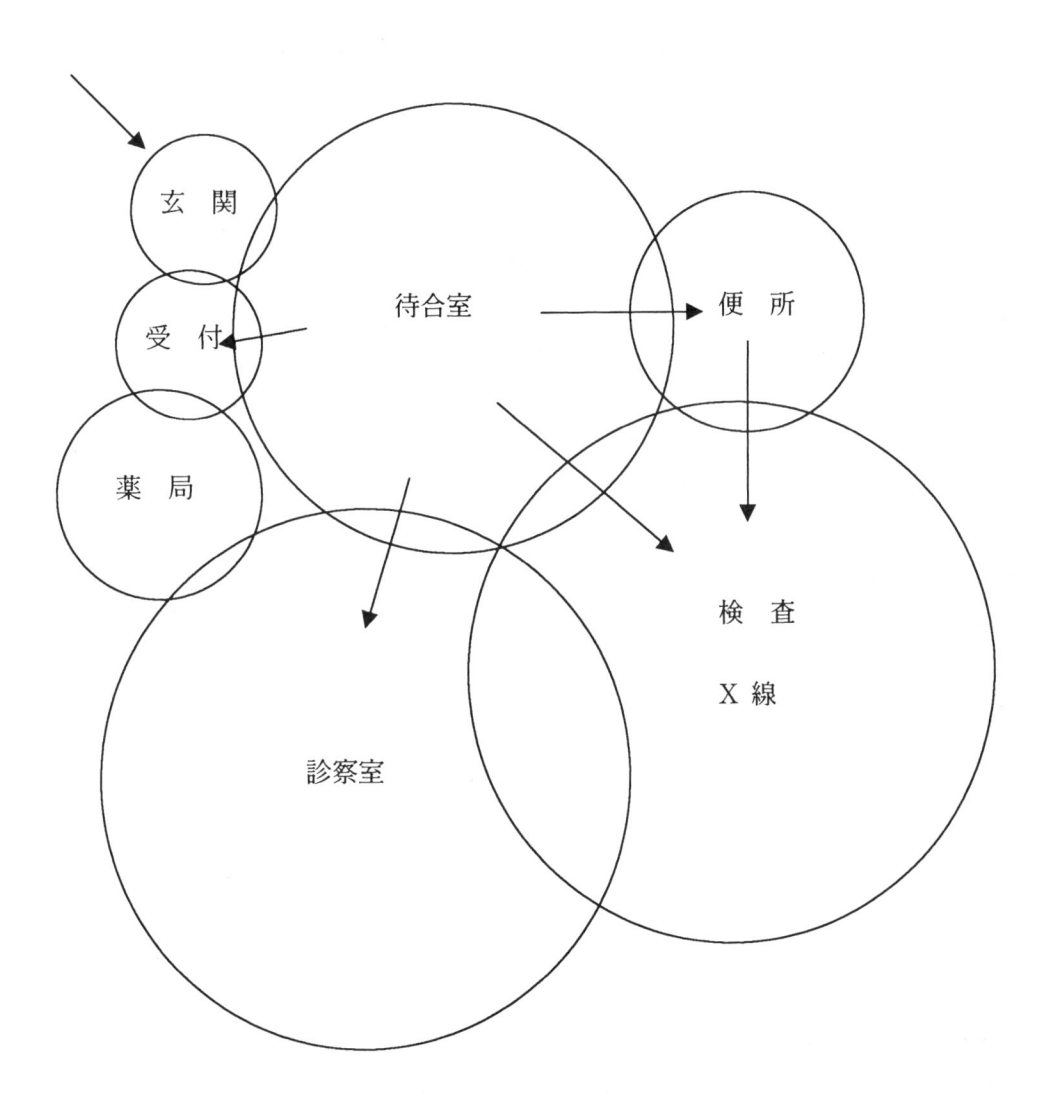

玄関

受付

薬局

待合室

便所

診察室

検査
X線

13. 各科別の機能図と配置図

(医院の計画と設計実例集より)

診療科により機能図・配置図が相違するので各診療科に合致するようにする。

● 内科系医院

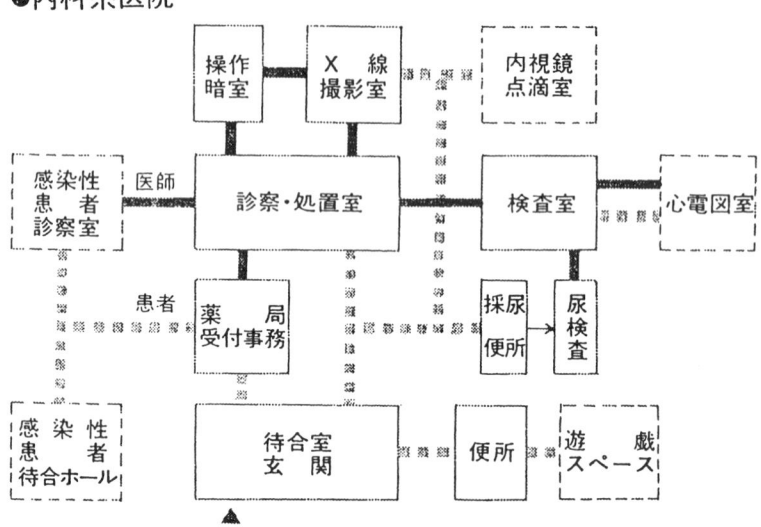

● 外科系医院

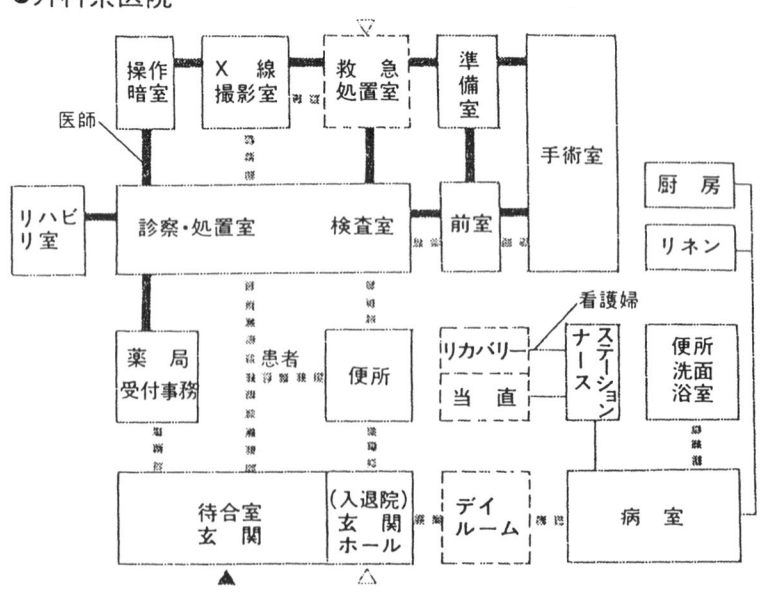

●眼科医院

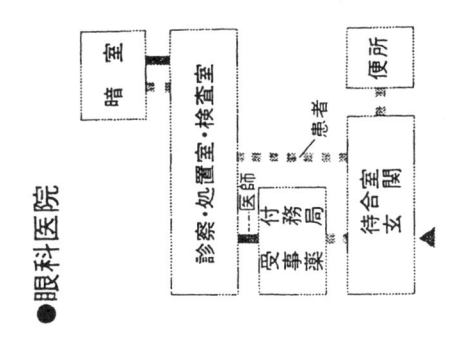

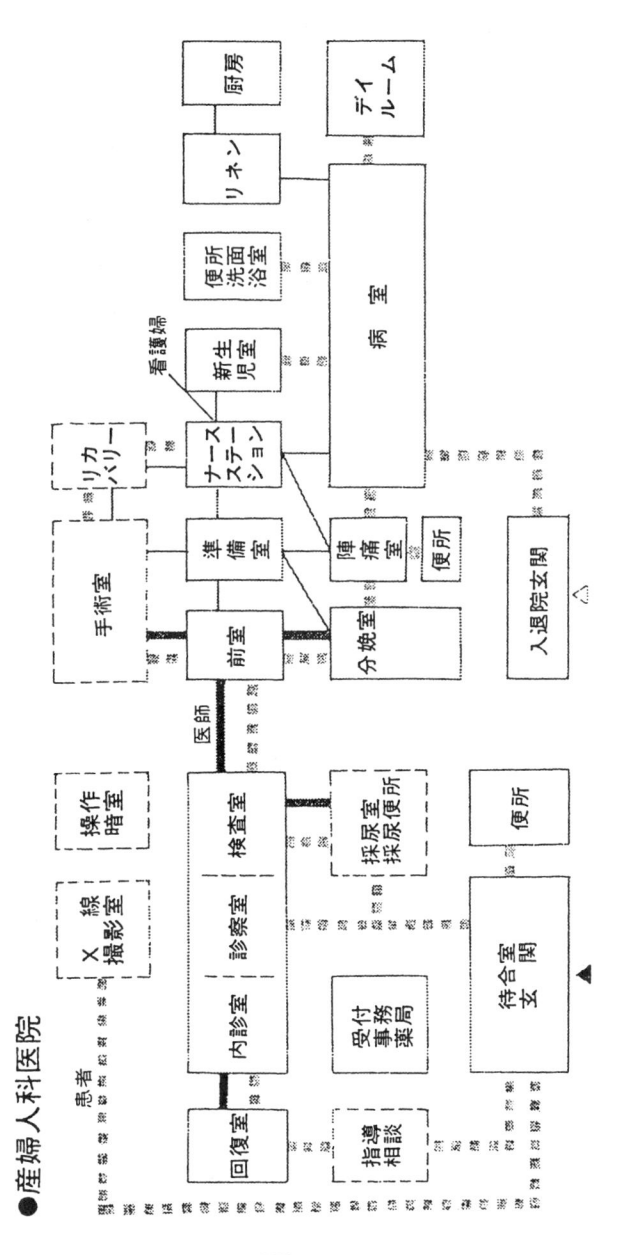

●産婦人科医院

●耳鼻咽喉科医院

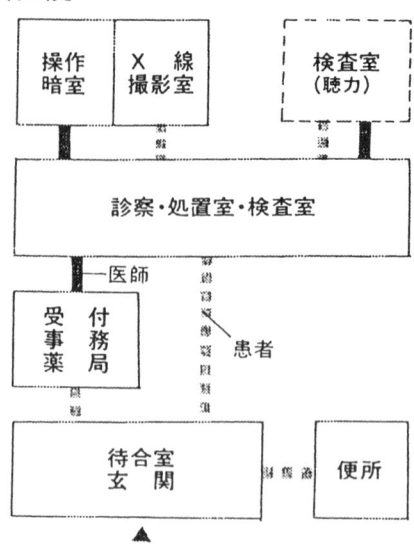

```
┌──────┬──────┐    ┌──────┐
│操作  │Ｘ 線 │    │検査室│
│暗室  │撮影室│    │(聴力)│
└──┬───┴──┬───┘    └──┬───┘
   │      │            │
   └──────┼────────────┘
   ┌──────┴──────────────┐
   │  診察・処置室・検査室  │
   └──────┬──────────────┘
          │─医師
   ┌──────┴──┐
   │受 付    │         患者
   │事 務    │
   │薬 局    │
   └──────┬──┘
          │
   ┌──────┴──────┐   ┌──────┐
   │  待合室     │   │便所  │
   │  玄 関     │   │      │
   └──────▲──────┘   └──────┘
```

●歯科医院

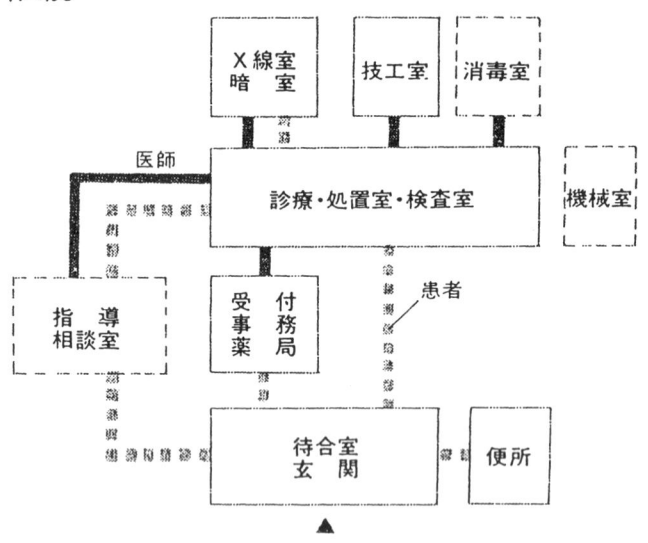

```
┌──────┬──────┐ ┌──────┐
│Ｘ線室 │技工室│ │消毒室│
│暗 室 │      │ │      │
└──┬───┴──┬───┘ └──┬───┘
   │      │        │
      医師│
┌━━━━━━━━━┴━━━━━━━━━┐  ┌──────┐
│  診療・処置室・検査室  │  │機械室│
└──┬──────────┬──────┘  └──────┘
   │          │        患者
┌──┴───┐ ┌──┴───┐
│指 導 │ │受 付 │
│相談室 │ │事 務 │
│      │ │薬 局 │
└──────┘ └──┬───┘
            │
   ┌────────┴────┐   ┌──────┐
   │  待合室     │   │便所  │
   │  玄 関     │   │      │
   └──────▲──────┘   └──────┘
```

— 280 —

14. 設計事務所との打ち合わせ

設計事務所との打ち合わせチェックリスト

No.	項目	内容	細目	チェック
1	設計事務所の選択1	建築設計事務所の所長および担当者を第一の選択基準とする。		
2	設計事務所の選択2	病医院などの医療施設を数多く手がけている設計事務所であるか。		
3	設計依頼前	正式に設計依頼をする前に敷地図面などを提出し、設計事務所と十分に説明・打合せを行い、良好な人間関係がつくられているか。		
4	基本設計	設計委託契約後、施主の考えるイメージを図面化して相互に十分な意見や提案を出し、指導しているか。		
5	実施設計	実施設計について十分な説明を受け、内容を検討しているか。		
6	建築確認	建築確認が提出されているか。		
7	業務区分	設計監理と建築施工業者は別々であるか。		
8	工程	着工は、完成引渡日を厳守すること。		
9	予算	工事予算のすり合わせは十分か。		
10	方針	現状の病医院だけでなく未来の病医院経営のビジョン・方針なども話をしているか。		
11	計画性	設計は時間的に十分余裕をもっているか。		

第6章　ステップ6（土地購入等）

　民法上は、不動産とは「土地およびその定着物」と定義し、不動産以外のものを動産と呼んでいる。物権とは不動産及び動産を法律の定める範囲で、自分で好きなようにできる権利をいう。物権には、所有権・占有権・地上権・永小作権・地役権・留置権・先取得権・質権・抵当権の9種類の権利が定められている。

1. 土地を購入して建築する場合

①購入資金（土地代、不動産取得税、登記費用等）と保有費用。土地の所有権を取得借入の場合、物的担保となり抵当権の設定・登記が必要となる。
②購入資金の出所に留意する。

2. 借地に建築する場合

　他人の土地を賃借し、当該土地に建物を建築する場合、借地契約書（土地賃貸借契約書）を取り交わすことになる。平成4年8月1日から新借地借家法が施行された。それまでの旧借地・借家法との兼ね合いで新借地借家法を基本的かつ重要な点については理解しておく必要がある。
　その理由は、資金面からいえば、土地を購入して建築する場合は、土地部分の投資額の増大により資金固定化を招くということ、法律面からいえば新借地借家法により貸主の権利がやや強化され契約関係が当事者間で明確になったため新規借地の需要供給が増加されると予想されるからである。

1) 新借地借家法の趣旨

　今回の改正では、法形式上、従来借地借家に関して三本に分かれていた法律－「借地法」「借家法」及び「建物保護に関する法律」を一本化した。内容的には「社会経済情勢の変化にかんがみ、借地及び借家関係の当事者の権利調整を合理化するため」に行われたものであるが、その主たる目的は新規借地・借家の供給を増加させることにある。
　新借地借家法は、新規借地の増加、権利金の低額化及び新しい借地借家関係に対するニーズに応えることを主たる目的として、更新制度の適用されない定期借地権確定期限

付き借家制度を新たに導入し、更新後の借地期間を短縮化し、さらに正当事由を明確化するなどの改正を行った。

2）新借地借家法の借地権にかかる重要項目

病医院経営における新借地借家法の借地権の重要項目について解説する。

①借地権の存続期間（借地借家法第3条）

借地契約締結後の最初の借地期間について、旧借地法（第2条）は借地が鉄筋コンクリート造りなどの堅固な建物の所有を目的とするものであるか、それとも木造などの堅固でない建物の所有を目的とするものであるかにより区別を設けていたが、新借地借家法は、この区別を廃止し、借地期間の決定に際しては借地上の建物の種類、構造を問わないことにした。また借地期間も改正された。借地期間の比較表は表6－1のとおりである。

表6－1 借地期間の比較

	建物の種類	期間の定めのある場合		期間の定めのない場合
旧借地法	堅固建物	最短期間	最長期間	60年
		30年	無制限	
	非堅固建物	20年	無制限	30年
借家借地法	堅固建物	30年	無制限	30年
	非堅固建物			

②決定更新後の借地期間（借地借家法第4条）

旧借地法を踏襲しながらも、更新後の期間については、最初の借地期間の場合と同じく堅固・非堅固の区別を廃止するとともに期間を旧法よりも短縮化した。

表6－2 法定更新後の借地期間の比較

	建物の種類	更新後の借地期間
旧借地法	堅固建物	30年
	非堅固建物	20年
借家借地法	堅固建物 非堅固建物	最初の更新 － 20年 2回目以降の更新－10年

③定期借地権等

新借地借家法では更新制度のない借地の需要があることにかんがみ、一定の借地期間

が満了すれば、更新されずに必ず土地が土地所有者に返還される借地権（定期借地権）制度が導入された。定期借地権には次の三つの種類がある。

ⓐ定期借地権（借地借家法第22条）

　借地契約において50年以上の存続期間を定め、かつ契約の更新建物の再築による存続期間の延長及び建物買取り請求権に関する規定の適用を排除する特約を定めた場合である。例えば、借地権者が借地上に賃貸用のビルやマンションを建設する場合に利用されることが予想される。

ⓑ建物譲渡特約付借地権（借地借家法第23条）

　借地契約において30年以上の存続期間を定め、かつ期間が満了した時に借地権設定者が借地権者から借地上の建物を買い取ることをあらかじめ定めておくことを要件とする定期借地権である。

ⓒ事業用借地権（借地借家法第24条）

　事業用建物の所有を目的として借地権の存続期間を10年以上20年以下とした場合の定期借地権である。借地の目的が限定され、かつ借地期間が短いのが特徴である。例えば、郊外レストランやロードサイドショップ用地として利用されることが予想される。

ⓓ一時使用目的の借地権（借地借家法第25条）

　短期間の借地については、新借地借家法第3条から第8条まで第13条、第17条、第18条及び第22条から第24条までの規定は適用されない。定期借地権等をまとめると表6－3のようになる。

表6－3　定期借地権の比較

種　類	存続期間	利用目的	特　色	契約方式	借地の終了
定期借地権	50年以上	制限なし	更新・再築による期間延長・建物買取請求権に関する各規定の適用排除。	公正証書	期間満了
建物譲渡特約付定期借地権	30年以上	制限なし	期間満了時に借地権設定者が建物を買い取ること。	定めなし	建物買取
事業用借地権	10年以上20年以上	事業用建物の所有	期間以外になし。	公正証書	期間満了
一時使用目的の借地権	使用目的に従った期間	臨時設備のための所有	①契約期間・更新の規定に拘束されない。②建物買取請求権はない。	定めなし	期間満了

3）病医院経営における新借地借家法

　病医院経営において新借地借家法は経営の特性からして定期借地権方式となる。なお、借地権において権利金等（借地権）、借地料（地代）については開業計画書作成時、明確になっていることが必要である。とくに、親族等からの借地については権利金、地代額は、適正地代の考え方があり、税理士等の専門家とよく相談することが重要である。

4）定期借家権

①定期借家権の創設

　平成11年12月7日に「良質な賃貸住宅の供給の促進に関する特別措置法」が成立、建物の賃貸契約期間が満了すると契約が終了する定期建物賃貸借（以下定期借家権という）が認められることになり、平成12年3月1日から施行されている。

　従来の借家権は、期限が来た時点で賃貸人側から契約の解除を申し入れても、賃貸人側に「正当事由」がなければ、建物賃貸借契約は「法定更新」によって法律で更新されることとなった。しかも、更新された後の建物賃貸借は期間の定めのないものとなった。「正当事由」は極めてまれにしか認められることはないため、結果的に賃借人は継続的に賃借できていた。しかし、定期借家権が施行され、賃貸人側の権利が強化されたために賃借する病医院もその内容をよく研究しておく必要がある。

②定期借家権の内容

　平成12年3月1日から施行されている定期借家権の内容は次のようになっている。

ⓐ既存契約にさかのぼっての適用はない

　既存の建物賃貸借契約で、平成12年3月1日以降に契約期間が満了するものについて、その更新時に定期借家権として更新することはできないこととされている。従来の借家契約を更新するときは、あくまで従来の借家権であり、定期借家権に切り替えることはできない。

　当事者同士がいったん従来の契約を合意して解約し、新たに定期借家契約をすることは考えられるが、これも居住用建物賃貸借については当分の間できないこととされた。ただし、事業用建物賃貸借については、合意解約の上の定期借家権への切り替えは認められている。

　いずれにしても、今後の建物賃貸借契約は、従来の「正当事由」「法定更新」の借家契約と、定期借家契約とが併存することになり、当事者間でいずれを選んでも良いこととなる。平成12年2月29日までに供給された賃貸集合住宅の場合には、従来の借家契約と定期借家契約とが併存することも十分考えられる（図6－1）。

図6-1

		居住用	事業用
H12.3.1 契約期間 満了 更新		×	×
契約期間 満了 合意解約		×	○
新規建物賃貸借		○	○

ⓑ契約期間が満了すれば終了

　定期借家契約は契約期間が満了すれば当然に契約は終了することになる。言い換えると、賃貸人が従来の賃借人と再契約する意思がなかったり、賃料が折り合わなかったりすると、賃借人は退去するしかないことになる。

ⓒ期間設定や使用目的は自由に契約できる

　従来の建物賃貸借契約では契約期間を、実質的に1年以上20年以下でなければならないこととしていたが、定期借家権では契約期間に一切の制約がない（図6-2）。

図6-2

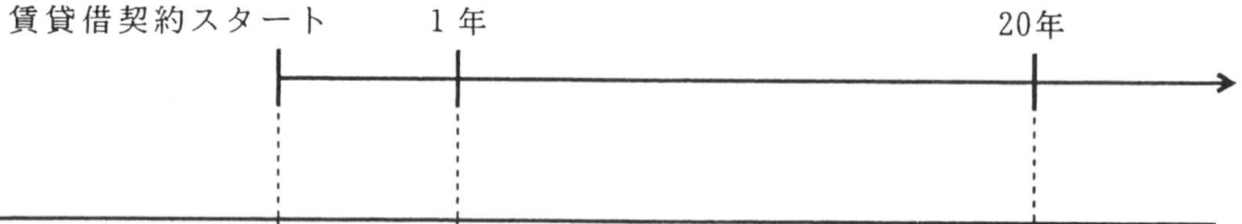

賃貸借契約スタート　　　　1年　　　　　　　　　　　　20年

	法29①		民法604 法29②
従来の借家権	×	○	×→○
定期借家権	○	○	○

　また、定期借家権契約を結ぶ場合、事業用、居住用、併用などどのような使用目的であっても認められる。

ⓓ借主中途解約権

　従来、建物賃貸借における中途解約は、民法の規定による「期間の定めをした契約の場合には賃貸人、賃借人双方に中途解約権を認めない。ただし、当事者間で期間内に解約することができることと合意すればこれを認める」から、ほとんど契約で賃借人に中途解約を認めていた。

　定期借家契約を結んだ場合、居住用建物賃貸借については賃借人に中途解約権が強制的に適用されることになる。といっても次のような条件をすべて満たした場合に限るが、

　①定期建物賃貸借であること
　②居住用建物賃貸借であること
　③建物の賃貸床面積が200㎡未満であること
　④建物賃借人が建物を自己の生活の用に供していること
　⑤転勤、療養、親族の介護その他のやむを得ない事情により賃借人が自己の生活の
　　本拠として使用することが困難となったこと

　これ以外の場合は定期借家権といえども従来の規定の適用となる。

ⓔ文書による契約と文書による説明義務

　定期借家契約は、当事者間において公正証書などの文書による契約でなければならないこととされている。なにも公正証書によることまでは要求していないため、文書によっていればよい。

　重要なのは、賃貸人は賃借人に対して、建物賃貸借が契約の更新がないこと、期間満了によって建物賃貸借が終了することを、その旨を記載した書面を交付して説明しなければ、定期借家権契約として認められないことにある。

　後々書面の交付や説明は一切受けていないとして、争いにならないとも限らないため、説明を受けた旨の確認書を作成し、その確認書に署名押印してもらうといったことも必要になろう。

ⓕ家賃増減請求権の排除可能

　今までは賃料値上げの規定を決めていても、実際の物価や賃料相場が変動すると、争いになれば実効力がなかった。しかし、定期借家権契約については、賃料改定の規定を契約に盛り込み、当事者が合意して契約すれば、その規定通りに運用されることとされた。

ⓖ建物譲渡特約付借地権＋定期借家権＝30年定期借地権

　従来の建物譲渡特約付借地権では、建物買い取り後は土地所有者が買い取り建物の所有者となり、元の建物所有者やその賃貸契約者である入居者と結ぶ賃貸借契約は、従来の借家契約しかなかった。

　このことが建物譲渡特約付借地権普及のひとつの障害になっていたが、今回の改正で

建物譲渡特約付借地権を結んでいる場合には、その契約の中で建物譲渡後の建物賃貸借契約を定期借家権とすることが可能となった。

　建物譲渡特約付借地権の設定契約をするときに、建物譲渡後の建物入居者との借家契約を、建物買い取り時点から1ヶ月後の定期借家契約としておくことによって、実質的に30年の定期借地権と同様の効果を持つ。

ⓗ通知義務

　1年以上の定期借家契約を結んでいる場合には、契約期間満了の1年前から6ヶ月間前までの間（以下通知期間という）に、建物の賃貸人に対して、期間満了によって建物の賃貸借が終了する旨の通知をしなければならない（図6-3）。

　契約期間満了の6ヶ月前までに通知することを失念していると、気がついて通知した日から6ヶ月間は対抗することができず、契約期間が延長される結果となる。

　当初の契約期間が満了した後に通知したときには、通知した時点から6ヶ月間は対抗することができないが、従来の借家権になるようなことはないと説明されている。ただ、一番厳しい見解では、従来の借家権になるとする考え方もある。また、直ちに従来の借家権に変わることはないが、長期に渡り賃料を受取、かつ通知もしなければ黙示の了解により従来の賃貸借に代わるとの考え方もある。

　いずれにしても、争いになるとどのような結果となるかは現在のところ不明であり、必ず通知期間内に通知することが重要である。

　なお、契約期間が1年未満の定期借家契約については、通知義務はないこととされている。

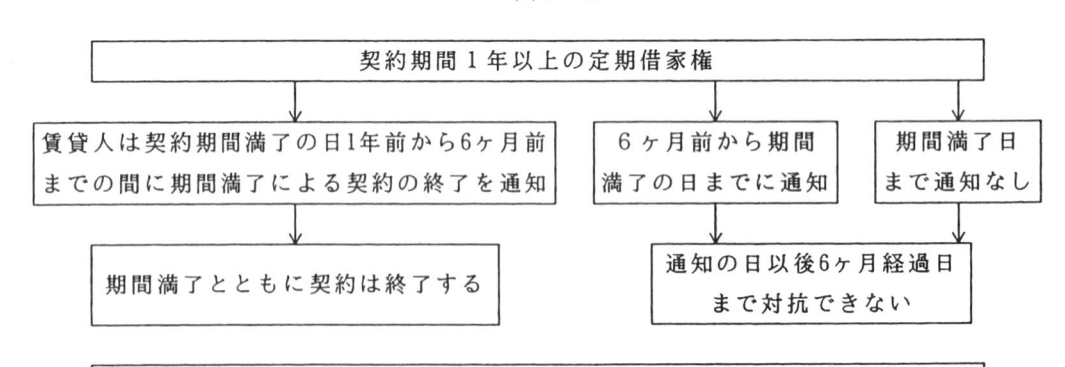

図6-3

```
          ┌─────────────────────────────┐
          │   契約期間1年以上の定期借家権   │
          └─────────────────────────────┘
           ↓                ↓                ↓
┌──────────────────┐ ┌──────────────┐ ┌──────────────┐
│賃貸人は契約期間満了の│ │6ヶ月前から期間│ │期間満了日    │
│日1年前から6ヶ月前  │ │満了の日までに │ │まで通知なし  │
│までの間に期間満了に │ │通知          │ │              │
│よる契約の終了を通知 │ │              │ │              │
└──────────────────┘ └──────────────┘ └──────────────┘
           ↓                       ↓
┌──────────────────┐     ┌──────────────────────┐
│期間満了とともに契約 │     │通知の日以後6ヶ月経過日│
│は終了する          │     │まで対抗できない      │
└──────────────────┘     └──────────────────────┘

┌──────────────────────────────────────────────────┐
│再契約する場合は通知をしたうえで新たに定期借家契約を満了日までに結ぶ│
└──────────────────────────────────────────────────┘
```

③病医院としての留意事項

定期借家権では契約期間が満了すれば、当然契約は終了することになるので、病医院の経営特質からして通常20年間の契約期間は設定すべきであろう。また、20年経過後も賃貸人が再契約をする意思があるかどうかも事前に把握しておくことが必要となる。

3. 建物の一部を購入する場合

建物の一部を購入する場合、「建物の区分所有登記に関する法律」により、区分所有権の対象となる建物区分（専有部分）について所有権の登記をする。専有部分以外の建物部分を共有部分といい、共有部分は区分所有者の共有となるのが一般的である。

購入資金と保有費用

※区分登記された建物の一部を購入するときは、「建物の区分所有登記に関する法律」による制限や管理組合の規約について十分調査する必要がある。

4. ビルの一室を借りる場合（いわゆるビル診）

賃貸借契約を締結することになるが、その前に賃借条件をよく検討する。

ビルが医療ビルかそれ以外かにより、検討する。医療ビルであれば、他に同じ診療科目がなければなおよい。また、駐車場が十分確保されていると来患数も多くなる。駐車場は、専有でなく、共有（共用）にてお互いに利用しやすくするとよい。医療ビルであれば総合病院の外来的機能を充分に果たせるし、患者さんにとっては一ヶ所で必要な診療をすますことができ便利が良いし、患者数増につながることが多い。

※借家法では、借家契約が満了した場合でも、正当な理由が無ければ契約を更新することができる。また、賃貸人からの解約の申入については、6ヵ月前にしなければならないとされている。

※なお、土地購入の場合の登録免許税一覧表（表6-4）を掲げておく（登録免許税法別表第1参照）。

5. 不動産取引の注意事項

①信頼できる土地建物取引業者へ依頼する

不動産の売買契約に当たっては、信頼のおける土地建物取引業者に手続きを依頼する必要がある。土地建物取引業者は、重要事項（登記されている権利の種類、内容、登記名義人及び建築基準法の制限、飲料水・電気・ガスの状況等）について、書面により説明することが義務づけられている。

表6-4 登録免許税

登記等の原因		課税標準	税率
所有権の保存登記		不動意の価額	$\frac{6}{1,000}$ （新築住宅等 $\frac{3}{1,000}$）
所有権の移転登記	相続または法人の合併 共有物の分割	〃	$\frac{6}{1,000}$
	遺贈・贈与等	〃	$\frac{25}{1,000}$
	売買権	〃	$\frac{50}{1,000}$ （新築住宅等 $\frac{6}{1,000}$）
地上権・賃借権の設定、転貸、移転の登記	設定または転貸の登記	〃	$\frac{25}{1,000}$
	相続または法人の合併 共有に係る権利の分類	〃	$\frac{3}{1,000}$
	その他の原因	〃	$\frac{25}{1,000}$
地役権の設定登記		承役地の不動産の個数	1個につき 1,500円
※抵当権、先取特権の保存、質権の設定その他権利の処分の制限の登記		債権金額、極度金額または不動産工事費用の予算金額	$\frac{4}{1,000}$ （※新築住宅等 $\frac{2}{1,000}$）
抵当権・先取特権・質権の移転登記	相続または法人の合併	債権金額または極度金額	$\frac{1}{1,000}$
	その他の原因	〃	$\frac{2}{1,000}$
抵当権の順位の変更の登記		抵当権の件数	1件につき 1,000円
仮登記	所有権の移転または所有権の移転請求権の保全	不動産の価額	$\frac{6}{1,000}$
	その他	不動産の個数	1個につき 1,000円
表示の登記		―	不要
滅失の登記		―	不要
表示の変更または更正の登記	土地の分筆または建物の分割もしくは区分による表示の変更	分筆または分割もしくは区分後の不動産の個数	1個につき 1,000円
	土地または建物の合併による表示の変更の登記	合併後の不動産の個数	〃
登記の抹消		不動産の個数	〃

②登記簿等による権利関係の確認

　登記簿は、不動産の所在地の法務局の出張所等（登記所）で閲覧することができる。また、謄（抄）本の交付を受けることもできる。登記簿の「表題部」では所在、地番、地目、地積（建物の場合は所在、家屋番号、種類、構造、床面積、原因及びその日付け）を確認する。面積については、登記簿と実際の面積が異なる場合があるので、できるだけ実測する方が良い。

　「甲区」欄には所有者のほか、差押権者、仮登記権利者が記載されている。ここで、所有者が誰であるかを確認する。

　「乙区」欄には所有権以外の権利である抵当権、地上権、賃借権などが記載されている。地上権、賃借権等は比較的少なく、大部分は抵当権が記載されている。抵当権については、順番、債権者、債権額がどのようになっているかを確認する。売買契約に当たっては抵当権の抹消ができるかどうかが重要な問題となる。

　土地の公図についても登記所で、閲覧またはコピーにより土地の配置、形状について確認する。

　なお、登記簿には、所有者その他権利関係を記載されているが、実質的な権利がすべてが記載されているとは限らない。このため、現地確認や市町村役場での側面調査により権利関係等を十分に確認する必要がある。

③現地の確認

　不動産を購入する場合は必ず現地を確認する。

　現地では、まずその地域がどのような地域（住宅地域・商業地域・工業地域等）であるか、また、どのような交通手段が利用できるかを把握する。

　次に、その土地の面積、間口、奥行、形状、接面道路（幅員）、また、境界がどのようになっているか、隣接地の利用状況、建物がある場合には建物の形状などについて確認する。

　また、建物を購入する場合は、実際の居住者などについても併せて調査する。

　なお、登記簿の地番と地図等の表示とが異なる場合もあるので注意が必要である。

④市町村役場における側面調査

　市町村役場には、固定資産税を課税するための台帳が備えられている。この中には固定資産税の納税義務者、固定資産税額、固定資産税評価額、課税基準が記載されているので、登記簿の記載内容とチェックすることができる。

⑤各種区制限の確認

　土地については、「国土利用計画法」、「都市計画法」、「建築基準法」等の各種の法令等により、その利用が規制されている。この制限等の確認の方法は、市町村役場の都市計画課で確認する方法、市販の都市計画図で確認する方法がある。

⑥不動産登記制度

　不動産に関する権利の保護及び取引の安全を図ることを目的に、不動産に関する権利関係及び権利関係の変動を登記簿に記載・公示することにより、第三者が確認できるようにする制度が不動産登記制度である。不動産に関する登記が実質的な権利と相違する場合、その登記を信頼し取引をしたとしても、その行為自体は保護はされない。

⑦地価の参考指標

　地価・公示価格、地価調査価格（基準地価）、相続税・贈与税の評価基準となる路線価や固定資産倍率方式などが参考となる。

6. 建ぺい率・容積率等の制限

　建築基準法により、都市計画区域内の建築物については、安全上、防災上、及び衛生上の観点から建ぺい率・容積率など各種の制限が定められている。

①建ぺい率

　建ぺい率とは、建築物の建築面積の敷地面積に対する割合で、用途地域によって定められた数値を超えて建物を建築することはできない。

②容積率

　容積率とは、建築物の延べ面積の敷地面積に対する割合で、用途地域によって定められた数値を超えて建物を建築することはできない。

③高さ制限

　第一種住居専用地域内においては、良好な住居の環境を保護するため、建築物の高さが10m以下（階段室等の場合は12m以下）に制限されている。

④斜線制限

　敷地の周囲の採光や通風を確保するため、全面の道路、隣地境界、北側隣地境界から

それぞれ一定の斜線によって建築物の高さが制限される。

⑤日影規制
　建築敷地に接する北側隣接地の日照を確保するため、建築物の高さが制限される。

⑥接道制限
　建築物の敷地については、幅員4m以上の道路に2箇所以上接しなければならないとされている。なお、地方公共団体によっては、2mの接道では避難上または通行上十分でないと認めるときは、条例で道路の幅員、接道の長さ等についてより厳しい制限を定めているところもある。

7. 用途地域と用途制限

　診療所や住宅等の建物（建築物）は、都市計画法や建築基準法によって、建築できる地域が制限される。
　都市計画法においては、都道府県知事は都市の健全な発展と秩序ある整備を図るため「都市計画区域」を指定することができるとされている。都市計画区域には市街化区域及び市街化調整区域を定め、さらに市街化区域は用途地域を定める。

①市街化区域・市街化調整区域
　市街化区域は、すでに市街地を形成している区域及びおおむね10年以内に優先的かつ計画的に市街化を図る地域である。
　市街化調整区域は市街化を抑制すべき区域で原則的に建物等の建築はできない。

②用途地域
　都市計画区域では、都市計画法に基づき地方公共団体ごとに用途地域が定められている。用途地域は住居系、商業系、工業系の3つの区分があり、無指定区域を含めると13種類に分類される。
　住居系は7つあり、第1種低層住居専用地域、第2種低層住居専用地域、第1種中高層住居専用地域、第2種中高層住居専用地域、第1種住居地域、第2種住居地域、準住居地域である。商業系は2つあり、近隣商業地域、商業地域である。工業系は3つあり、準工業地域、工業地域、工業専用地域である。
　開業地が都市計画区域内に当たるかどうか、どのような地域に当たるかについては、都道府県または市町村の都市計画担当課で確認できる。また、市販の都市計画図でも調べることができる。

③防火地域・準防火地域

　市街地における火災の危険を防除するため指定される地域である。防火地域内では、階数が3階以上（地階を含む）または延べ面積が100㎡を超える建物は耐火建築物とし、それ以外の建物は耐火建築物または簡易耐火建築物とする必要がある。準防火地域では、4階建て以上（地階を除く）または延べ面積が1,500㎡を超える建物は耐火建築物とし、3階建てであるか、または延べ面積が500㎡を超える建物は耐火建築物または簡易耐火建築物とする必要がある。

8. 土地購入のチェックリスト

No.	内　　　　　　容	細　　目	チェック
1	取引について信頼のおける業者へ依頼しているか。		
2	購入物件について重要事項の説明を文章にして報告を受けているか。（重要事項説明書）		
3	登記簿等により権利関係の確認を行っているか。		
4	土地公図により土地の位置、形状について確認する。		
5	現地確認を何度も十分に行っているか。		
6	市町村役場における側面調査を行っているか。		
7	各種法令に基づく法規制の確認を行っているか。		
8	売買価格の妥当性を検討しているか。		
9	司法書士による権利関係の確認も行われているか。		
10	最終決済取引において懇意にしている司法書士の立会いが得られるか。		
11	医業経営コンサルタントを始めとするブレーンにも相談しているか。		
12	その他		

9. 借地のチェックリスト

No.	内容	細目	チェック
1	借地権契約の形態は実態に合い妥当であるか。		
2	借地契約は必要な担保措置が講じられているか。		
2-1	定期借地権の場合契約は公正証書等の書面で行う必要がある。		
2-2	建物譲渡特約付借地権の場合は契約方式は定められていない。		
2-3	事業用借地権については契約は公正証書による。		
3	借地の権利金、地代は相当な価額であるか。		
4	親族等の特殊関係者との借地契約においては税務上の取扱いをクリアーしているか。		
5	その他		

第7章 ステップ7 （建築施工）

1. 施工業者の決定

　以下の諸ポイントを検討して決定すること。
①病医院の建築についての経験が豊富であること。
②経営的にも信頼できる業者。
③建築前、中、後のフォローを十分にしてくれる（維持修繕管理も含めて）。
④建築価格も良心的である。追加工事についても同様。
⑤完成引き渡し期日を厳守できる。
⑥適切な工事現場監督。
⑦その他。
　また、特命と入札の方法があるが、原則は、設計事務所に依頼して入札の方法をとるべきである。ふつう選定の方法としては、比較的規模の大きい建物や中程度ぐらいまでのものであれば、数社の価格競争によって入札する。小規模な建物や一般的な住宅であれば、会社の内容などを調査して選定した二、三社から随時見積りをとって内容を比較検討する。見積り合わせといわれる方法で最適の業者と随意契約をする方法をとる。

2. 工事金額の決定

1）設計事務所との打ち合わせ

　施工業者も含め検討する。見積り・交渉など何度も相互によく納得できるよう打ち合わせすること。
　工事に含まれる項目・内容、含まれない項目内容について明確にする。最後に、設計事務所の見積り落ちがないか、内容は適正かチェックしてもらうことが大切である。また、出精値引きされているような場合は、それぞれの工事自体に入れ直し契約をする。

2）建設業者からの見積り

　数字は全面的に信頼できるものではない。同じ設計図面で数社で見積りを依頼しても数量と単価が各社で異なり、合計金額もまちまちであることが多い。これは設計図面に

記載された内容の理解度と見積り者の図面解釈によって違ってくる。また、その会社の受注欲によって計上数字も変わってくる。

　見積り依頼を受けて、設計内容を一瞥しただけで、建設会社の専門家は概算数字が割り出せる。また他社との競争も意識する。他社とは、業者のどのランク付けの会社か、何社の競争かを調査する。その中で自社の置かれた位置付けをまず考え、見積り依頼の人的経営や営業活動の詳細な報告が基本となる。数字はその次と考えられているが、一件の見積りの中で次の5種類の数字が勘案されて、最終見積り数字が提出されてくる。

①受注可能な数字
②他社との競争に勝てる数字
③積算部の積り数字
④実勢数字
⑤企業努力数字

　見積り書には次の4つのパターンがある。

　まず、鏡表紙の数字が一番である。鏡表紙とは、見積り表紙の工事費の合計金額をいう。

①営業的受注見積り書

　鏡数字を会社の首脳部が決定して、見積り各工事項目に配分して数字を入れる。この見積り書は建設会社が受注したいと考えているわけであり、中身が凸凹になりやすい。

②真面目見積り書

　技術者が設計図面に基づいて、鋭意見積り作業として計上されたもので、それに会社の姿勢を加味された数字に調整されて提出された見積り書。この見積り書では、概して受注競争には勝てないようである。

③辞退見積り書

　見積り依頼に応じたものの、あまり受注したくない社内事情がある時の見積り書。やや高い見積りとなる。

④つき合い見積り書

　見積り依頼に応じたものの取り引き上のつき合い上、見積りに参加したもので受注しない。

3）見積り価格

　実際には、建設会社数社に同一物件の見積りを依頼すると、上下で20～30%違う価格

となることが多い。思い違いや読み違い、数量の集計違い、金額の単位違いのほか、自社の得意部門の多少などの相違、経営上の思惑などいろいろな条件が反映した結果となるようである。

3. 設計監理と設計施工の違い

　建築をするとき、設計図書によって見積りし、金額についての建築主との合意を得て工事契約を交わし、着工し、設計図に基づいて工事が進められ、設計監理者の現場指示を得て完工されるのが今日的な工事のやり方である。
　この設計図書をつくることから工事の完成まですべて一括して注文を受け、一社で何から何までやる方法を設計施工一括請負と呼び、設計監理を設計事務所が別に行う方式と区別している。設計事務所がいないのだから、自社で設計した上で監理事務を代行するので、設計・施工・監理の三役を一社で引き受けることになる。これは施工会社にとっていろいろとメリットのあるところから、この方式を希望する業者が多いのは事実である。
　自社の一貫作品としての存在感が強調できる。予算に見合った、利益を考慮した設計内容にできる。施工的に難しい設計が避けられると同時に、自社の技術に見合った設計にできる。設計事務所など、第三者によるチェックや技術的な介入がないので、自社のペースで思い通りに工事が進められる。同業者との過当な競争を避けることができる。以上のように有利な条件が揃っている。施主の希望や意見を除けば、すべて自分に裁量権があることになる。
　これに対して、設計監理者と施工者が別々のときは設計と施工の分離発注と呼んでいる。
　設計事務所は施主の要求や希望を専門的に整理した設計の条件に基づいて基本計画から実施設計まで行う。設計監理も、設計施工も、計画段階はほぼ同じであるが、設計図の枚数や内容にはかなりの差がある。もちろん、設計・施工分離発注方式の設計事務所の図面枚数が多く、内容のくわしい割合が高いのは当然である。
　その設計図や仕様書によって、施工業者一社ないし数社から見積りを徴集して査定し、適当な業者に発注する。設計者は施主の代行で、第三者的な立場でありながら、いつも施主側の立場に立って事を進めていく。

4. 工事契約書の取り交わし

　契約内容を当事者間で確認した上で取り交わすとき、医業経営コンサルタントも同席すべきである。

工事の契約をする前には、内容、条件、特約、約款の条文、添付の設計図や仕様書、内訳明細書など十分な説明を求めて納得しておくことが必要である。次に契約のポイントを掲げておく。

①契約は必ず文書で行うこと
　契約の内容を具体的にあげて書き入れた契約書を取り交わすこと。

②契約の相手を正しく知っておくこと
　契約者の相手が適格者であることを確認しておく。

③契約条件や当事者は正確に記載すること
　契約の当事者の名称や代表者名、氏名は正確に記載する。また、工事費約款と支払いの条件を決め、支払いの額と時期を記載する。

④相互に保証人をつけること
　　建設会社側———工事完成保証人
　　施主側　　———保証人

⑤契約当事者以外の立ち合いを求めて契約すること
　工事契約は、契約の当事者双方だけで済まさないで、設計監理者はもとより、友人や知人でもよいから必ず当事者以外の人の立ち合いを求めて調印するのが良策である。書類は事前によく内容を把握した工事請負契約書・契約約款・工事費内訳明細書・仕様書・設計図・工事工程表などであるが、他に双方で協議した追加事項や特別な約束ごとのあるときは、別紙に書き込んで添付する。
　それらを正本二通と設計監理者用の写し一通を作り、双方が契約金額に応じた収入印紙を貼付して、施主、建設会社、保証人を立てるときは双方の保証人、設計監理者がそれぞれ署名押印する。これで初めて契約成立ということになる。
　あまり感心したことではないが、どうしても代理人の人を相手に委任契約しなければならないときには、本人自署、印鑑証明書付きの委任状の添付を求めるのは当然である。大切な契約を弁護士や会社の役員以外の代理人に委任する姿勢がトラブルのもととなる場合が多い。

5. 施　工

　工事監理は設計事務所に依頼することにより、安くて良いものが完成する。

追加工事の場合、元の単価で請求される可能性がある。また、工事残金は、残工事が済んでから支払うようにすると早く完了することが多い。

6. 竣工検査

関係官庁の検査があり、検査終了後、施工業者から施主に建物の引き渡しということになる。

7. 建築業者選定のチェックポイント

No.	内容	細目	チェック
1	経営基盤がしっかりしているか。		
2	病医院の建築について施工実績が豊富であるか。		
3	建築設計事務所指導のもとに施主の意思を十分に反映できる施工業者であるか。		
4	建築前、中、後のフォローを十分にしてくれる業者であるか。		
5	入札価格も良心的であるか。		
6	適切な工事現場監督がついてくれるか。		
7	完成引渡し日を厳守できる業者であること。		
8	官公庁工事の実績、監督官庁との信頼が大であるか。		
9	その他（　　　　　　　　　　）		
10	その他（　　　　　　　　　　）		

8. 建築契約、施工前・中・後のチェックリスト

No.	項目		内容	細目	チェック
1	建築契約	a	契約は必ず文書で行うこと。		
		b	契約の相手を正しく知っておくこと。		
		c	契約条件や当事者は正確に記載すること。		
		d	相互に保証人をつけること。		
		e	契約当事者以外の立ち合いを求めて契約すること。		
2	施工前	a	設計監理業者と施工業者とは別々の業者に発注しているか。		
		b	建築確認申請は適正に行われているか。		
		c	建築着工時期は妥当であるか。（梅雨時期・土用の入りは避ける。また、建築資材の高騰期や資材不足の時期は延期した方が賢明である。）		
		d	建物の完成時期を年内（12月）にしないで、1～2月に持ち越すと固定資産税課税が1年間節約となる。		
		e	地鎮祭（起工式）は実情に応じて行っているか。		
3	施工中	a	施工期間中に施主と設計事務所と施工業者とが定期的に打ち合わせをしているか。		
		b	工事費支払は、契約書に従い通常の適正な出来高払いとなっているか。		
		c	設計監理業者は施工業者が設計図書や契約書通りに行い、間違いのない材料を使用し必要な指導を行っているか。		

No.	項目		内容	細目	チェック
4	施工後	a	設計事務所は役所に建築確認申請書の通り竣工したことの検査を受け、竣工検査済証を受け取っているか。		
		b	建築設計事務所から監理業務監理届が提出されているか。		
		c	瑕疵担保期間について十分に説明を受け理解しておくこと。		
		d	万一紛争が発生した場合の対応も知っておくこと。		
		e	建物の維持修繕等があるので、施主は建築設計事務所および施工業者と引続き良好な関係をつくりあげておくこと。		
		f	竣工式も実情に応じて行っているか。		

第8章 ステップ8 （内装）

1. 内装工事着手前の留意事項

　賃借物件の内装については、賃貸人と充分な打ち合わせ・説明と同意が必要である。賃借物件の内装工事については新築中に内装を行う場合と、既に建物が建築済みで（以前からある建物）である建物に内装する場合とがある。次の諸点に留意すべきである。

（1）新築中に内装をする場合

①賃借建物の貸主との接触

　早めに接触し、貸主の建築設計の段階から賃借条件などを打ち合わせしながら入居申し込みを行う。貸主も医院であると、長期間賃借してくれ、賃料のとどこおりもないので好意的である。また、間取り、電気設備、トイレその他も、設計段階で医院使用に実態に合わせて変更してくれる場合もある。

②テナントの現場状況

　テナントビルの内装には2種類の状況がある。
　ⓐスケルトン渡し
　　内装工事は身体（コンクリート構造物等）のまま、設備はそのフロアの一部に集約されている状態（パイプスペース等）。
　ⓑ事務所仕様
　　いわゆるオフィスとして使用出来るように仕上げられ、設備も照明器具も空調器、換気設備、流し台、トイレ等が備わっている（ⓐとⓑの中間状況のテナントビルで判断しづらいものもある）。
　医院としては上記二つのうちどちらの現場状況から内装工事をしていくか、貸主と事前に話し合いをしておくことが必要である。

③内装費の負担について

　内装費は原則として借主が負担するが、例外として貸主が負担し内装費（建物に付着する内装費であるが）代金担当額を増加賃料として支払うという契約方式もある。
　この場合、借主側としてはイニシャルコストが抑えられるメリットがあり、検討する

ことも一考である。増加賃料の計算方式の一例は、表8-1のとおりである。また、内装費のみを法定耐用年数に応じて増加賃料とする方法も、厳密性はないが分かりやすい。

表8-1 増加賃料計算式

内装費50,000千円とする		
①借入金支払い利息 　借入金 　年利率 　借入期間 　返済方式	 50,000千円 6％ 10年 元利均等方式（据置きなし）	15,113千円
②内装費の減価償却	50,000千円	50,000千円
③内装費相当の固定資産税	50,000千円×70％×1/2×1.7％	297.5千円
④内装費相当の保険料額	50,000千円×0.08％	40千円
⑤合計		65,450.5千円
⑤×1/120＝545.42千円	月額増加賃料	
100％増加賃料にするか、増加賃料をx％オフにするかは当事者の話し合いで決定されることとなる		

④内装工事業者・設計事務所

内装工事業者は建築施工者の工事業者を使用する場合と借主が指定する場合がある。また、設計事務所についても同じことがいえる。それぞれの場合のメリット・デメリットは表8-2のとおりである。

表8-2 内装工事業者が同一か、否かのメリットとデメリット

	メリット	デメリット
建築施工業者	1. 内装工事費が割安となる。 2. 工事の責任関係が明確となる。	1. 病医院の意向通りにできにくい場合がある。 2. 工事内容が把握しにくい。
病医院の指定業者	1. 病医院の意向通りにしてくれる。 2. 工事内容が明確で手直ししやすい。	1. 内装工事費が割高となる。 2. 施工業者と内装業者が違うため、工事の責任関係が、不明確となる場合がある。

※設計事務所についても同じことがいえる。

⑤テナント面積

一般的には壁心計算で示されているので、実際の有効使用面積は多少狭くなる。また専用面積の場合と廊下・トイレ等共用部分の一部が含まれた面積の場合がある。条件を比較するときは専用面積を基に比べると良い。

⑥付属設備

テナントビルの設備については、テナント料の査定だけでなく診療所としての機能や、医療法や消防法に適合するかどうかが、最も重要なポイントになる。

⑦床面の状況

A図の状況のテナントの場合、レイアウトはほとんど自由にできるが、工事代金が一番高くつくケースが多く、B図の場合と坪当り5万円程度の差が出る。

B図のモルタル金ゴテ仕上げまで処理してあるテナントの場合、床面に対する工事代金が少なくてすむが、給排水の位置を考慮に入れたレイアウトをしないとメリットが少なくなる。

図8-1　床面の状況

床面の状況

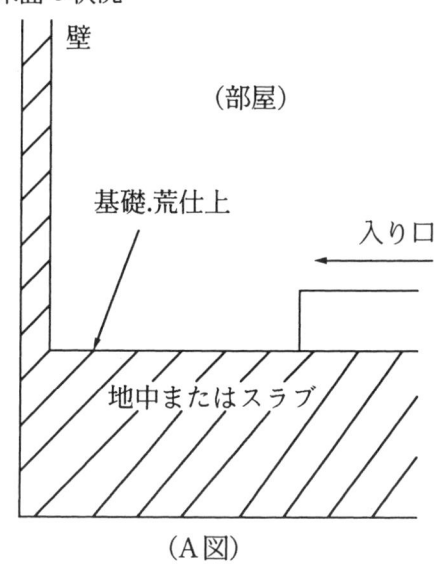

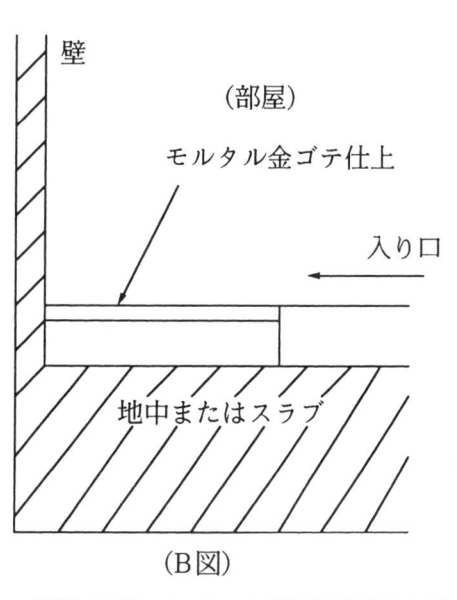

（A図）　（B図）

（月刊『日経ヘルスケア』1993年11月号より）

⑧天井の高さ

天井の高さは特にレントゲン装置設置の際に重要。種類にもよるが、一般的な基準寸

法では最低2600m/m必要となる。事務所仕様の場合、(A)寸法が2600m/mあることが望ましい。スケルトン渡しの場合、床から大梁までの(B)寸法が2600m/m以上とれれば最適。天井高は診療所全体のイメージにも影響するので、気を配りたい。

図8-2 天井の状況と高さ

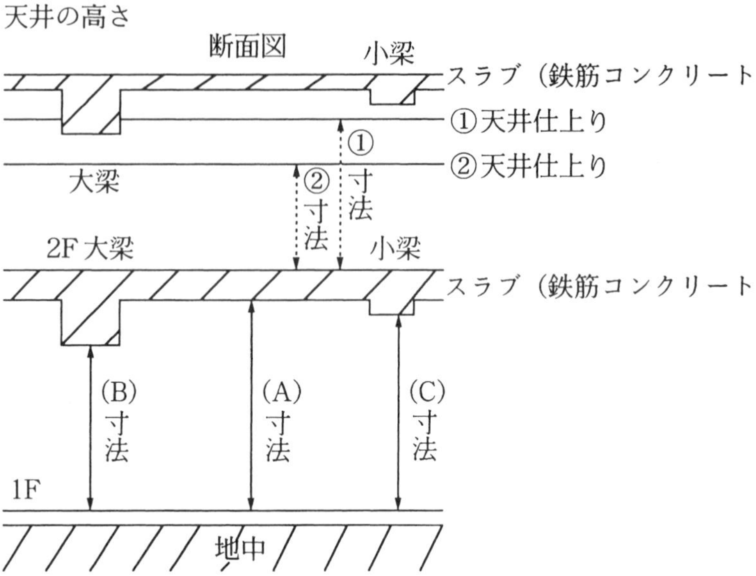

(月刊『日経ヘルスケア』1993年11月号より)

⑨電気容量

　レントゲン装置を必要とする内・整形・耳鼻・胃腸等の科目の場合、医療器具一式でAC100V（100A）、設備工事機器でAC100V（約60A）、レントゲン装置用電源で単相200V（30KVA）、空調設備で3相200V（100A）以上の電源容量が必要となるが、これを備えたテナントビルは少ない。電源容量を確認するとともに、増設できるか否かを専門家に見てもらうことが不可欠である。増設の際には150～500万円の追加工事費が必要である。一般的な電気容量は概ね表8-3の通りである。

⑩その他

(2) 旧建物に内装する場合

(1)とほとんど共通しているが、相違する点は次の通りである。
①貸主から設計図等を借りる。

②建物を建築した業者に面談し、工事内容等をよく聞く。
③信頼できる設計事務所とよく打ち合わせをして進める。(①と②は設計事務所がしてくれる。)
④既入居者へのあいさつ回り(特に内装工事時はよくしておく)

表8-3　内科整形外科電源容量(約40坪)

医療機器および備品	
超音波診断装置	AC 100V　3.5A
レセプトコンピューター	
(プリンター、モニター)一式	AC 100V　7 A
心電計(解析付)	AC 100V　0.7A
滅菌器(18cm丸カスト2ケ用)	AC 100V　15 A
自動現像機(卓上型)	AC 100V　10 A
極超短波治療器(2人用)	AC 100V　12 A
低周波治療器	AC 100V　1 A
ローリングヘッド	AC 100V　5 A
自動分包器	AC 100V　3 A
ファクシミリ	AC 100V　1.2 A
コピー(卓上型)	AC 100V　12 A
その他	20 A
予備	9.6A
	計 100A
レントゲン装置	
	単相200V　30KVA(第3種アース付)
空調設備(天井押込型)	
	3相200V　100A(5台分)
内装工事設備機器	
換気設備	AC100V　10A(5台分)
証明器具	AC100V　25A
温水器	AC100V　18A(2台分)
自動ドアおよびカンバン照明付	5A

(月刊『日経ヘルスケア』1993年11月号より)

(3) 契約内容のチェックポイント

①契約期間	a.契約期間の定めはどうなっているか。 （通常3年〜5年の自動更新である）。
②賃料	a.専用面積に対していくらか。 b.共用　　〃 c.消費税込みか否か。 d.値上げ時期と値上率 e.支払日
③敷金	a.月額賃料の何ヶ月分か。 b.敷金について利息を付すかどうか。 c.敷金の償却があるか否か。
④権利金	a.あるか否か。あるとすれば月額賃料の何ヶ月分か。
⑤建設協力金 （新築の場合）	a.あるか否か。あるとすれば金額はいくらか。 b.利息を付すかどうか。 c.償却条件はどうか。
⑥原状回復義務	a.あるかどうか。 b.その費用負担は。
⑦退居時	a.退居するときは何ヶ月前に通知するか。

(4) 内装工事部分の固定資産税の取り扱い

　テナント物件に賃借人が設置した内装等事業用設備は壊さなければ家屋から分離できない。また、分離させたとしてもその後の復旧が不可能なものや分離することに過大な費用を必要とするもの等、民法でいうところの「付合資産」にあたる場合は、家屋の一部として取り扱い、テナントオーナーに設備分を含めた固定資産税を課すというのが原則である。

　但し、東京都をはじめいくつかの自治体は、「付合資産」であっても他人が設置した設備は家屋の範囲に含めず、テナントオーナーは自分が所有する家屋部分の固定資産税だけを納めればよいとする"特例"を定めている。

　具体的には、当該「付合資産」が事業用資産でテナントオーナーと設備を設置した賃借人とが合意の上で「固定資産税における家屋と償却資産の分離申出書」を提出し、その設備等を家屋の範囲には含めず償却資産として取り扱うよう申請した場合には、これを認めるということになっている。

　ところで今回改正された東京都の通達では従来の"特例"を一歩進めて、テナント物件に賃借人が設置した設備等は「付合資産」であってもそうでなくても、テナント物件の家屋の範囲に含めず、賃借人の償却資産として扱われることとなった。この取扱は平

成10年1月2日以後設置された内装、建築設備等に適用されることになる。
なお、参考までに東京都の通達は次の通りである。

10主資評第31号
平成10年5月21日

都税事務所長　殿
(固定資産税課)
(固定資産評価課)
(課　税　課)

主　税　局　長
(公　印　省　略)
(資　産　税　部)
(固定資産評価課)

「東京都固定資産（家屋）評価事務取扱要領」及び「東京都固定資産（償却資産）評価事務取扱要領」の一部改正について（通達）

　家屋の賃借人等が付加した内装、建築設備等に係る固定資産税については、「東京都固定資産（家屋）評価事務取扱要領」（昭和38年8月19日38主課固発第282号主税局長通達。）第3章第2節第5及び「東京都固定資産（償却資産）評価事務取扱要領」（昭和45年1月30日44主課固発第1101号主税局長通達。）第1章第1節第2,2(5)にその取扱いを定めているところであるが、下記のとおり、これらの通達の一部改正を行ったので、職員に周知のうえ適正な事務処理に努められたい。

記

1　東京都固定資産（家屋）評価事務取扱要領の一部改正
　東京都固定資産（家屋）評価事務取扱要領の一部を次のように改正する。
　第3章第2節第5を次のように改める。
　第5　家屋の賃借人等が付加した内装、建築設備等の取扱い
　　家屋の所有者以外の者が付加した内装、建築設備等については、家屋として取り扱わない。したがって、当該内装、建築設備等が事業用のものである場合には償却資産として取り扱うこと。
　別紙様式7を削る。

2　東京都固定資産（償却資産）評価事務取扱要領の一部改正
　東京都固定資産（償却資産）評価事務取扱要領第1章第1節第2,2(5)を次のように改める。
(5)　家屋の賃借人等が付加した内装、建築設備等の取扱い
　　家屋の所有者以外の者が付加した内装、建築設備等については、東京都固定資産（家屋）評価事務取扱要領第3章第2節第5により、家屋として取り扱われないものである。したがって、当該内装、建築設備等が事業用のものである場合には償却資産として取り扱うこと。

3　適用関係
　本通達は、平成10年1月2日以後に付加された内装、建築設備等について適用する。

2. 内装工事業者の決定（相見積り）

　設計事務所と十分に打ち合わせを行い、監理も委託し、内装工事業者を決定する。
　内装工事業者の選定も、建築業者の選定と同様のことがいえる。とくに内装工事業者とは、経営基盤の弱い個人的組織が多いので、留意する。地元でも名の通った、評判の良い業者を選定することが必要。

①工事金額の決定
　当然のことであるが、使用する材料・備品類によりピンからキリまでの工事金額となる。機能性重視で検討すること。あくまでも、患者中心の発想が必要である。

②工事契約書の取り交わし
　設計事務所に立ち合ってもらい、工事完了・引き渡し日を厳守することを念を押す。

③施　工
　賃貸人、既入居者とのあいさつ回り、連絡を密にとりすすめること。

④検　査
　設計監理業者に入念に検査してもらい、引き渡しを受ける。

3. 内装工事チェックリスト

No.	内容	細目	チェック
1	新築建物に入居する場合は、基本設計図が出来上がった段階から入居申し込みを行っているか。		
2	実施設計図を入手しているか。		
3	内装工事は、建物施工業者が行うか否かの打合せをしているか。		
4	内装工事を建物施工業者と別の医院の指定工事業者がする場合、テナントの現場はスケルトン渡しか事務所仕様からか。		
5	内装工事の設計監理は施主と同一か、医院が指定した業者か。		
6	内装工事前に既入居者等にあいさつ回りはすんでいるか。		
7	内装工事の負担（とくに新築の場合）は明確か。		
8	内装工事業者の経営基盤は安定しているか。		
9	内装工事について3社程度見積りをとっているか。（工事費は妥当か。）		
10	見積りの中味について設計監理業者も交え十分検討しているか。		
11	内装に使用する材質等基本的に必要なものは実際に見ているか。		
12	レイアウトは患者中心の発想となっているか。（診療科目によっても相違する。）		
13	工事契約書は所定の条件を満たしているか。		
	a 契約は必ず文書で行っているか。		
	b 契約の相手を正しく知っておく。		
	c 契約条件や当事者は正確に記載する。		
	d 相互に保証人をつけること。		
	e 契約当事者以外の立合いを求めて契約すること。		
14	その他		

4. ビル診(テナント)における賃貸借契約チェックリスト

No.			内容	細目	チェック
1	契約期間	a	契約期間は実態に合い明確となっているか。		
2	賃料	b	賃料の設定は妥当か。		
		c	賃料の値上時期、値上率は合理的か。	時期 値上率　%	
		d	賃料の支払日はいつか。	日	
3	共益費	e	共益費の計算はどのようになっているか。	㎡当り　円 実費精算 その他	
4	敷金	f	敷金は月額賃料の何ヶ月分か。	ヶ月分	
		g	敷金について利息を付すかどうか。	付す　% 付さない	
		h	敷金の償却があるか。	ある　% ない	
5	権利金	i	権利金があるとすれば月額賃料の何ヶ月分か。	ヶ月分	
6	建設協力金	j	建設協力金には利息を付すか。	付す　% 付さない	
		k	償還条件はどうなっているか。		
7	原状回復義務	l	退居時の原状回復義務は	ある ない	
		m	原状回復費の負担はどうなっているか。		
8	退居通知	n	退居は何ヶ月前に通知することになっているか。	ヶ月前	
9	その他	o			

第9章　ステップ9 （医療機器の購入等）

病医院に必要な機械設備は、大きく分けて医療機械器具と事務機器になる。

1. 医療機器の概要と見積り検討

　必要な医療機器は、診療科目により当然異なってくる。医療機器業者から、見積書を提出させ決定していくことになるが、業者の選定ポイントととしては次のとおりである。
①自院に必要な医療機器を新品、中古品も含めて、広汎に扱っていること。
②適正な価格提示をしてくれるところ。
③自院の立場に立って、医療機器を進めてくれるところ。
④導入する際に、買取りかリースの選択ができ、かつ銀行およびファイナンス会社、リース会社との提携があり、手続きに際し協力的なこと。
⑤導入後のアフターフォロー、メンテナンスがしっかりしているところ。

2. 医業経営コンサルタントとしてのアドバイス

①開業当初から余り利用しない機器類は、購入しないこと。
②必要な医療機器について、参考価格を提供すること。
③一社だけに限定しないこと。

3. 医療機器の購入かリースか

　資金負担（担保能力）、金利情勢、その他自院の経営実態に合わせて検討する。
①**医療機械のリースのメリット・デメリット**
　リースの銀行借入れに比べたメリットは次のとおりである。
　ⓐ預金、不動産、有価証券等の担保提供がいらない。
　ⓑ銀行借入に比べ、手続きが簡単である。
　ⓒ財務比率を悪化させない。
　ⓓ銀行の借入枠を残しておける。
　なお、リースの機械導入で気をつけなければならない点は次のとおりである。

ⓐ医院の患者層から必要な機械であること。
ⓑ機械の稼働率をあらかじめ予想し、採算面で無理のないこと。
ⓒ財務上、固定負債に計上されないか、あくまで長期借入と同様に考えること。

　一時的な負担感が少ないため、リースによって不相応な高額な機械の導入を図り、経営の圧迫要因となることがあるので、十分注意する。

②契約期間のリース物件の維持管理

　原則としてリース会社であるが実質的な経常的管理は借主側が行う。

③リース期間修了後の処理

　リース契約期間が満了した場合には低額で再リース契約をすることができる。

④リースとレンタルの相違点（表9－1）と、リース、現金購入、借入金購入の所要資金比較表（表9－2）を参考までに掲げた。

表9－1　リースとレンタルの相違点

	リース	レンタル
ユーザー	特定 法人・個人（主に法人）	不特定多数 法人・個人どちらでもよい
対象物件	主に事業用機械設備 汎用機械に限定しない 通常新しいもの	耐久消費財 汎用機械に限定 通常既使用品
在　庫	在庫の保有はなく、ユーザーの注文により調達	在庫保有あり
契約期間	比較的長期間 （概して3年以上）	比較的短期間 （時間、日、週、月単位）
料　金	通常レンタル料より割安である	在庫期間の経費が含まれるためリース料より割高
解　約	中途解約はできない	解約は可能
目　的	機械設備の調達方法	物の一時的使用

　※レンタルは一時的に必要の生じたときに便利であるのに対して、リースは長期計画の中で、その効用を発揮する。

　500万円の物件をリースした場合
　1. 物件価格－5,000千円　2. 法定耐用年数－6年　3. リース期間－5年
　4. リース料－月額108千円　5. 再リース料　年額129.6千円
　（リース料金は、金利情勢により変わる。連帯保証人が必要（一般的に妻子）。）

（ヘルスケア新時代の医院経営マニュアルより）

表9−2 リース、現金購入、借入金購入の所要資金比較表

(単位千円)

				1年	2年	3年	4年	5年
リース	(1)	リース料		2,640	2,640	2,640	2,640	2,640
	(2)	(1) の経費処理による税金調整分	(1)×55%	1,452	1,452	1,452	1,452	1,452
	(3)	差額資金流出額	(1)−(2)	1,188	1,188	1,188	1,188	1,188
	(4)	同上累計額	(3)の累計	1,188	2,376	3,564	4,752	5,940
現金購入	(5)	物件購入代金支払		10,000				
	(6)	固定資産税	簿価×1.4%	140	105	79	59	44
	(7)	(法定償却費)	簿価×25%	(2500)	(1,875)	(1,406)	(1,055)	(791)
	(8)	(6)(7)の経費処理による税金調整分	(6+7)×55%	1,452	1,089	817	613	459
	(9)	差引資金流出額	(5)+(6)−(8)	8,688	△984	△738	△554	△415
	(10)	同上累計額	(9)の累計	8,688	7,704	6,966	6,412	5,997
	(11)	比較	(10)−(4)	7,500	5,328	3,402	1,660	57
借入購入	(12)	借入金返済額	5年均等返済	2,000	2,000	2,000	2,000	2,000
	(13)	借入金利支払	年9%	900	720	540	360	180
	(14)	(6)		140	105	79	59	44
	(15)	(6)(7)(13)の経費処理による税金調整分	(6+7+13)×55%	1,947	1,485	1,114	811	558
	(16)	差引資金流出額	(12)+(13)+(6)−(14)	1,093	1,340	1,505	1,608	1,666
	(17)	同上累計額	(15)の累計	1,093	2,433	3,938	5,546	7,212
	(18)	比較	(16)−(4)	△95	57	374	794	1,272
余剰資金試算	(18)			750	608	476	349	224
	(19)	((11)+前年の(19))×10%	(18)の累計	750	1,358	1,834	2,183	2,407
	(20)			△9	5	37	83	139
	(21)	((17)+前年の(21))×10%	(21)の累計	△9	△4	33	116	255

前提条件
1. 物件価格−10,000千円　2. 法定耐用年数−8年（定率償却率25%）　3. リース期間−5年　4. リース料−月額220千円
5. 税金−課税総額55%（法人税、事業税、地方税の合計概算額）

(ヘルスケア新時代の医院経営マニュアルより)

— 315 —

表9－3　主要減価償却資産の耐用年数

○建物

構造	耐用年数
鉄骨、鉄筋コンクリート造の建物	
（診療所用のもの）	39
（事務所用のもの）	50
（住宅用のもの）	47
ブロック造・れんが造の建物	
（診療所用のもの）	36
（事務所用のもの）	41
（住宅用のもの）	38
木造の建物	
（診療所用のもの）	17
（事務所用のもの）	24
（住宅用のもの）	22
木骨モルタル造の建物	
（診療所用のもの）	15
（事務所用のもの）	22
（住宅用のもの）	20

構造	耐用年数
金属造の建物・骨格材の肉厚が4mmを超えるもの	
（診療所用のもの）	29
（事務所用のもの）	38
（住宅用のもの）	34
金属造の建物・骨格材の肉厚が3mmを超え4mm以下のもの	
（診療所用のもの）	24
（事務所用のもの）	30
（住宅用のもの）	27
金属造の建物・骨格材の肉厚が3mm以下のもの	
（診療所用のもの）	17
（事務所用のもの）	22
（住宅用のもの）	19

○建物附属設備

種類	耐用年数
電気設備	15
給排水又は衛生設備及びガス設備	15
ボイラー及び暖房（スチーム）通風設備	15
アーケード又は日よけ設備	
（主として金属製）	15
（その他のもの）	8
エレベーター	17
消火・排煙・災害報知設備	8
自動ドア設備	12

○構築物

種類	耐用年数
緑化設備及び庭園	20
舗装道路及び舗装路面	
（コンクリート敷、ブロック敷、れんが敷、石敷）	15
（アスファルト敷、木れんが敷）	10
門、へい	
鉄筋コンクリート造	30
コンクリートブロック造	15
木造	10

○車両運搬具

種類	耐用年数
乗用自動車	6
救急車、レントゲン車及びがん検診用自動車	5
軽自動車（総排気量が0.66リットル以下のもの）	4
自動二輪車	3
自転車	2

○機械・装置（「別表第二」に該当するもの）

種類	耐用年数
機械設備に該当するもの	
給食用設備　　　（引湯管）	5
（その他）	9
クリーニング設備	7
精穀設備	10
パン・菓子類製造設備	9
機械式駐車設備	15
種苗花器園芸設備	10
その他	
蓄電池電源設備	6

○事務機器及び通信機器（器具備品）

種類	耐用年数
電子計算機	
パーソナルコンピュータ（サーバー用のものを除く）	4
その他のもの	5
複写機、計算機（電子計算機を除く）、金銭登録機、タイムレコーダーその他これらに類するもの	5
その他の事務機器	5
テレタイプライター及びファクシミリ	5
インターホーン及び放送用設備	6
電話設備その他の通信機器	
デジタル構内交換設備及びデジタルボタン電話設備	6
その他のもの	10

○無形減価償却資産

種類	耐用年数
ソフトウェア	
複写して販売するための原本	3
その他のもの	5

○医業用（普通医等）の器具・備品

構　　　造	耐用年数	構　　　造	耐用年数
レントゲン装置		CCU、ICU、監視用テレビジョン	4
移動型診断用X線装置	4	（救急用のもの）	
総合診療用X線装置	6	**検体検査装置**	
診療撮影用X線装置	6	血液ガス分析装置	4
X線テレビジョン装置	6	自動化学分析装置	4
深部治療用レントゲン装置	6	血量測定装置	4
生体現象測定記録装置及び補助装置		血球計数器	4
一要素心電計	6	血液酸素分圧計	6
多要素心電計	6	血球希釈器	6
ベクトル心電計	6	血小板計数装置	6
心音心電計	6	尿分析装置	6
一要素心電計（ポータブル）	4	骨髄像分数計数器	6
多要素心電計（ポータブル）	4	pHメータ	6
ベクトル心電計（ポータブル）	4	細胞診装置	6
心音心電計（ポータブル）	4	**医用超音波応用装置**	
2～4チャネル脳波計	6	超音波パルス法診断装置	6
6～9チャネル脳波計	6	超音波ドプラ法診断装置	6
12～17チャネル脳波計	6	システム関連機器	6
筋電計	6	**核医学測定装置**	
観血式血圧計	6	シンチレーションカメラ	6
非観血式血圧計	6	シンチスキャナ	6
心拍計（脈拍数計含む）	6	動態機能検査装置	6
眼振計（眼位計含む）	6	摂取率測定装置	6
網膜電位計	6	シンチレーションカウンタ	6
血流計	6	レノグラム	6
電子体温計（温度計含む）	6	キュリーメータ	6
生体現象測定用変換器	6	オートウェルカウンタ	6
多用途測定記録装置	6	関連データ処理システム	6
オージオメータ	6	**コンピュータトモグラフ**	
頭蓋内圧測定装置	6	頭部スキャナ	6
ブラウン管オシロスコープ	6	ホールボディスキャナ	6
赤外線診断装置	6	**刺激装置及び治療装置**	
X線撮影用制御装置	6	刺激装置	6
増幅装置	6	ペースメーカ	6
心電図記録・記憶装置	6	マイクロ波治療器	6
各種記録器（データレコーダ含む）	6	温熱療法用装置	6
チェッカー（テスタ含む）	6	自動間欠牽引装置	6
医用監視装置		持続注入ポンプ	6
ハートモニタ	6	医用粒子加速装置	6
ベッドサイドモニタ	6	治療計画システム	6
CCU	6	マッサージ器類	6
ICU	6	**医用システム用機器**	
分娩監視装置	6	心電図・心音図解析装置	6
医用テレメータ	6	脳波解析装置	6
未熟児・新生児用監視装置	6	肺機能分析装置	6
尿量監視装置	6	**その他の医用電子機器**	
監視用テレビジョン	6	分注器・遠心機	6
医用テレビジョン応用装置	6	バイオクリーンシステム	6
（アイパースコープ含む）		カルテセレクタ	6
手術用モニタ	6	咽頭部観察鏡	6
システム関連機器	6	生理学実習装置	6

構造	耐用年数	構造	耐用年数
電気反応検査装置	6	**手術機器**	
聴力関連システム	6	万能手術台	5
振動・騒音計	6	低温手術台	5
味覚計	6	集中操作手術台	5
黄疸計	6	機器戸棚	8
消毒殺菌用機器		機器戸棚（金属製でないもの）	5
包帯材料滅菌装置	4	器械台	5
高圧蒸気滅菌装置	4	閉鎖循環麻酔器	5
自動高圧ガス滅菌装置	4	エーテル麻酔器	5
自動ガス滅菌装置	4	人工蘇生器	5
寝具消毒装置	4	吸引器	5
蒸気消毒器	4	酸素テント	5
殺菌線消毒器	4	自動呼吸装置	5
酸化エチレンガス滅菌装置	4	人工心肺装置	5
可搬式消毒機器	4	人工腎臓装置	10
医用超音波洗浄装置	4	心細動除去装置	5
理学的療法機器		電気メス	5
ハーバートタンク	6	分娩促進器	6
全身蒸気浴装置	6	子宮頸管拡張器	6
空気泡沫浴装置	6	手術用小器具	5
全身電気水浴装置	6	**調剤機器**	
電気四肢浴装置	6	調剤台	6
低周波治療器	6	分包器	6
超音波治療器	6	散剤混和器	6
以上のものの可搬的なもの	6	**光学検査機器**	
人工太陽灯	10	万能生物顕微鏡	8
紫外線灯	10	倒立顕微鏡	8
赤外線灯	10	手術用立体双眼顕微鏡	8
以上の可搬的なもの	10	角膜顕微鏡	8
その他の小機器	10	電気検眼鏡	8
運搬用具		顕微鏡撮影装置	8
患者運搬車	10	位相差顕微鏡	8
診療用運搬車	10	蛍光顕微鏡	8
金属製でない運搬用具	5	顕微鏡用蛍光装置	8
ベッド	8	レンズメーター	8
臨床検査及び研究室用具		中心晴点計	8
顕微鏡等	8	施光計	8
孵卵器	10	屈折計	8
孵卵器（木製のもの）	5	電池式直像鏡	8
回転培養器	10	双眼額帯式倒像鏡	8
振盪培養器	10	ポータブルとして用いる顕微鏡	8
陶磁器製品・ガラス製品	3	内視鏡	8
ゴム・プラスチック製品	5	ガストロカメラ	8
主として金属製の小器具	10	ファイバースコープ	6
呼吸計（呼吸流量計含む）	6	気管支鏡	8
肺機能測定装置	6	膀胱鏡	8
酸素反応測定装置	6	眼底カメラ	8
呼吸監視装置	6	**その他**	
光電比色計	6	コバルト60回転装置 ┌ 電子装置	6
光電光度計	6	└ 金属的な装置	10
分光光度計	6	ベータートロン	6
電子管を使用する機器の可搬的なもの	6	リニアアクセレレーター	6
電子管を使用する機器（移動式）	4		

○歯科医業用（歯科医）の器具・備品（診療用）

種　類	耐用年数	種　類	耐用年数
椅子（足踏式、電動式）	7	空気振動歯石除去器	6
ユニット	7	超音波歯石除去器	10
歯科用　パノラマX線装置	6	歯面清掃器	10
歯科用　X線装置	4	超音波アマルガム充填器	10
顎関節写真撮影用補助装置	6	タービン用ハンドピース	7
コンピュータ　パントグラフ	6	低周波治療器	6
咬合力測定装置	5	電気メス	5
電気エンジン	7	口腔撮影用カメラ	5
コンプレッサー	7	スライド映写機	5
高速タービン	4	フィルムビュアー	5
無影灯	7	デンタルゼロラジオグラフィー	5
超音波洗浄器（技工用以外）	4	X線フィルム現像タンク	5
煮沸消毒器	4	顕微鏡	8
高圧滅菌器	4	天秤	5
乾熱滅菌器	4	超音波根管拡大洗浄器	6
キャビネット（木製）	5	咀嚼筋電気刺激装置	6
キャビネット（金属製）	10	レーザービジョン	5
歯髄診断器	10	モーノー測定器	6
酸素吸入装置	5	筋電計	6
含嗽用自動給水装置	7	ソフトレーザー	6
サウンドマスキング装置	5		

○歯科医業用（歯科医）の器具・備品（技工用）

種　類	耐用年数	種　類	耐用年数
レーズ	10	歯科用電折装置	5
集じん器	10	電気溶接器	10
鋳造器（遠心、真空）	10	咬合器	10
高周波鋳造器	10	サベーヤ	10
ポーセレンファーネス	10	ローラー	10
レジン表面滑沢硬化装置	5	技工台（木製）	5
超音波洗浄器	10	技工台（金属製）	10
バイブレーター	10	サンドブラスター	10
真空埋没器	10	技工用マイクロモーター	10
ワックス焼却器	10	スチームクリーナー	10
重合器	10	技工用エンジン	10
圧印床プレス器	10	義歯圧縮成形器	10
モデルトリーマー	10		

○歯科医業用（歯科医）の什器

種類	耐用年数
空冷式冷房器	6
暖房用器具（電気、ガス、石油ほか）	6
瞬間湯沸器	6
空気清浄器	6
換気扇	6
扇風機	6
インターホン	6
B.G.M（環境音楽装置）	6
電話器（内線用）	10
時計	10
度量衡品	5
試験測定機器	5
ラジオ・テレビ、テープレコーダー、VTR	5
冷蔵庫（電気、ガス）、電気洗濯機	6
電気掃除機、床磨器	6
エアータオル	6

種類	耐用年数
金庫（手さげ）	5
金庫（その他のもの）	20
コンピュータ（サーバー用のもの）	5
コンピュータ（サーバー用以外のもの）	4
複写機、計算機、金銭登録機、タイムレコーダー、ファクシミリ	5
謄写機器	5
事務机、事務椅子、ロッカー、キャビネット（主として金属製のもの）	15
事務机、事務椅子、ロッカー、キャビネット（主として木製のもの）	8
応接セット、待合室用セット	8
室内装飾品（主として金属製のもの）	15
室内装飾品（主として木製のもの）	8
カーテン	3
じゅうたんその他の床用敷物	6

○歯科医業用（歯科医）のその他

種類	耐用年数
医用データ処理装置	
固定プログラム形計算機	5
可変プログラム形計算機	5
検診データ処理装置	5
医用システム	
総合健診システム	5
健康増進システム	5
救急医療システム	5
病院管理用自動処理機器	5
総合病院情報システム	5

種類	耐用年数
端末機器（カプラーを含む）	
パソコン用端末機器	4
専用端末機器	5
生体機能補助装置	
補聴器	5
その他	
蒸留水製造装置	10

表 9－4　診療各科に特有の機器

機器の区分	備　考
(1) 産婦人科、新生児室特有の機器	
イ　胎児心電計	
ロ　胎児心音計	胎児心拍数計を含む。
ハ　分娩台	
ニ　分娩監視装置	
ホ　陣痛計	陣痛誘発器を含む。
ヘ　保育器	インファントウォーマを含む。
ト　未熟児、新生児監視装置	
チ　経皮酸素分圧測定器	
リ　コルポスコープ	
ヌ　検診台（内診台）	
ル　産婦人科ユニット	照明装置、洗浄装置、薬品架等を備えたユニットをいい、診療椅子を含む。
(2) 泌尿器科に特有の機器	
イ　写真撮影用膀胱鏡	
ロ　自動尿道注入器	
ハ　砕石器と砕石吸出器	
ニ　膀胱鏡検診台	
ホ　経尿道的前立腺凍結装置	
ヘ　尿流量計	膀胱内圧計を含む。
ト　泌尿器科ユニット	照明（光源）装置、消毒装置、膀胱洗浄装置等を備えたユニットをいい、診療椅子を含む。
(3) 眼科に特有の機器	
イ　角膜曲率計	
ロ　眼圧計	
ハ　頭蓋内圧測定装置	
ニ　眼底カメラ	
ホ　検影器	
ヘ　大弱視鏡	
ト　細隙灯顕微鏡	
チ　赤外線瞳孔運動測定装置	
リ　調節機能測定装置	
ヌ　網膜電位計	
ル　眼屈折計	
ヲ　視野計	
ワ　検眼レンズセット	

	カ　レンズメータ	
	ヨ　眼科用マグネット	
	タ　硝子体手術装置	
	レ　光凝固装置	
	ソ　超音波手術器	
	ツ　眼科用ユニット	洗浄装置、薬品架等を備えた洗眼ユニット及び投影装置、サイトテスタ、角膜曲率計等を備えた検眼ユニットをいう。
(4) 耳鼻咽喉科に特有の機器		
	イ　中耳アナライザ	
	ロ　眼球運動誘発装置	
	ハ　電気眼振記録装置（ニスタモグラフ）	
	ニ　平衡機能検査測定装置	電動ゴニオメータ、回転装置、等加速度回転装置をいう。
	ホ　視運動性眼振開発装置	
	ヘ　オージオメータ	自動聴力測定装置を含む。
	ト　鼻腔抵抗計	
	チ　鼻用手術用器具	鼻腔、副鼻腔の手術器具をいう。
	リ　嗅覚計	
	ヌ　ネブライザ	
	ル　咽頭ストロボスコープ	
	ヲ　音声機能検査装置	
	ワ　万能咽頭鉗子	
	カ　喉頭微細手術器	
	ヨ　味覚計	味覚障害の定量的診断に用いる器具をいう。
	タ　耳鼻科ユニット	排気（陽圧）装置、吸気（陰圧）装置、照明装置、薬品架等を備えたユニットをいう。
(5) 皮膚科に特有の機器		
	イ　皮膚粘膜血管撮影用顕微鏡装置	
	ロ　軟レ線装置	
	ハ　植皮用皮膚移植器（デルマトーム）	皮膚用グラインダを含む。
	ニ　紫外線装置	
(6) 麻酔科に特有の機器		
	イ　人工呼吸器（人工蘇生器）	
	ロ　酸素テント	
	ハ　麻酔器	

(7) 脳神経外科に特有の機器	
イ　サブトラクション装置	造影剤陰影とまぎらわしい組織陰影を消去し造影剤陰影のコントラストを鮮明にして血管撮影の診断能力を高めるために用いる装置をいう。
ロ　クラニアトーム	開頭、穿頭術用器具一式をいい、エアドリルを含む。
ハ　頭部手術固定装置	定位脳手術装置を含む。
ニ　微細神経外科手術器具セット	動脈瘤手術用器具、血管吻合用器具及び経鼻的下垂体手術器具等のセット一式をいう。
ホ　脳手術器械セット	
(8) 外科特有の機器	
イ　胃腸縫合器	
ロ　肺切除手術器械	
ハ　脊椎手術器	
ニ　電動骨手術器械	
ホ　人工関節手術器械	
ヘ　血管縫合器	
ト　脊椎矯正装置	
チ　展伸包帯装置	
リ　電動式間歇牽引器	

表9－5　薬局（薬剤部）特有の機器

機器の区分	備　考
(1) 調剤台	
(2) 分包機	
(3) 製剤機	散剤混和器、貴石乳鉢を含む。
(4) 薬品専用保存庫	試薬保存庫を含む。

表9-6 歯科に特有の機器

機器の区分	備考
(1) 診断用機器	
イ　一般撮影エックス線装置	歯科用口内法撮影装置をいう。
ロ　特殊撮影エックス線装置	頭部規格、顎関節及び全顎を除く口外法撮影装置をいう。
ハ　全顎撮影エックス線装置	パノラマエックス線装置をいう。
ニ　自動現像装置	エックス線フィルムを現像する装置をいう。
ホ　咬合診断装置	顎運動等の測定装置をいう。
ヘ　診療用照明装置	治療及び手術用照明装置をいう。
(2) 治療用機器	
イ　エアータービン装置	エアー源による切削装置をいう。
ロ　吸引装置	歯牙切削粉、洗浄水等を吸引する装置をいう。
ハ　エアーコンプレッサー	空気圧縮装置をいう。
ニ　滅菌器	消毒器を含む。
ホ　電気手術器	
ヘ　歯石除去器	超音波により歯石を除去する装置をいう。
ト　マイクロエンジン装置	歯牙切削に用いる器具をいう。
チ　麻酔装置	
リ　ウ蝕歯牙除去装置	薬品によりウ蝕部を溶解除去する装置をいう。
ヌ　診断システムキャビネット	治療機器格納キャビネットをいう。
ル　治療用椅子	
ヲ　歯科用ユニット	
(3) 歯科技工用機器	
イ　鋳造器	
ロ　電気炉	
ハ　局所集塵装置	
ニ　歯科用レーズ	義歯床等の研磨、研削装置をいう。
ホ　陶材焼成用装置	
ヘ　パラレロメータ	歯科補綴物の測定に用いる器具をいう。
ト　練成埋没機	埋没機等自動練和、攪拌装置をいい、真空式、振動式を含む。
チ　咬合器	
リ　色調感知装置	義歯色調を電子により調べる装置をいう。
ヌ　サンドブラスタ	砂を吹きつけて義歯を錬磨し、鋳造品のバリを除去する装置をいう。
ル　洗浄装置	
ヲ　義歯床射出成型器	
ワ　溶接器	
カ　モータロール	金属板圧延機をいう。
ヨ　技工システムキャビネット	技工用機器格納キャビネットをいう。
(4) その他の機器	
イ　口腔撮影用カメラ	
ロ　組立式エックス線防護室	エックス線防護衝立を含む。

4. 医療機器導入先の選択チェックリスト

No.	内容	細目	チェック
1	経営基盤がしっかりしていること。		
2	自院に必要な医療機器を広汎にわたって扱っているところ（新品，中古品を含めて）		
3	営業所等が自院の近くにある。		
4	適正な価格提示してくれるところ		
5	自院の立場に立って医療機器を進めてくれるところ		
6	適切なアドバイスができる担当者がそろっているところ		
7	注文機器類等（とくに消耗品費）を迅速に配達してくれるところ		
8	導入する際に買取りかリースの選択ができ、かつ銀行及びファイナンス，会社，リース会社との提携があり、手続きに際し協力的なこと		
9	導入後のアフターフォロー，メンテナンスがしっかりしているところ		
10	診療報酬改定時には適切に対応してくれているか。（レセコン）		
11	その他		

5. 医療機器導入に当たってのポイント

No.	内容	細目	チェック
1	医療機器は地域医療のニーズに合っているか。		
2	自院の診療方針にあった医療機器を購入すること。		
3	自院の患者層から必要な機械であるか。		
4	高額医療機械については機械の稼働率をあらかじめ予想し採算面で無理はないか。		
5	医療機械の導入にあたっては3社程度の見積りをとりよく検討をすること。		
6	自院の経営に応じて購入かリースかの選択を決定する。		
7	開業当初からあまり利用しない機器類は購入しないこと。		
8	開業当初、新品にこだわることなく事業計画に応じて中古でも十分活用できるような中古機器も検討すること。		
9	設計段階において適切な据付場所等を検討しておくこと。		
10	レントゲンその他の医療機器の場合、据付工事、電気工事、その他必要な工事が発生するので早目に導入計画・その他の打合せを設計・建築業者とも行っておくこと。		
11	必要な検査技師の確保も準備しておくこと。		
12	その他		

6. 必要な医療機器・備品チェック表

(1) 医療機器

No.	医 療 機 器 名	数 量	単 価	金 額	発 注 先	納 期	チェック	備考

(2) 医療（診療用）備品

No.	医療(診療用)備品名	数　量	単　価	金　額	発注先	納期	チェック	備考

(3) 什器備品（待合室・受付用）

No.	什器備品（待合室・受付用）名	数　量	単　価	金　額	発 注 先	納　期	チェック	備考

第10章　ステップ10 （医薬品の購入等）

1. 医薬品の購入の仕方

　薬価改定は、年々厳しい状況が続いている。近年の診療行為別の内訳からも、検査は増加しているが、投薬収入は減少している。購入価額の目安としては、薬価基準の75％前後が一般的であるが、今般、建値制の導入により、75％以上となることは必至であり、最終的には90％になるようになっている。

　購入方法としては、一定の業者から大量購入し価格交渉を行うことも必要である。また、購入価格と薬価差益のほか、銘柄別の薬効や代替品についても考える必要がある（「薬効別薬価基準」日本医薬品集（薬業時報社）を一つの参考にするとよい）。

　開業時においては、薬品使用数量の予想が難しいので、必要最小限の購入で考えるようにする。開院後、来患数の状況を見ながら薬品の発注を検討する。支払方法は開業の場合は、通常6ヶ月後支払として考え、資金繰りを考慮する。納品時は必ず品目、数量、単価のチェックをする習慣を確立すること。

2. 医薬品業者の選択のポイント

①必要な薬品材料を網羅的に取り扱っていること。また、同じ効用なら薬価差額の多い銘柄を選ぶことが可能な業者であること。
②必要な時に迅速に配送してくれる業者。
③自院の資金繰りと取引業者の決済条件がマッチすること。
④担当者が誠実で、医薬品の情報はもとより、医院経営に有用な情報を提供してくれること。
⑤請求の締日を自院に合わせてくれたり、棚卸の手続きを協力してくれたり、付帯サービスのよい業者。

3. 医薬品の管理の仕方

　薬品は多種品目に及び（内科系100〜150品目）、また、診療科目によって相違するが、医業経営の4分の1から5分の1を占めている。したがって、在庫切れ、使用期限切れに

ならないようかつ、適正在庫管理が必要である。薬品購入帳、薬品仕入先帳などを有効に活用するとよい。また、全品目の10％前後で年間薬品消費額の70％前後の大部分を占めることが多いといわれている。

4. 医薬分業のポイント

1) 医薬分業の趣旨

　医薬分業の本来の趣旨は、薬剤師の薬学的知見に基づき、患者の医薬品服用の記録をとること（薬歴管理）により、複数の薬物の相互作用の発生を予測し、回避することである。
　平成2年4月からは、日本薬剤師会による基準薬局認定制度も発足し、医薬分業の普及に備えている。

2) 医薬分業の法的根拠

　医薬分業原則の法的根拠は、医師法22条と薬剤師法19条とに求めることができる。医師法22条は、医師に対して処方箋交付義務を課している。また薬剤師法19条は、薬剤師以外のものに対し、一般的に調剤（正確には販売または授与のためにする調剤）を禁止している。つまり医師法22条は、医師に対して処方箋交付義務を課すことにより、医師以外の者による調剤を予定するとともに、薬剤師法19条は調剤を薬剤師の専属的業務とすることにより、薬の専門家たる薬剤師による調剤だけを受け皿として用意したわけである。

［薬剤師法19条］
　薬剤師でない者は、販売または授与の目的で調剤してはならない。ただし、医師若しくは歯科医師が次に掲げる場合において自己の処方箋により自ら調剤するとき、または獣医師が自己の処方箋により自ら調剤するときは、この限りでない。
(1) 患者または現にその看護に当たっている者が特にその医師または歯科医師から薬剤の交付を受けることを希望する旨を申し出た場合
(2) 医師法第22条各号の場合または歯科医師法第21条各号の場合

［医師法22条］
　医師は、患者に対し治療上薬剤を調剤して投与する必要があると認めた場合には、患者または現にその看護に当たっている者に対して処方箋を交付しなければならない。ただし、患者または現にその看護に当たっている者が処方箋の交付を必要としない旨を申

し出た場合においては、この限りでない。

①暗示的効果を期待する場合において、処方箋を交付することがその目的達成を妨げる恐れがある場合
②処方箋を交付することが診療または疾病の予防について患者に不安を与え、その疾病の治療を困難にする恐れがある場合
③病状の短時間ごとの変化に即応して薬剤を投与する場合
④診断または治療方法の決定していない場合
⑤治療上必要な応急の措置として薬剤を投与する場合
⑥安静を要する患者以外に薬剤の交付を受けることができる者がいない場合
⑦覚醒剤を投与する場合
⑧薬剤師が乗り組んでいない船舶において薬剤を投与する場合

3）医薬分業の形態

医薬分業を処方箋の流れから分類すると、以下のようになる。

（1）点分業

①門前薬局分業

　医療機関が特定の薬局と提携して医薬分業を実施する場合、提携薬局は病医院の近くにある方が患者にとって便利である。現在院外処方箋を発行している医療機関のほとんどが、病医院の近くの薬局と提携しているが、そのような薬局を「門前薬局」と呼んでいる。

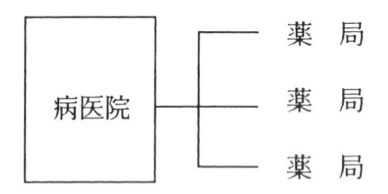

②マン・ツー・マン分業

　1医療機関から1薬局に対して処方箋が発行され、受け入れられるという形態である。この場合、特に1開業医と1薬局とのマン・ツー・マンの場合には、特別な契約（薬局から医療機関へ薬価差益のキックバック）が結ばれる場合がある。

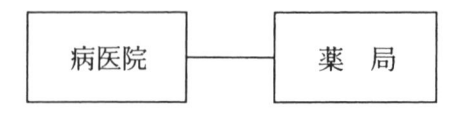

(2) 面分業

複数の医療機関から複数の薬局に対して処方箋が発行されている形態をいい、正確には、「地域内の薬剤師会員が全員参加して病院・診療所の処方箋に応需。地区の中心に備蓄・情報・研修の機能を持つセンターがある」とされている。

すなわち、面分業の中心は一般の薬局であり、普段いきつけの薬局（ホーム・ファーマシー）へ、医療機関から発行された院外処方箋を持っていき、調剤を受けることにより、

①普段、その薬局で購入している健康薬品、OTC薬（大衆薬）も含めて、質の高い薬歴を管理できる。
②それによって、服薬指導もより適確に、質の高いものとなる等のメリットが生じる。

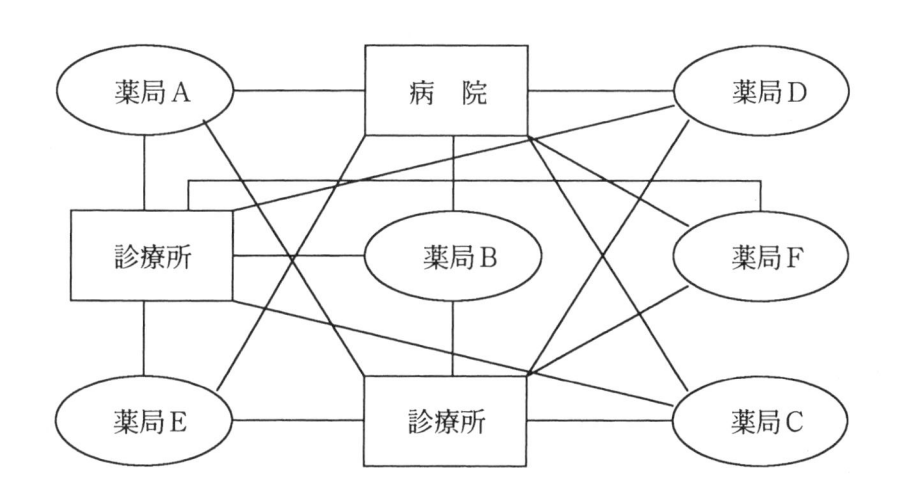

4）医薬分業による業務の流れ

①患者の流れ：病院と薬局で、一部負担金を支払う
②処方箋の流れ：患者から手渡しorFAXにて送付される
③診療報酬の請求：処方箋料
④診療報酬の支払：処方箋料
⑤診療報酬の支払：調剤技術料
⑥診療報酬の請求：調剤技術料

```
    患　者 ------ 病　医　院 ←――――――③――――――┐
                    ↑  ┆              ┌──────┐
                    │  └―――④――――――→│ 診    │
                    │                  │ 療    │
      ①            ②                  │ 報    │
                    │                  │ 酬    │
                    │                  │ 支    │
                    │                  │ 払    │
                    ↓                  │ 基    │
                  薬　局 ←――――⑤――――│ 金    │
           ←------ ┆            ←―⑥―→└──────┘
```

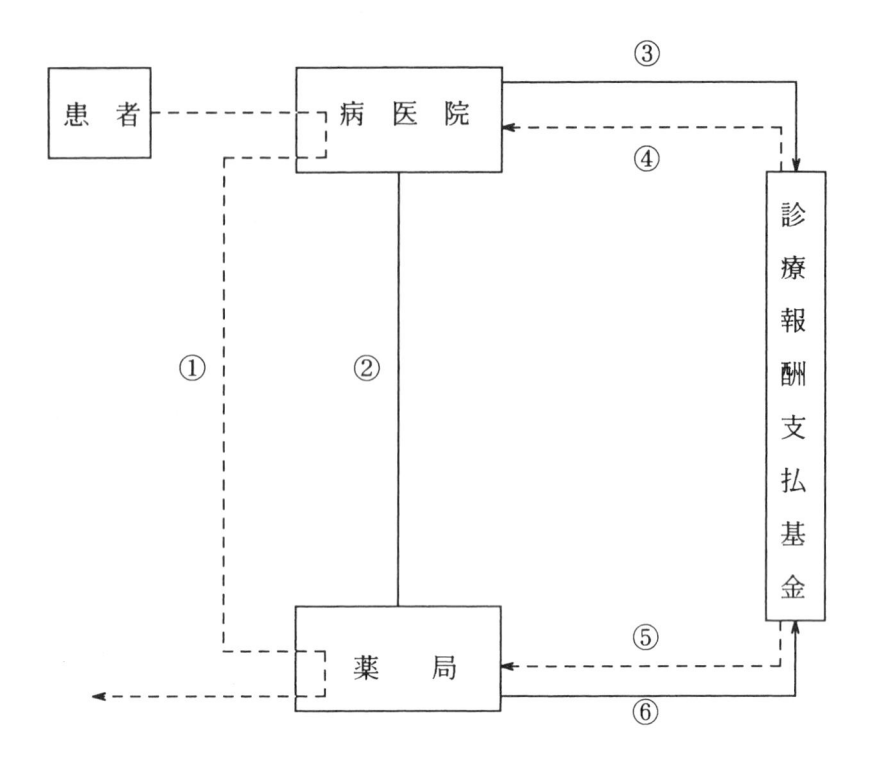

5）開業医が医薬分業を導入するポイント

　医薬分業の導入前に薬剤師と充分な打合せが必要となる。
　導入のポイントとしては、
①診療所の患者の居住地域に調剤薬局があること（郡部には医薬分業が、地域性からして難しい）。
②調剤薬局の薬剤師が、一定の薬品知識を有していること。
③医師の処方方針に理解のあること。
④薬歴管理の体制が整っていること。

6）医薬分業のメリット・デメリット

　表10－1に一覧表を掲げておく。

7）節税メリット

　租税特別措置法26条の特例経費が、有効に活用できるか否かがポイントである。医薬分業をすることにより総収入が減少するため、社会診療報酬が年5,000万円以下になれば、措置法特例経費が使える。そうした場合に医薬分業前と医薬分業後どちらが節税となり可処分所得が増えるかにより経済的には判断ができる。

表10－1 医薬分業のメリット・デメリット

	メリット	デメリット
医療機関側	①処方医療品の選択が自由になる。 ②医薬品購入資金が節約になるほか、金利負担が減少する。 ③不良在庫、調剤ロスが減少する。 ④薬剤購入管理の煩わしさから解放される。 ⑤治療・診断に専念できる。 ⑥薬局（2坪以上）、薬剤在庫スペースの分、他に利用することができる。 ⑦窓口事務、請求事務量が軽減する。 ⑧処方箋料が増える。 ⑨薬品の種類が多くなり、投薬チェックが期待できる。 ⑩医師優遇税制の適用が可能 　（保険診療収入が5,000万円未満）	①院外薬局において、処方箋どおりに処方しているか、処方箋どおりの調剤をしているか、患者に丁寧に説明しているかどうかの不安がある。 ②メーカーからの医薬品情報の減少の心配がある。 ③収入が減少する（薬価差益） ④事故責任の不明確 ⑤処方箋発行の手間がかかる。 ⑥3か月後から薬代が入ってこなくなるので仕入代金の支払いが多い場合は資金繰りが苦しくなる。 ⑦患者離れがおこる心配がある 　（患者に処方箋発行の合意やPR必要）。
患者側	①重複投与の危険防止、副作用防止になる。 ②自分にあった処方が受けられる。 ③院外薬局での薬の十分な説明・服薬指導が受けられる。また、気楽に質問できる。 ④処方内容が明確になる。 ⑤投薬待ち時間が短縮される。 ⑥薬局を自由に選択できる。 ⑦在宅老人への配達（将来的に） ⑧長期通院している慢性疾患患者にとって楽になる。	①費用負担が若干増加する。 ②院外薬局に再度足を運ぶ不便さがある。 ③病・医院の薬でないという不安がある 　（医師から直接、薬がほしい）。 ④患者の秘密保持に対する不安がある。 ⑤処方内容の開示で患者に薬を知らされる。
薬局側	①専門的技術、知識を生かした本来の業務ができる。 ②保険調剤により、収入が増え経営が安定する。 ③薬剤師のモラルが向上する。	①医薬品を在庫量の増大（面分業では約6,000品目が必要、1品目1万円～2万円かかる。点分業では、多くて約150品目（医師1人の取扱量） ②不良在庫が増える。 ③医薬品の仕入れ、保険請求事務の増加 ④薬害問題への対応が必要 ⑤薬局待合室、調剤室の増設 ⑥休日、夜間調剤対策 ⑦一定処方箋確保までの不安

（成功する病医院経営より）

8）診療報酬改定と薬価基準改正

　平成16年度診療報酬改定は、フリーアクセスを原則としつつ、国民皆保険体制を持続可能なものとし、患者中心の質がよく安心できる効率的な医療を確立するという基本的考え方に立って、合理的でメリハリのついたものとする。

　また、現状の厳しい経済社会情勢を反映する中で、医療の安全・質の確保、具体的には、DPC、小児医療・精神医療等を重点的に評価し、国民が納得できる改定とすることとし、診療報酬本体で改定率は±0％とする。なお、薬価等は△0.89％（薬価ベースでは△4.21％）と材料価格△0.16％の引下げとなった。

　なお、平成18年度診療報酬改定、平成20年度診療報酬改定及び平成22年度診療報酬改定においても薬価基準は引き下げられている。

表10－2　薬価基準引下げ率の推移

改正年月	薬価改正 薬価ベース（％）	薬価改正 医療費ベース（％）
平成元年4月	2.4※	0.65※
平成2年4月	△9.2	△2.7
平成4年4月	△8.1	△2.4
平成6年4月	△6.6	△2.0
平成8年4月	△6.8	△2.6　＊
平成9年4月	△4.4	△1.32
平成10年4月	△9.7	△2.7
平成12年4月	△7.0	△1.6
平成14年4月	△6.3	△1.4
平成16年4月	△4.21	△0.89
平成18年4月	△6.7	△1.60
平成20年4月	△5.2	△1.10
平成22年4月	△5.75	△1.23

（注）※消費税導入における引上げ　　＊材料価格引下げと再算定を含む
・平成3年5月の中医協建議に基づくR幅は4年が15％、6年が13％、8年が11％、9年が10％（長期収載品8％）、10年が5％（同2％）となっている。

9）医薬分業にかかる療養担当規則の改正

　平成8年4月1日からの診療報酬改定にともない、療養担当規則の改正が、次の通り行われれたので留意しておく必要がある。

①保険薬局から保険医療機関に対し、処方せんの交付に関して行なわれる財産上の利益の供与及び収受を禁止

②保険医療機関から特定の保険薬局への誘導禁止
　（従来は、保険医による誘導のみ禁止）

5. 医薬品業者の選択チェックリスト

No.	内容	細目	チェック
1	必要な薬品材料を網羅的に取扱っていること。		
2	同じ効用なら薬価差額の多い銘柄を選ぶことが可能な業者であること。		
3	購入契約に際して自院の実情に応じて契約条件を弾力的に運用してくれるところ。		
4	必要な時に迅速に配送してくれる業者であること。		
5	自院の資金繰りと取引業者の決済条件がマッチすること。		
6	担当者が誠実で、医薬品の情報はもとより、医院経営に有用な情報を提供してくれること。		
7	薬品会社の教育が行き届いていて担当者が自院の経営について守秘義務を励行してくれるところ。		
8	請求の締切日を自院に合わせてくれたり、棚卸の手続きを協力してくれたり付帯サービスのよい業者であるか。		
9	その他		

6. 開業医が医薬分業を導入するチェックリスト

No.	内容	細目	チェック
1	自院の近くに調剤薬局があること。		
2	調剤薬局の薬剤師が一定の薬品知識を有していること。		
3	医師の処方方針に理解のあること。		
4	調剤薬局側に薬歴管理，服薬指導体制がととのっているか。		
5	医薬分業に患者側にもメリットがあることを説明できること。		
6	自院にとって医薬分業が経営的にもメリットがある。		
7	調剤薬局の側に備蓄薬品が豊富であり、いかなる処方箋にも応じられる。		
8	患者数に見合った十分なスペースと設備を整えていること。		
9	医学，薬学の進歩についていこうという向上心があること。		
10	医療機関とのコミュニケーションがスムーズにとれること。		
11	地元薬剤師会との交遊関係があること。		
12	自院、患者の要望にすばやく対応できる柔軟性と敏捷性があること。		
13	地域住民のコンセサスを得るための行動が行えること。		
14	その他		

第11章　ステップ11 （印刷物の計画）

　マニュアルシートに掲げる印刷物の準備を始める。なお、医業経営理念（HI）を抽象化したロゴマークをPR用に随時入れておく。ロゴマークについては、東京などの専門業者に依頼するのも一つの方法である。地方の印刷会社等においても、ロゴマークをデザインしているところもあるので、病医院の医業経営理念を抽象化したものとして積極的に活用する。ロゴマークは一回決定したら末長く使用するものであり、患者さんに親しまれるものがよい。

1. 診療関係印刷物チェック表

No.	印刷物名	数量	単価	金額	発注先	納期	チェック	備考
1	診察申込書							
2	診察券							
3	診療録 外来							
4	診療録 入院							
5	診療録2号紙							
6	点数計算用紙							
7	診断書							
8	紹介状							
9	紹介用名刺							
10	返事状							
11	健康診断書							
12	死亡診断書							
13	免許用診断書							
14	X線袋・大角・大四							
15	X線袋・ラベル							
16	X線照射録							

No.	印刷物名	数量	単価	金額	発注先	納期	チェック	備考
17	薬袋(大・中・小)							
18	薬袋(外用・頓用)							
19	薬 包 紙							
20	心電図台紙							
21	処 方 箋							
22	診 療 日 誌							
23	看護業務日誌							
24	病 棟 日 誌							
25	当 直 日 誌							
26	体 温 表							
27	体 温 表 台 紙							
28	入 院 案 内 書							
29	診療明細書 各種							
30	麻薬取扱伝票							
31	薬品出庫伝票							
32	外出泊記録簿							
33	中 材 伝 票							
34	入院患者保証書							

No.	印刷物名	数量	単価	金　　額	発 注 先	納 期	チェック	備 考
35	手 術 記 録							
36	検査用紙（各種）							
37								
38								
39								
40								
41								
42								
43								
44								
45								
46								
47								
48								
49								
50								
51								
52								

2. 庶務関係印刷物チェック表

No.	印刷物名	数量	単価	金額	発注先	納期	チェック	備考
1	請求書							
2	領収書							
3	日計表							
4	月表							
5	長4袋							
6	角3袋							
7	掛紙							
8	預かり書							
9	看護婦勤務割当表							
10	病院日誌							
11	入院外来患者数帳簿							
12	保証書							
13	出勤簿							
14	給与台帳							
15	給与支払明細書							
16	給与袋							

No.	印刷物名	数　量	単価	金　　額	発注先	納期	チェック	備考
17	挨　拶　状							
18	地図・名刺							
19	チ　ラ　シ							
20								
21								
22								
23								
24								
25								
26								
27								
28								
29								
30								
31								
32								
33								
34								

3. 給食関係印刷物チェック表

No.	印刷物名	数　量	単　価	金　　額	発　注　先	納　期	チェック	備　考
1	一般食献立表							
2	特別食献立表							
3	発 注 伝 票							
4	食　　　　券							
5	栄養士検便記録							
6								
7								
8								
9								
10								
11								
12								
13								
14								
15								
16								

第12章　ステップ12（助成金等の活用）

　雇用安定のために数多くの助成金・奨励金等（以下、助成金等という）の制度があるので、このような制度を活用することも重要である。

　助成金等は公共職業安定所長等に事前に計画書を提出し、一定の要件を満たした上でなければ受給できないので、医業経営コンサルタントを通して社会保険労務士等に相談することがポイントである。

　また、助成金等は支給決定があった日等の属する事業年度に収益計上をすることになる。以下、病医院の開業に関連して代表的な助成金等を説明するが、適用内容、適用時期、適用金額が頻繁に変わるので、詳細は各都道府県の公共職業安定所等にお問い合わせいただきたい。

1．地域求職者雇用奨励金
《同意雇用開発促進地域又は過疎等雇用改善地域》

　雇用情勢の厳しい地域等において、事業所を設置・整備し、それに伴い地域に居住する求職者等を雇い入れるときに受給できる。各地域において、雇い入れた支給対象者の人数及び事業所の設置・整備の費用に応じて一定額を助成する。なお、設置・整備の対象については、国の補助金等（地方公共団体等を通じた間接補助金等を含む）の補助対象となっているものを除くなどの一定の条件がある。

(1) 受給できる事業主

① 地域内での労働者の雇入れ及びこれに伴う事業所の設置・整備に関する計画（計画届）を当該地域の管轄労働局長に提出した日（計画日）からその計画が完了した旨の届（完了届）を管轄労働局長に提出した日（完了日）までの間（最大18ヶ月）に当該地域に居住する求職者等を継続して雇用する労働者（雇用保険の一般被保険者）として3人（但し、創業に限り2人）以上雇い入れ、かつ、それに伴い事業所の事業の用に供する施設または設備を設置し、または整備（設置・整備）を行う（その費用の合計額が300万円以上のものに限る）事業主であること。

※　同意雇用開発促進地域は都道府県が策定し、厚生労働大臣が同意した地域雇用開発計画に定められた雇用開発促進地域の区域であり、過疎等雇用改善地域は厚生労働大臣が指定する地域である。
② ①の雇入れが同意雇用開発促進地域又は過疎等雇用改善地域における雇用構造の改善に資すると認められる事業主であること。
③ ①の雇入れに係る者に対する賃金の支払いの状況を明らかにする書類を整備している事業主であること。

(2) 受給できる額

設置・整備に要した費用	対象労働者の数			
	3(2)〜4人	5〜9人	10〜19人	20人以上
300万円以上1,000万円未満	40万円	65万円	90万円	120万円
1,000万円以上5,000万円未満	180万円	300万円	420万円	540万円
5,000万円以上	300万円	500万円	700万円	900万円

（　）内は創業の場合

対象労働者の数及び設置・整備に要した費用に応じて、1年ごとに3回支給する。
※非自発的離職者雇入れに対する追加助成措置について
　当初、雇い入れた対象労働者が、事業主都合による解雇等により、前職を離職していた場合、第2回目以降の支給時期に在職しているものの数（最大5人まで、補充者は含まれない。）に応じ、1人につき50万円の追加助成を行う。

(3) 受給のための手続

① 計画から受給までの基本的な手続は、次のとおりである（次図参照）。
　a．「地域雇用開発助成金事業所設置・整備及び雇入れ計画書」の提出
　b．事業所の設置・整備
　c．労働者の雇入れ
　d．「事業所設置・整備及び雇入れ完了届」、「地域雇用開発助成金申請資格確認届」、「地域求職者雇用奨励金支給申請書（申請書は以後1年ごと）」の提出
　e．助成金の受給
② ①のdの完了届提出と同時に、「地域雇用開発助成金雇入れ労働者申告書」「地域雇用開発助成金事業所設置・整備費用申告書」並びに関係添付資料を提出する。
③ 申請書等を提出した後、設置・整備費用又は雇入れ労働者等の確認を行う。
④ 計画の変更又は撤回、計画の完了後に雇用調整を行うなど雇用開発を中止する場合等は、都道府県労働局へ相談する。

地域求職者雇用奨励金に係る手続の流れ図（モデルケース・同意雇用開発促進地域・過疎等雇用改善地域に係るもの）

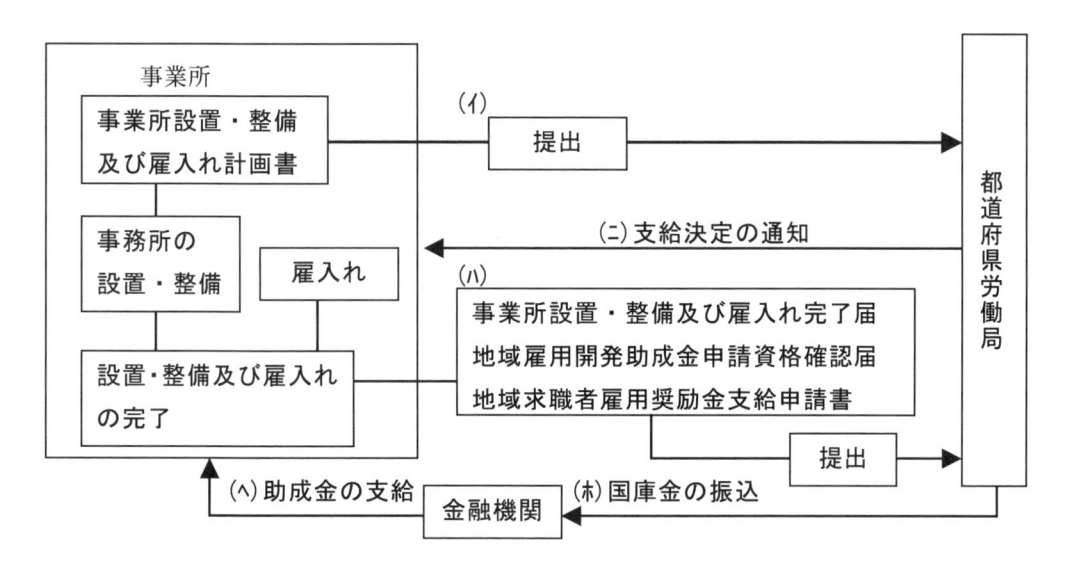

```
┌─────────────────────────────┐
│ 事業所                        │
│ ┌──────────────┐             │       (イ)          ┌──────┐
│ │事業所設置・整備 │──────────提出──────────────→│      │
│ │及び雇入れ計画書 │                              │      │
│ └──────────────┘                              │      │
│ ┌──────┐  ┌──────┐       (ニ) 支給決定の通知    │ 都   │
│ │事務所の│  │雇入れ │←─────────────────────────│ 道   │
│ │設置・整備│ │      │                         │ 府   │
│ └──────┘  └──────┘                           │ 県   │
│ ┌──────┐    (ハ)┌────────────────────┐      │ 労   │
│ │設置・整備│   │事業所設置・整備及び雇入れ完了届│   │ 働   │
│ │及び雇入れ│   │地域雇用開発助成金申請資格確認届│   │ 局   │
│ │の完了   │   │地域求職者雇用奨励金支給申請書 │   │      │
│ └──────┘    └────────────────────┘      │      │
│                              提出──────────→│      │
└──────↑──────────────┬────↑─────────────┘
      (ヘ)助成金の支給  │金融機関│(ホ)国庫金の振込
                      └──────┘
```

(4) 支給要件

① 完了日の翌日から起算して1年ごとに区分した期間の末日における当該事業所の継続して雇用する労働者の数が、完了日における当該事業所の継続して雇用する労働者の数未満となったとき、当該奨励金は支給されない。

② 完了日後において、当該事業所で対象労働者を雇用しなくなったとき（当該雇用しなくなったとき以後速やかに、新たに継続して雇用する労働者を雇い入れたときは除く。但し、解雇等事業主都合で離職させた事業主は、対象労働者の補充は行えない。）、当該奨励金は支給されない。

2．介護基盤人材確保助成金《人材確保等支援助成金》

　介護関係事業主が新サービスの提供等に伴い、計画期間内に特定労働者を雇い入れたときに受けられるようになっている。

(1) 受給できる事業主

※下記支給要件は一部である。
① 雇用保険の適用事業の事業主。
② 介護関係事業主（※1）で、新サービスの提供等（※2）を行うこと。
③ 事前に改善計画を作成し、都道府県知事の認定を受けること。

④ 認定を受けた助成金申請計画（「認定申請計画」）の期間内に、新たに雇用保険の一般被保険者（１週間の所定労働時間は30時間未満の者を除く）となる特定労働者（※３）を雇い入れること。

⑤ 介護労働者の雇用管理に取り組むとともに、労働者からの相談に応じる「介護労働者雇用管理責任者」を選任し、周知していること。

⑥ 計画期間の最初の日の6ヶ月前の日から、支給申請を行う日までの間において、事業主都合による離職者がいないこと。

⑦ 雇用保険被保険者の定着率（※４）が80％以上であること。

※１「介護関係事業主」
　ａ．介護保険法の規定による介護サービスの提供を行う事業主。
　ｂ．その他の介護サービスの提供を行う事業主。

※２「新サービスの提供等」
　ａ．従来から実施していた介護サービスに加え、別の介護サービスの新規実施。
　ｂ．介護サービスの提供を行うための新規創業、他事業から介護事業への進出。
　ｃ．現に提供している介護サービスの高付加価値化（新しい内容、質の高いサービスを提供すること）。
　ｄ．支店増設等による営業・販路の拡大。

※３「特定労働者」
　雇用管理改善に関する業務を担う人材として、社会福祉士、介護福祉士、訪問介護員１級資格を有し、かつ実務経験１年以上の者、またはサービス提供責任者として実務経験１年以上の者。

※４「定着率」
　最初の特定労働者を雇い入れた日における雇用保険被保険者が、助成対象期間満了日時点においても、（最初の雇入れ日から6ヶ月間）引き続き雇用保険被保険者であることの割合をいう。

(2) 受給できる額

雇い入れた特定労働者の賃金の一部を助成。
・１人当たり70万円（6ヶ月分）
・3人以下

※助成対象期間は、雇用管理改善計画の計画期間の初日以降に特定労働者が最初に雇用された日から6ヶ月間。

※「特定労働者」の２人目以降の支給対象期間は、１人目の助成対象期間内。

(3) 受給のための手続

いつ	計　画	計画期間の初日から遡って6ヶ月前の日以降、1ヶ月前まで
	期間満了報告	助成対象期間の末日の属する月の翌月末日まで
	支給申請	
どこに	計　画	介護労働安定センター都道府県各支部
	期間満了報告	都道府県労働局
	支給申請	
なにを	計　画	改善計画認定申請書、申請計画書、添付書類
	期間満了報告	報告書、添付書類
	支給申請	支給申請書、添付書類

3．助成金・給付金関係の問い合わせ先

　助成金・給付金関係の問い合わせは、それぞれの内容により窓口があるのでご確認いただきたい。

名　称	ホームページ	電話番号
厚生労働省	http://www.mhlw.go.jp/	03-5253-1111（代）
(独)高齢・障害者雇用支援機構	http://www.jeed.or.jp/	03-5400-1600
(財)２１世紀職業財団	http://www.jiwe.or.jp/	03-5276-3691
(独)雇用・能力開発機構	http://www.ehdo.go.jp/	0570-001154
(社)全国労働基準関係団体連合会	http://www.zenkiren.com/	03-3437-1022
(財)介護労働安定センター	http://www.kaigo-center.or.jp	03-5940-8021

4. 助成金等の活用のチェックリスト

No.	内　容	細　目	チェック
1	助成金等の活用の対象になるかどうかの検討をしたか		
2	助成金等を活用した方がメリットはあるか		
3	助成金等を活用するにあたり社会保険労務士等と事前打合せをしたか		
4	計画書は事前に公共職業安定所等に提出されているか		
5	地域に居住する求職者を原則として公共職業安定所の紹介により雇い入れているか		
6	助成金等の入金時期の確認はできているか		
7	助成金等の支給を受けるための事務管理体制はできているか		
8			
9			
10			

第13章 ステップ13 (スタッフ募集と教育・訓練)

1. 医院のスタッフとパートの特色

　病院の従業員数については、医療法施行規則19条等で標準が決められている。有床診療所の場合には看護師数により診療報酬点数が平成6年4月1日より異なった取り扱いとなった。診療所（医院）のスタッフは、診療科目や外来患者数さらには有床か無床かによって異なってくる。診療所の場合は、従業員数も少ないため、1人1人の役割がより重要となる。

　患者に対する応対も笑顔がいい親近感のもてる人が良い。開業時はとくに院長はもとより院長夫人の接患方針（姿勢）を率先して従業員に教育訓練・指導すべきである。正社員以外に、最近パートを採用することも多い。多くは、診療圏内の家庭婦人で医院の評判を口コミで伝えるので、公平な処遇が必要である。

〈医院のパートの特色〉
①家庭婦人が多い（なかには離婚のために生計維持が必要という人もある）。
②働く時間帯が10時～16時の時間帯を希望する人が多い。
③正社員と比較してコストは比較的安い。
④世間のことを一通り知っている。私語が比較的多い。
⑤教育訓練に比較的手間がかからない（とくに経験者は）。
⑥経験者はとくに前の医院と比較をしたがる。したがって、医院の方針をたまに素直に受け入れない場合がある。
⑦なかには、優秀な人材もいるので、採用および活用方法に留意する。また、パートの場合は雇用期間を当初のうちは1～3ヶ月と限定し、自院にそってふさわしいかどうかを見極め長期化していくことが望ましい。

2. 診療所のスタッフ

1）無床の場合

①医　師　　1人

②看護職　　　1人～3人程度（資格は准看護婦でも可）
③事務員　　　1人～3人程度（パートを含む）
④薬剤師　　　法の定めはない。
⑤レントゲン技師　週に数回検査日を設け、非常勤で来てもらうといい。

2）有床の場合

①医　師　　　1人
②看護職　　　3人～6人程度（正看護婦が1人でもいれば理想的である）。
③事務員　　　経理事務に精通した人、または事務長となる人が必要。
④レントゲン技師　外来患者と入院患者の処理に専任が必要。
⑤薬剤師　　　1人（絶対条件ではない）。
⑥栄養士　　　常勤がいない場合でも、献立の作成等相談にのってくれる人を確保する。
⑦調理士　　　3人程度。やる気があれば、パートでも可。
⑧介護職　　　診療内容により、3人～5人程度（パートで可）
⑨清掃員　　　1人（パートで可）

3. 募集方法

次のような採用、募集の方法がある。

1）採用ルート

①学校（専門学校を含む）
　大学、専門学校などは、所定の様式があるので事前に取りよせ、必要事項を記入し提出する。就職担当課（者）によく説明をしないと、事務的取扱いとなり学生の眼にふれる機会が減少する。短大、高校などでは公共職業安定所の所定様式をそれぞれのところに提出すればよいようになっている。学校は、募集時期等が決まっているので留意する。
②公共職業安定所
　一般的な方法。安定所の担当者によく説明し、人間関係をつくっておく必要がある。
③職種別の無料職業紹介所
　労働大臣の許可によって行われる。
④求人誌・新聞広告
　費用がかかるが、効果がある。
⑤折込広告
　費用がかかる。効果もあるが、イメージとしてあまりよくない。開業広告としては利用価値あり。

⑥縁故募集
　比較的当たりはずれがない。良好な雇用関係が継続していればよいが、悪化すると弊害が生じる場合がある。
⑦看護学校
　とくに有床の場合。特に地方の看護学校では、都会の就職へあこがれる学生も多いので、あらゆるつてを利用して採用の幅を広げる。
⑧パートバンク
　パート募集のさいは便利である。

2）採用時期

①新　卒
　計画的に採用・教育訓練ができる。自院のカラーに染めやすい。
②中　途
　必要に応じて採用のため、採用時満足のいく人の採用ができない場合がある。自院のカラーに染めにくい。

4. 採用・面接方法

1）性格検査

　YG検査（矢田部ギルフォード性格検査）は簡便有効な性格検査として定評がある。YG検査は、南カルフォルニア大学の教授であったJ. P. ギルフォード氏の考案になるいわゆるギルフォード性格検査を原型として矢田部達郎、園原太郎、辻田美延の3氏が、わが国の実情に合わせて作成したものである。現在、産業界だけでなく、教育方面や医療方面でも広く活用されている。企業の人事管理実務の面から見ると、次のような優れた利点を指摘することができる。
①とにかく手軽に実施できる。
②信頼性が極めて高い。
③解析も比較的簡単。
④廉価で経済的。
⑤一度に多人数を検査できる。
など。YG性格検査の実務手引書とYG性格検査記入用紙は、下記から入手できる。
　販売元・竹井機器工業㈱で、東京・新潟・仙台・名古屋・大阪・広島・福岡に販売店がある。

2）面　接

　マニュアルシートに掲げた面接票を活用する。面接者は院長、院長夫人、医業経営コンサルタントなど3人以上が良い。
①新卒の高卒および女子社員用
②新規高卒、新規学卒用
③新規学卒者および中途採用者用
※1. 受付事務には、次の応対セリフで実地試験をするとよい。

───────── ＊＊応対のセリフ＊＊ ─────────
A：「おはようございます。〇〇〇〇〇医院でございます。」
B：（診察は何時からですか？）
A：「午後の診察は8時半から受付をいたします。
B：（わかりました。）
A：「どういたしまして。失礼いたします。」

A：（お世話になりました。）
B：「お大事に、どうぞ。」

※2. 医院の性格から次の質問事項は入れておいた方がよい。
　a. 健康状態
　b. 家族の理解・支援はあるか

3）論文（作文）

　採用者の考え方、文章表現力、報告力がわかる。800字〜1,200字程度の小論文でよい。マニュアルシートの論文評定票を参考にするとよい。

4）その他

　以上のような方法があるが、医業経営コンサルタントとしては、医院の方から募集・採用の代行を依頼される場合があったり、面接の立会いもあるので、よく研究しておく必要がある。また、面接会場の確保も必要であり、面接会場によって応募人員が増減することがある。若い人にとっては、一流ホテルなどは人気があり応募が多い。また、不採用になった人に対しても心遣いが必要である。

5. 就業規則の作成

1）就業規則の意義

　医院は、職種の違った人が、数は多くないが従事している。これらの従業員を組織的、効率的に動かして事業運営の目的を果たすためには、雇用契約の内容を統一しておかなければならない。個々の従業員ごとに異なる契約内容であったなら、統制のとれた労務管理は期待できず、事業の能率にも支障をきたすことになる。このような見地から作成されるのが就業規則である。

　労働基準法では、常時10人以上の従業員を使用する使用者に対して、就業規則の作成と、労働基準監督署長に対する届け出を義務づけているが、常時10人未満でも事業運営の目的を果たすためには必要である。

　就業規則は、始業および終業の時刻・休憩・休日・休暇などを中心に労働条件の統一的基準を定めたものであり、絶対的に記載しておかなければならない事項は次のとおりである。

①**就業時間に関すること**
　　ⓐ始業および終業の時刻
　　ⓑ休憩時間
　　ⓒ休日および休暇
　　ⓓ二交替で就業させる場合においては、就業時転換に関する事項
②**賃金に関すること**
　　ⓐ賃金の決定、計算および支払いの方法
　　ⓑ賃金の締め切りおよび支払いの時期
　　ⓒ昇給に関する事項
③**退職に関すること**
　　ⓐ雇用契約満了の場合
　　ⓑ任意退職
　　ⓒ解　雇

2）就業規則の作成指導・代行

　診療所用（有床）、診療所用（無床）、歯科医院用とパターン別に作成しておくとよい。社会保険労務士との打ち合わせも必要となる。とくに医院関係を多く手がけている社会保険労務士の場合は、信頼できるアドバイスが受けられることが多い。また、医院特有の宿直、夜勤、往診、手術日などについては就業規則の中に明確に記述することが望ま

しい。

3）労働契約の結び方

一般に多い契約書の内容事項は次のとおりである。

①雇用契約

当初は基本的必須項目を決定しその後開院から徐々に細部の決定をしていけば良い。

②誓約書

次に誓約書を提出してもらう場合が多いが、この誓約書は労働契約の締結時に労働者の使用者に提出する書類で、労働契約の義務を本人に確認させることを主要目的としている。

　ⓐ社規、社則、就業規則等の遵守
　ⓑ服務規律の遵守
　ⓒ企業の秘密保持
　ⓓ従業員としての品位、体面の保持
　ⓔ試用期間中の解雇、取消しに対する異議申立ての放棄
　ⓕ損害賠償責任

下記に誓約書の様式を掲げる。

誓約書

平成〇年〇月〇日

〇〇医院
　院長〇〇　〇〇　殿

　　　　　　　　　　　　　　　　　〇　〇　〇　〇

　このたび貴所に従業員として入所のうえは、下記事項を誓約し厳守することを確認いたします。

記

1　貴所の就業規則および服務に関する諸規程に従い誠実に勤務すること。
2　貴所従業員としての体面を汚すような行為はしないこと。
3　採用に関して提出した書類の記載事項中に虚偽の事実があったことが判明した場合は、採用を取り消されても異存のないこと。
4　業務上の機密は、在職中はもとより退職後といえども一切漏洩しないこと。
5　故意または重大な過失により損害をおかけしたときはその責任を負うこと。

③身元保証書

　身元保証は、雇用契約に付随して締結されるもので、従業員が使用人に対して損害を与えた場合、その損害を担保することを目的とする身元保証人と、使用者との間の契約である。これにはいろいろなタイプのものがあるが、最も一般的に採用されているのは、従業員の不法行為や債務不履行によって使用者が損害を受けた場合、身元保証人がその損害賠償義務を負担するという型である。

　身元保証法によれば、契約に期間の定めがない場合、その成立の日から3年間だけその効力を有するとし、商工業見習者に対してのみ5年間と定められている。もし、契約に期間を定めている場合でも、5年間を超えて定めることはできず、これより長い期間を定めても、5年間に短縮されたものとして処理される。ただ、更新することは許されているが、更新の際の期間も5年を超えることができない。

　次頁に身元保証書の様式を掲げる。

身　元　保　証　書

　　　平成〇年〇月〇日

　　　　　　　　　　　　　　現住所　　〇〇市〇〇町〇〇番地
　　　　　　　　　　　　　　本　人　　〇　〇　〇　〇　　（実印）

　上記本人の一身上に関する一切を引受け、万一本人の行為により貴社に損害または債務を生じさせたときは、本保証書差し入れ当時と、職務、身分、または勤務場所に変更があり、あるいは本人の退職後に発覚したものであっても、身元保証人として、本人と連帯して賠償の責を負い、貴社に迷惑は一切おかけ致しません。

　保証期間は、本保証書の日付以降満5か年とします。

　　　　　　　　　　　身元保証人
　　　　　　　　　　　　現住所　〇〇市〇〇町〇〇番地
　　　　　　　　　　　　職　業　〇　〇　〇
　　　　　　　　　　　　氏　名　〇　〇　〇　〇　　（実印）
　　　　　　　　　　　　　　　　昭和〇〇年〇月〇日生
　　　　　　　　　　　　本人との関係　〇　〇
　　　　　　　　　　　　職　業
　　　　　　　　　　　　本人との続柄
　　　　　　　　　　　　氏　名　　　　　　　　　（実印）
　　　　　　　　　　　　　　　　（昭和〇〇年〇月〇日生）

〇〇〇医院
　　　院長　〇〇　〇〇　殿

④試用期間を設ける意味

　労働契約を締結し、採用する段階では、従業員の能力、人物、健康状態等を明確に把握するのは実際に困難である。一定期間を設けて観察調査し、その結果によって本採用の可否を決める試用制度が一般に普及している。試用期間を設けるかどうかは任意であるが、採用時にその旨を通知しない場合は、試用期間がなく、ただちに本採用されたものとされるので注意を要する。

　試用期間の法定期間は、2週間であるが、法定期間とは別に企業の実情にあわせて一般的には2～3ヶ月とするのが多く、長くても半年である。

　使用者が従業員として不適格と認めたときは、当該試用者を解雇するわけであるが、正社員となった者に対する解雇と異なり、試用者に対しては、広い範囲の雇用の自由が認められる。

⑤労働時間

　労働基準法は、第32条第1項において労働時間について次のように定めている。

> a．使用者は、労働者に、休憩時間を除き　1週間について　40時間を超えて、労働させてはならない。
> b．使用者は、1週間の各日については、労働者に、休憩時間を除き　1日について　8時間を超えて、労働させてはならない。

　この労働時間は、「休憩時間を除き」と規定されているように拘束時間ではなく実労働時間をいう。

　病医院は、労基法別表第1の第13号「病者又は虚弱者の治療、看護その他保健衛生の事業」に該当するのが原則である。病医院についても、労基法の労働時間は、原則として週40時間が法定労働時間となる。しかしながら、労基法第40条で特例が定められており、常時10人未満の労働者を使用する病医院であれば、「1週間について44時間、1日について8時間まで労働させることができる。」（労基法施行規則第25条の2）という週44時間制の特例の適用を受ける。

　なお、ここで「常時10人未満の労働者を使用する」とは、「時としては、10人以上になることはあっても常態として10人未満の労働者を使用しているという意味である。常時8人であっても、繁忙期等においてさらに2～3人雇い入れるという場合も含まれる」。これに該当する病医院ではこの週44時間制を活用できる。この特例（1週44時間）のもとに、1ヶ月単位の変形労働時間制やフレックスタイム制をとることもできる。

　病医院の場合には、「法定労働時間」として法律に定められている時間は常時10人以上使用する事業場は1週40時間、10人未満の事業場は1週44時間、1日の上限はいずれも8時間という2つの制度がある。この「法定労働時間」とは別に「所定労働時間」が

あり、それは各事業所において就業規則等で定めるその事業所の定めた勤務時間、すなわち始業時刻から終業時刻（休憩時間を除く）までの時間をいう。

　労基法の労働時間の規制は「実労働時間」（使用者の現実かつ具体的な支配下に実際に勤務した労働時間のことであり、私用外出等の支配離脱時間を除く。）を対象としており、労働者の遅刻、早退、私用外出、組合活動時間などで現実に就労しなかった時間がある場合にはこれらを除いて通算し、1週40時間（病医院は44時間）、1日8時間以内であれば時間外労働にならない。

⑥休　日

　休日は、少なくとも週1回与えなければならない。従業員の勤続年数に応じ、初年度は6ヶ月間継続勤務し、その出勤日が8割以上の者に対して、また、勤続年数が増加するごとに次のとおりの有給休暇を与えることになっている。平成13年度以降はつぎのようになる。

勤続年数	0.5	1.5	2.5	3.5	4.5	5.5	6.5以上
有給休暇日数	10	11	12	14	16	18	20

⑦休憩時間の在り方

　実働時間が、8時間を超える場合は、1時間以上与えなければならない。休憩は、分割して与えてもよい。（たとえば昼45分、3時から15分）外出は、許可制、届出制にする。または、休憩時間中の電話受付においても十分な話し合いが必要である。

⑧超過勤務の在り方

　1日8時間を超えて就業することは出来ない、という場合の8時間は実働時間をいう。時間外労働とは1日8時間を超える労働をいう。割増賃金率は、平成6年4月1日以降から次のような取扱となっている。

	割増率
時間外労働の割増賃金率	25％以上
法定休日労働の割増賃金率	35％以上

　さらに、平成22年4月から改正労働基準法が施行される。その概要は次のとおりである。「労働基準法の一部を改正する法律」（平成20年法律第89号）（以下「改正法」という。）が第170回臨時国会で修正の上成立し、平成20年法律第89号として12月12日に公布され、平成22年4月1日から施行される。

少子高齢化が進行し労働力人口が減少する中で、子育て世代の男性を中心に、長時間にわたり労働する労働者の割合が高い水準で推移していること等に対応し、労働者が健康を保持しながら労働以外の生活のための時間を確保して働くことができるよう労働環境を整備することが重要な課題となっている。

　今回の労働基準法の改正は、このような課題に対応するため、長時間労働を抑制し、労働者の健康を確保するとともに仕事と生活の調和がとれた社会を実現する観点から、労働時間に係る制度について見直しを行うものであり、その主たる内容は次のとおりである。

a．1ヶ月45時間を超え60時間までの時間外労働に対する割増賃金率については、2割5分を上回る労使協定を締結するよう努力義務を課すこと。
b．月60時間を超える時間外労働の割増賃金率を50％以上に引き上げること。
c．月60時間を超えて時間外労働をさせた労働者について、労使協定により、引上げ分の割増賃金の支払に代えて有給の休暇を与えることも可能とすること。
d．年次有給休暇について、労使協定により、5日の範囲内で時間単位での取得を可能とすること。
e．中小事業主については、割増賃金率の50％への引上げを猶予し、法施行後3年を経過した後に検討を行うこと。

図13－1　改正労働基準法の概要

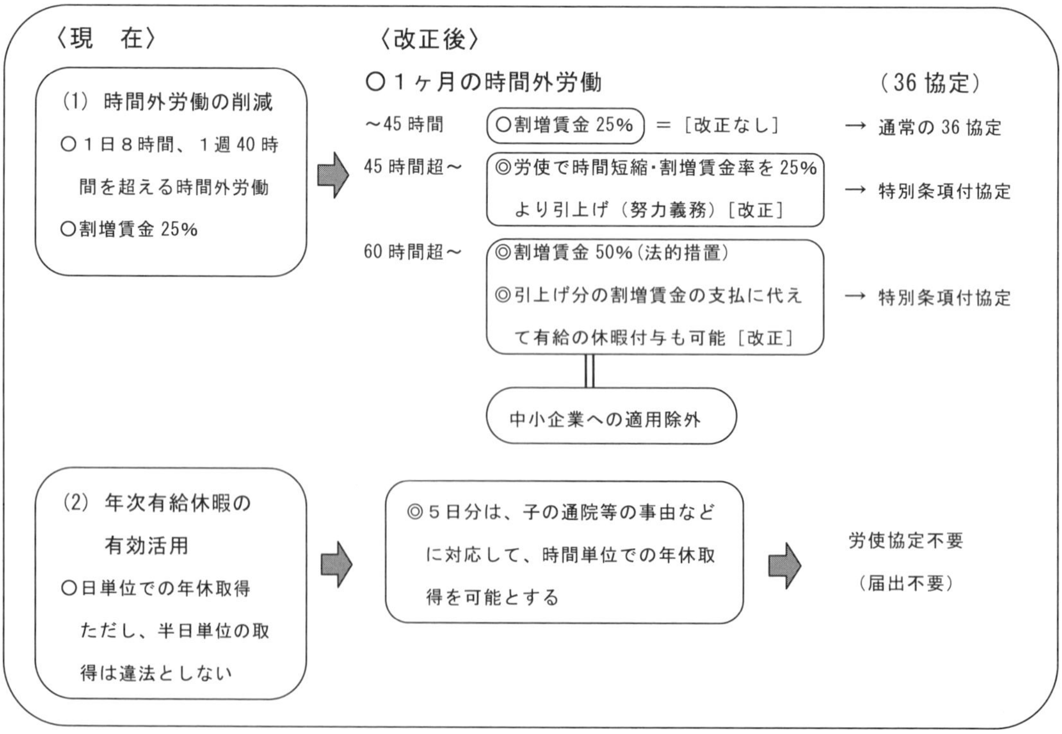

図13-2　1ヶ月60時間超の時間外労働の5割増の適用

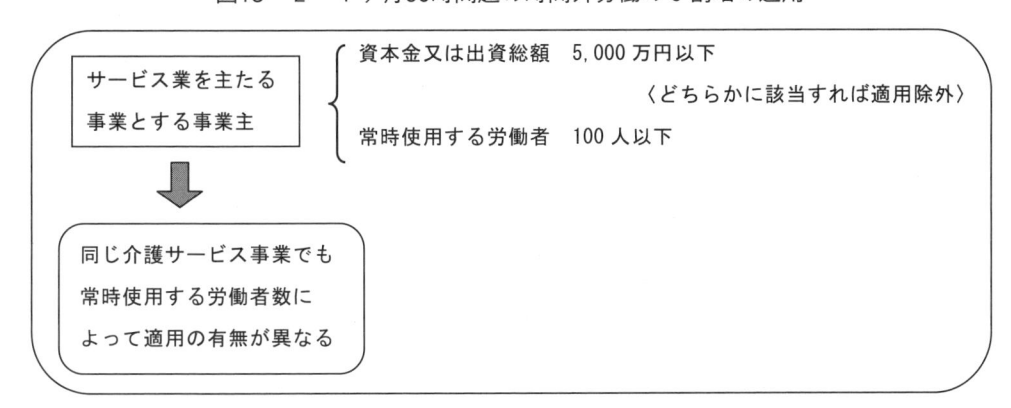

```
┌─────────────┐   ┌ 資本金又は出資総額　5,000万円以下
│ サービス業を主たる │───┤                〈どちらかに該当すれば適用除外〉
│ 事業とする事業主  │   └ 常時使用する労働者　100人以下
└──────┬──────┘
       ↓
┌─────────────┐
│ 同じ介護サービス事業でも │
│ 常時使用する労働者数に  │
│ よって適用の有無が異なる │
└─────────────┘
```

今回の改正法の概要を図解すれば図13-1のとおりである。

なお、病医院はサービス業であるので、図13-2の通り、常時使用する労働者数が100人を超えるか超えないかによって加算割増賃金制度の適用の有無が異なってくる。

6．賃金等の決定

1）賃金規程（給与規程）の意義・内容

従業員の労働条件のうち、賃金に関することが最も重要な事項であり、この事項を定めた規程をいう。数人の従業者しかいない企業では、賃金についても使用者と従業員とが個別的に話し合って決めることができる。しかし、相当数の従業員を雇用している企業では、この方法で決定していたのでは効率が悪いばかりか、従業員から不公平な決定をしているのではないかとの疑いをもたれる。

したがって、一定の賃金基準を明示し、雇用条件の公平さを周知させ、かつ効率の良い労務管理を確立する必要がある。賃金に関する事項は、就業規則の一部として、その中に規程をおいてもいいが、各企業によってその特殊性が顕著にあらわれるのが賃金に関することにあり、医院においても、有床か無床診療所かあるいは診療科目によってもまた、院長の経営方針によっても変わってくる。このため、内容も複雑多岐にわたることが多いので、「賃金規程」として別に定めるのが一般的傾向である。

賃金規程に記載しておかなければならない事項は次のとおりである。

①必ず記載しなければならない事項（絶対的記載事項）
　ⓐ賃金の決定および計算方法
　ⓑ賃金の支払い方法
　ⓒ賃金の締め切りおよび支払い時期
　ⓓ昇給に関する事項

②規定があれば記載しなければならない事項
　ⓐ退職手当に関する事項
　ⓑ賞与に関する事項
　ⓒその他の手当に関する事項
　ⓓ最低賃金額に関する事項
　ⓔ従業員に負担させる食費、作業用品等に関する事項

③記載しなくてもかまわない事項（任意的記載事項）
　ⓐ定年制に関する事項
　ⓑ旅費規程
　ⓒ改正手続
　ⓓ施行期日

2）賃金規程の作成

　院長の経営方針によって作成していくことになるが、院長により賃金水準に対する考え方にバラツキがある。例えば、同業他院より3～5％程度高くしていい人を採用していくとか、同業他院と同一でよいとか、それぞれの院長の方針に沿って決定していく。パターン別に標準型を作成し、毎年見直しをしていく必要がある。

3）近隣医院の給与水準の調査

　各地医師会で標準初任給モデルがある場合があるので参考にするとよい。また、職業安定所と各都道府県の雇用促進センターなどが地域の給与統計表を調査報告しているので、それも参考にできる。

4）賃金の決め方

　基本給が基本となり、基本給は通常、
①基　礎
②年　齢
③勤続年数
④職　歴
⑤学　歴
⑥職　能

により決定する。これが賃金額の70～85％のウェイトをしめ、賞与支給計算のときの基本額となる。諸手当は、基本給とは別に従業員の個別事情に応じて使用者が手当を支給する。例えば、役付手当、家族手当、住宅手当、通勤手当などがある。

5）賞与規程

賞与は、ボーナス、期末（夏季）手当、一時金などとも呼ばれているが、これには次の二つの性格がある。
①過去の労働の対価である賃金とするもの。
②企業の業績や労働者の勤務成績を考慮して支給される、功労報償ないし恩恵的給付であるとするもの。

この両方の性格を併せ持つといえるが、賞与は労働基準法上の賃金になるので、通貨で直接労働者に支払わなければならない。しかし、賞与の性格上、毎月払い、一定期日払いの原則は適用されない。

賞与に関する規定は、就業規則上必ずしも規定を義務づけられていない相対的記載事項で、賞与を支給するかどうかは、使用者の自由にまかされているが、賞与制度の定めをした場合には、必ずこれを記載しなければならない。したがって、多くの就業規則には賞与支給に関する規定が設けられているが、支給の細目については、給与規程に定めるか、さらに別個の賞与規程に譲る方法がとられている。

通常、基本給の何ヶ月分としている。支給時期と支給金額を明確にし、支給額については基本部分と業績部分とを分けて決定しておいた方がより公平な取扱いとなる。

6）退職金規程

退職金は、賞与と同じく、支給するかしないかは使用者の自由にまかされている。しかし、退職金制度を設けている企業では、就業規則の相対的必要記載事項として、必ず記載しなければならない。

退職金とは、労働者が退職したときに、あらかじめ定められた規程により、使用者から労働者に支払われる一定の給付のことである。この制度は、終身雇用制度を前提としている我が国独特の労使慣行として、退職慰労金とか退職手当などの名称でかなり以前から存在していたのである。

退職金制度は、長期勤続者に対して、勤続についての功労報償の機能を果たしながら、定年退職後の生活の安定を保証する機能をも果たしている。したがって、退職金は、生涯賃金の一部であり、退職者の老後の生活の保障を考えながら、長期勤続者を優遇しようとする労務管理的な機能を果たしている。

退職金規程は、賃金規程のなかに退職金に関する規定を設けておく方法でもよく、改めて別個の独立した「退職金規程」として作成する方法でもよい。しかし、賃金と退職金では、その性格も異なるし、賃金規程が量的に庞大なものとなるので、退職金規程を別の規定として作成する傾向が強くなっている。

実態にあった決め方をしておくことになる。すぐには必要なく、開院して1～2年たっ

て作成してもよい。退職金規程を作成した場合、要支給額の1／2以上を退職金共済組合、事業団などの外部積立にしておく。

7. 保険手続き業務

この手続きは開業間近になって、すすめることになる。

1）社会保険加入手続き———社会保険事務所

新規開業の場合、すぐ加入手続きができない場合がある。その理由は、社会保険事務所の方で経営実績（経営実態）が新規開業の場合つかみにくく、このため社会保険料の納付が確実に行われるという確認が得られないためだと思われる。したがって、開院して3ヶ月〜6ヶ月経過しないと加入手続きがとれない場合もでてくるが、医院の場合は、経営がしっかりしていると見られているため、すぐ加入できるようである。

2）労働保険加入手続き

①雇用保険は職業安定所へ。
②労働保険は労働基準監督署へ。

3）医師国保加入手続き、その他

医師会で医師国保に加入する場合もある。保険料の負担が使用者、従業員とも低額である。
※就業規則、賃金規程、退職金規程などの作成を医業経営コンサルタントは、依頼されることがあるので、基本的なことは研究し、社会保険労務士に依頼した方が良い。

8. 職員教育

職員の基本的な態度は、医院にとって大変重要である。病気で来院するわけであるから、親身で信頼される笑顔のある対応が必要であり、その対応如何は、患者数に影響を与える要因となる。したがって、開業当初より徹底した教育が必要であり、最初に自院のイメージを確立し、好感度イメージを確立したら、それが継続するようにマニュアル化あるいは、定期的な教育訓練を自院内であるいは、外部の専門機関などに参加することなど必要に応じて活用する。基本的には開業1ヶ月前に接遇訓練を行うことが必要である。

経理事務の流れ

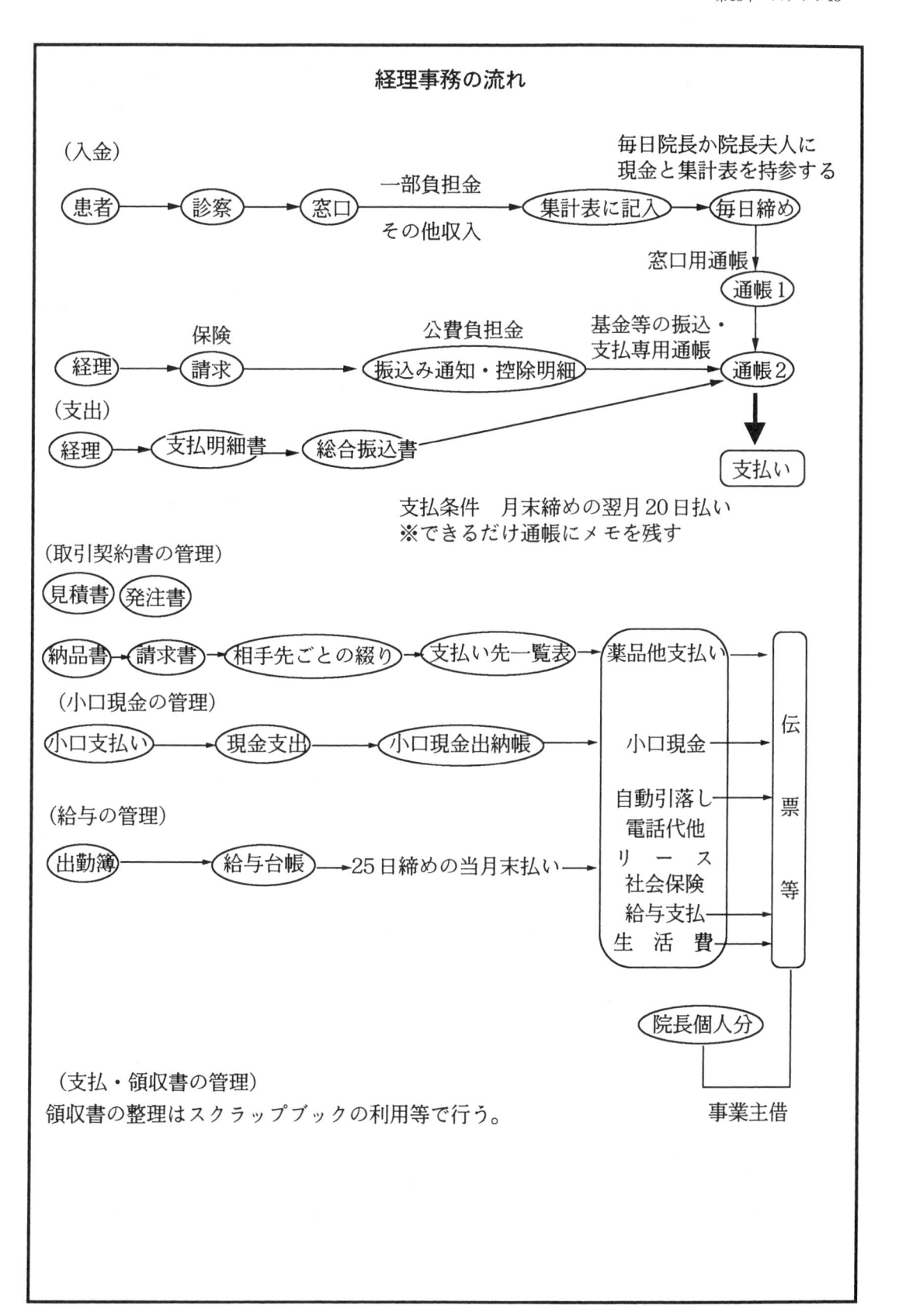

(入金)

患者 → 診察 → 窓口 —一部負担金/その他収入→ 集計表に記入 → 毎日締め
　毎日院長か院長夫人に現金と集計表を持参する
　窓口用通帳 → 通帳1

経理 →保険 請求 → 公費負担金 振込み通知・控除明細 →基金等の振込・支払専用通帳→ 通帳2

(支出)

経理 → 支払明細書 → 総合振込書 → 通帳2 → 支払い

支払条件　月末締めの翌月20日払い
※できるだけ通帳にメモを残す

(取引契約書の管理)

見積書　発注書

納品書 → 請求書 → 相手先ごとの綴り → 支払い先一覧表 → 薬品他支払い → 伝票等

(小口現金の管理)

小口支払い → 現金支出 → 小口現金出納帳 → 小口現金 → 伝票等

　　　　　　　　　　　　　　　　　　　自動引落し
　　　　　　　　　　　　　　　　　　　電話代他
　　　　　　　　　　　　　　　　　　　リース
　　　　　　　　　　　　　　　　　　　社会保険

(給与の管理)

出勤簿 → 給与台帳 → 25日締めの当月末払い → 給与支払／生活費 → 伝票等

院長個人分 → 事業主借

(支払・領収書の管理)

領収書の整理はスクラップブックの利用等で行う。

1）教育・訓練のポイント

①自院の経営理念、方針、地域との関わり方を基本に患者に対応する基本的な考え方を徹底して教育・訓練していくことが必要である。

②それぞれの役割分担を明確にし、報告・連絡・相談体制を充実させる。
　　ⓐ院　　長　──── 　診療
　　ⓑ看護師　 ──── 　院長の補助
　　ⓒ受付事務 ──── 　窓口として容態を聞き、院長へつなぐ。
　　　　　　　　　　　窓口入出金の管理・保険請求他
　　ⓓ薬剤師（薬局）────投薬と説明

等々という形で患者に対してそれぞれ役割があり、どれか一つの対応がまずいと、全体の信頼がくずれる。

③定期的（朝礼時、週1回、月1回）に打ち合わせ、報告、連絡、相談、改善提案を朝礼、会議などで行う場所を設ける。会議を教育・訓練、実行確認の場とすると効果的であり情報の共有化ができる。

④経理の基本的事項の確立をし、教育・訓練を行う。

経営の成果を把握するための経理ルールの確立を開院前に行っておく。一般的な経理事務の流れは、上図のとおりである。

2）基本的な患者さんへの対応

（1）受　付

①受付の立場と役割

受付は、医院の中で患者さんが最初に来る場所である。最初のコミュニケーションの場が受付であり、その応対の良し悪しが医院全体のイメージを作り出す。とくに医院の場合、患者さんが対象であるから安心感や信頼感を抱かせるような心のこもった応対が特に必要とされる。医院内における受付の立場と役割を整理すると次のようになる。

　　ⓐ受付は医院の顔である。接遇する相手とは医院を代表して応対しているのである。
　　ⓑ来客や患者は、受付の応対を通して医院全体の接遇を評価する。
　　ⓒ受付はその意味では、まさにPRの実践者である。今分担している仕事を通じて医院の評価や信頼を築き上げ、運営や経営に間接的に寄与している。

②受付の心がまえ
ⓐ外来者には先に声をかける　外来者（患者・来客）に対する「おはようございます」、「こんにちは」などのあいさつは先に声をかけるよう心がける。お客さまを迎えるという

優しい雰囲気が温かい医院という印象を与える。

ⓑ受付では「どちらがお悪いんですか」と他の患者さんの前では、詳しく聞かないこと　外来患者初診の場合、他の患者さんの前ではむやみに尋ねず問診表に記入してもらう。口では言いにくいこと、人に聞かれたくないこともある。気にせず素直に病状を告げる患者さんもいるが、受付ではこのような心理的な配慮も必要になる。

ⓒ読み書きが不自由な患者さんには問診表の記入を代筆してあげる　受付に来る患者さんにはコミュニケーションを節約しないこと。たとえば申し込み書がどこにあるのか、問診表の記入の仕方の説明、読み書きが不自由な方にはそばについて代筆するといった親切な心づかいも必要である。

ⓓ混んでいる時には、あらかじめ断る　待たされる患者さんのイライラを少しでもやわらげるために、あらかじめ「今日混んでいますから、少々お時間がかかります」と知らせる気くばりが大切である。初めから時間がかかることがわかっていれば、用のある人は出直すとか、先に用を済ますとか患者さん自身も対処できるからである。

ⓔ待たせる時間は、その理由をあらかじめ伝えておく　来客の取次ぎに時間のかかる時「診療が長びいておりあと30分程かかりますが」とか、カルテ作成など初診の場合、他の患者さんよりも長くかかる時など、「あと10分ほどで終わりますから、腰かけてお待ち下さい」と一言添えることが信頼を得ることにつながる。「お待たせしました」の一言も忘れないこと。

ⓕ受付付近では職員同士でクスクス笑ったり、私語をしない　窓口はつねに患者さんや来客に見られている。患者さんの誤解を招くもとにもなり、医院のイメージを悪くするので、私語は厳に慎むこと。

ⓖ受付は、人と人との触れ合いの場である。身だしなみや身体言語には特に気を配ること　視覚の印象度は、言語を超えるほど大切な要素である。姿勢、服装、動作、表情、特に受付での手や指先の清潔さは目立つもので注意すること。

ⓗ受付は送り出すまでが仕事であることを忘れない　迎え上手だけでなく、患者さんがきちんと要件をすませたり、治療を受け、来院の目的を充分果たし満足して帰られるかどうかにも心を配るべきである。「お大事に」「失礼致します」「お気をつけて」と笑顔で送り出すまでが受付の仕事であることをしっかりと心に留めておくこと。

③外来受付
ⓐ待ち時間を長く感じさせないように工夫する。
・あと10分くらいですよ。あと5人くらいですよと積極的に声をかける。
・患者さんの様子に気を配り、目配りし、具合の悪そうな人や助けを欲している人がいないか気をつける。
・順番は順序よく。

- 急患の場合は、「重傷の患者さんが入りましたので、先に診察いたします。ご了承ください。」と事情をよく説明する。
- 呼び出しを聞きもらした患者さんは、他の患者さんにもわかるように説明し、次回に入れるよう配慮する。

④入院受付
ⓐ患者が入院指示書を受付に提示（「内科入院するんですが」）。
ⓑ入院指示書の確認。
ⓒ入院カルテの作成（外来カルテとセット）。
ⓓ病室の決定→病棟婦長に問い合わせ。
ⓔ入院誓約書を記入させる。
ⓕ保証金の支払い指示。
ⓖ詰所（ナースステーションへ患者さんを迎えに来るよう連絡）。

※1. 患者さんの気持ちになってということがいわれるが、患者さんが望むことは以下のことである。
①よい医療（治療）を受けたい（良く）。
②早く病気を治したい（早く）。
③快適な環境で治療にあたりたい（楽に）。
④安い費用で済ませたい（安く）。

良く、早く、楽に、安く、この4つの願いを満たすためには、医院職員全体のチームワークが必要である。そして1人1人が与えられた任務をしっかりと果たすことで患者さんへのサービスが高められていくことをしっかりと認識すべきである。

※2. スタッフが知っておくべき基礎知識
①自院の病院名
②自院の院長の姓名
③自院の正しい所在地
④自院の電話番号
⑤自院の診療科目
⑥自院の外来患者の診療時間
⑦自院に来る保険証持参者（本人）の初診料は
　ⓐ国民保険
　ⓑ社会保険　　　　　　　　　　　　＜2）の（1）受付は医療秘書実務より＞

(2) 電話応対

①電話応対の意味
電話応対は声の窓口であり、言葉遣いや、調子、言いまわし等に注意する。誠実で親切なわかりやすい電話応対は、患者さんの信頼を得、医院の評価を高めることになる。

②信頼を得る電話応対の基本
- 丁寧に誠意をもって話す。
- ベルが鳴ったらすぐ出る。
- 医院名は最初に名乗る。
- 電話はできるだけ送話口に口を近づけて話す。
- 電話を切る時は「お大事に」とか「何かあればお電話下さい」と忘れずにいうこと。
- 患者さんからの電話は、まず緊急かそうでないかを聞く。

<2）の（2）電話応対は医療秘書実務より>

③電話のかけ方、受け方の基本
電話は見えない「受付」であり「窓口」である。電話を通じてあなたの医院のイメージは...

1. かけ方の手順
①用件をメモしておく。→②番号は正確に。→③相手を確認する。→④挨拶は簡単に。→⑤用件はメモを見ながら。→⑥理解を確かめる。→⑦諾否、日時の約束。→⑧終わりの挨拶。→⑨先に受話器を静かに置く。

2. 受け方の手順
①メモを準備して待つ。→②ベルが鳴る。→③はっきり名乗る。→④挨拶を返す。→⑤用件を聞く。→⑥諾否、日時の約束。⑦要点を復唱する。→⑧終わりの挨拶。→⑨受話器を静かに置く（相手が受話器を置かれてから）。

④電話の基本実例

1. 取り次ぎの基本

　　　　　　A・・・タック　　　　　　　　　　　　　　B・・・山田医院
　　　　　（ダイヤル）　　　　　　　　　　　　　　　（ベ　　ル）
　　　　　　　　　　　　　　　　　　　　　　「ハイ、山田医院でございます。」

「私、タックの○○でございます。
いつもお世話になります。」
　　　　　　　　　　　　　　　　　　　　　　「こちらこそお世話になります。」

「先生いらっしゃいますか。」

　　　　　　　　　　　　　　　　　　　　　　院長でございますね、しばらくお待ち
　　　　　　　　　　　　　　　　　　　　　　ください。」
　　　　　　　　　　　　　　　　　　　　　　　　　（保留を押して）
　　　　　　　　　　　　　　　　　　　　　　・・・・・先生にタックの○○様からお電話
　　　　　　　　　　　　　　　　　　　　　　です。・・・・・

2. 取り次ぎ・・・・・相手が名乗らない場合の確かめ

　　　　　　A・・・？　　　　　　　　　　　　　　　B・・・山田医院
　　　　　（ダイヤル）　　　　　　　　　　　　　　　（ベ　　ル）
　　　　　　　　　　　　　　　　　　　　　　「ハイ、山田医院でございます。」

「先生お願いします。」

　　　　　　　　　　　　　　　　　　　　　　「院長でございますね、失礼ですが
　　　　　　　　　　　　　　　　　　　　　　どちらさまでしょうか。」

「△△です。」

　　　　　　　　　　　　　　　　　　　　　　「△△様ですね。いつもお世話になって
　　　　　　　　　　　　　　　　　　　　　　おります。」

「こちらこそ。」

　　　　　　　　　　　　　　　　　　　　　　「しばらくお待ちくださいませ。」
　　　　　　　　　　　　　　　　　　　　　　　　　（保留を押して）
　　　　　　　　　　　　　　　　　　　　　　・・・・・先生△△様よりお電話です・・・・・

3. 名指人不在‥‥‥代わって伝言を聞く場合

　　　　A‥‥医師会　　　　　　　　　　　B‥‥山田医院
　　　　　（ダイヤル）　　　　　　　　　　　（ベ　ル）
　　　　　　　　　　　　　　　　　　「ハイ、山田医院でございます。」

「医師会です。
　いつもお世話になります。」

　　　　　　　　　　　　　　　　　　「こちらこそお世話になります。」

「先生いらっしゃいますか」

　　　　　　　　　　　　　　　　　　「院長は、あいにく外出しております。
　　　　　　　　　　　　　　　　　　　夕方には戻る予定でございますが」

「お出掛けですか、実は急いでお伺い
　したいことがございまして」

　　　　　　　　　　　　　　　　　　「ハイ、もしお差し支えなければ、私が
　　　　　　　　　　　　　　　　　　　代わってご用件を承りますが」

「では、お願いします。次のことを
　お伝え下さい。」

　　　　　　　　　　　　　　　　　　「ハイ、どうぞ」

「来月の連絡会議を10月8日土曜日の
　午後4時から医師会の会議室で開催
　したいと思いますが、
　先生のご都合はいかがでしょうか。
　至急ご返事いただきたいのですが」

　　　　　　　　　　　　　　　　　　「ハイ、かしこまりました。」

「私、医師会の松尾と申します。」

　　　　　　　　　　　　　　　　　　「松尾様ですね、念のため繰り返して
　　　　　　　　　　　　　　　　　　　申し上げます。」

「どうぞ。」

　　　　　　　　　　　　　　　　　　「来月の連絡会議を10月8日土曜日の
　　　　　　　　　　　　　　　　　　　午後4時から医師会の会議室で開催
　　　　　　　　　　　　　　　　　　　されますので、院長の都合を至急ご返事
　　　　　　　　　　　　　　　　　　　申し上げるようにということでござい
　　　　　　　　　　　　　　　　　　　ますね。」

「ハイ、そうです。」

　　　　　　　　　　　　　　　　　　「承知いたしました。
　　　　　　　　　　　　　　　　　　　院長が戻り次第松尾様にご返事いたしま
　　　　　　　　　　　　　　　　　　　す。私、坂口と申します。」

「坂口さんですね。
　どうぞよろしくお願いいたします。
　失礼します。」

　　　　　　　　　　　　　　　　　　「失礼します。」

　　　　　　　　　　　　　　　＜2)の（2）電話応接③、④は医院接遇基本訓練より＞

（3）接　遇

ⓐ接遇の意味
　医院の接遇の第一線は受付であり、その意味では受付は大変大事であるが接遇は医院全体で行っているということが基本である。全スタッフのチームワークが大事となり、全スタッフのコミュニケーションをよくすることが大事である。コミュニケーションをよくするには、

- 相手をよく知ること。
- 相手と話し合う機会をもつこと。
- 相手や相手の仕事をよく理解すること。

の三点を実行する。

また、接遇は言葉づかいだけでなく、姿勢、服装、動作、表情などの細分化されたものである。次のようなすばらしい接遇のための「5つの配り」を大切にする必要がある。

〔すばらしい接遇のための5つの配りを大切に〕

①気配り
　相手の立場に立って物事を考えることと、してあげるのではなく、喜んでさせていただくという気持ちを持つこと。

②目配り
　目は心の窓ともいう。接遇では、まず目線をあわせることから始まる。いつも明るく、思いやりをもって、積極的に物事にあたる気持ちですると、気配りに通じる良い感じの目の表情が生まれる。

③体配り
　立居振舞いが美しいと好感を持たれる。この人に褒められたいと思う人の顔（とりあえずは、身近な上司、お得意様であろう）を思い浮かべて行動すると、とても早くマナーが身につく。

④言葉配り
　明るい声で話しかけられると、こちらも引き込まれる。同じことを言うにしても『オットリ』と『グズ』では、ずいぶん違って聞こえる。いつもプラスイメージの言葉で応対すること。

⑤時配り
　どんなに仕事がキチンとできても時間がかかりすぎては何もならない。自分の事に限ってはよいだろうが、他人様の時間は大切にしなければならない。迅速ということが第一である。

⑥接遇の基本
- 相手の気持ちと立場になること。
- 礼儀正しく。

- 応対は迅速かつ正確に。
- 約束は必ず守る。
- コミュニケーションを節約しない。

ⓒ接遇の５段階

①受け入れ
- 相手を迎える姿勢をとる。
- 親しみやすい雰囲気をつくる。

　不安や痛みをもって来られる患者さんに、冷たい、いかめしい所という先入観を与えないように、何でも相談できるくつろいだ雰囲気をつくる必要がある。そのためには「いかがですか」「どうなさいましたか」「おはようございます」と必ずこちらから声をかけることである。

②相手の確認
- 相手の話をよく聞く。
　医院に来られるのは患者さんばかりではない。どんな申し出や用件にもまず誠実に応対すること。
- 相手の立場と用件を早く察知する。
　相手の氏名・所属、誰に会いたいのか（診察の場合ならばなるべく早く診察手続を取れるよう案内する）。
- 相手の心理状態。
　好意的か、興奮しているか、不安そうか、イライラしているか、痛みや苦情を訴えているか、よく観察し、冷静に対処する。

③判　断
- 相手の目的を把握する（相手の表情や動作からも目的を正確につかむ）
- 自分の仕事か。
　すぐ出来るかまたは少し待ってもらうか。
- 自分の仕事でない場合。
　誰に取り次げばよいか、担当者が不在の場合は、相手の都合に合わせた応対をする。

④応答と送り出し
- 応答は要点をつかんで順序よく簡潔に要領よく説明する。
- 誤解や偏見のある時は関係資料を示して説明したり、担当者に代わってもらことも必要である。

- 話の打ち切りを適切に
  相手が理解するまで、充分説明することも大切であるが、正当な説明がすんだら、適切に切り上げることも仕事を進める上で大切。
- 最後の送り出しによって今までの応対が台無しになってしまうことがある
  「お大事に」「ご苦労様でした」「大変失礼いたしました」など誠意ある言葉は、よいしめくくりになる。

⑤あとを確かめる
　相手は満足して帰ったか、必ず反省し、もし満足しなかったと思われるならそれをどうすればよかったかとの反省材料とすることが大切である。

ⓓ**相手の性格に応じた接遇を心がける**

ⓔ**接遇の実際のポイント**
　次に医院内での接遇のポイントといろいろなケースを考えてみる。
- 患者さんや来客に場所を聞かれたら、具体的に説明する。
- お年寄りや体の不自由な人には聞かれた場所まで案内する。
- スリッパや雑誌なども気がついたらそのつどきちんとそろえておき、いつも来院者に清潔感を与えるように注意する。
- 読み書きが不自由な患者さんには、問診表の記入を代筆してあげる。
- 患者さんを呼ぶ前には「お待たせいたしました」の一言を添える。
- 受付をしている時、電話が入った時は、「少々お待ちいただけますか」と断わってから取る。
- 医師の都合で診察が遅れる時は事情を説明し、詫びる（看護婦さんに事情を説明してもらうのがよい）。
- 患者さんのクレームには、まず「申し訳ございません」と謝ることを心がけたい。
- 待合室で子供が騒ぐときは、母親にも協力を求め「ほかの患者さんの迷惑になりますので」と静かにしてもらう。
- 待合室での患者さんは、いろいろなところを見ている。職員のちょっとした行動、私語、ヒソヒソ話、長い立ち話、私用の電話などいつも敏感に見ているので注意する。
- 待合室を通るときには、目が合った患者さんには会釈をする。
- 診察室では不安感を与えるのであいまいな言葉や専門用語で話さない。
- 尿検査や泌尿器科などの呼び出しには、患者さんの気持ちを考えて、コップをもってうろうろしないように配慮をしたい。
- 会計でのトラブルには、計算書などを見せて納得がいくまで説明する。

- 入院費の明細書や領収書の発行など手間どる時は、いつまでに作れるか具体的に示す。
- 会計でも「お待たせしました」「お大事に」の言葉を忘れずに掛ける。
- 薬局は待ち時間の長さや疲れがピークに達する場所である。待ち時間を表示するシステム作りも大切。
- 窓口で薬を渡すときは、名前、処方箋に示された中身を再点検する。
- 薬が変わったときには、その理由と新しい薬の飲み方を説明する。
- 薬ができるまで待てない患者さんには、あとで取りにこれるようなカードを手渡しておくというようなシステム作りを考えてみるとよい。
- 検査結果の問い合わせは、医師の指示を必ず受け、独断では決して答えない。

※1.「身だしなみ」
① 仕事と職場にマッチした身だしなみを知る。髪型から靴まで
② こざっぱりとした髪型
③ 自然の美しさを生かした化粧
④ シンプルで落ち着いた服装
⑤ 清潔な手
⑥ 服装に合ったひかえめなストッキング
⑦ 安全で活動的な靴

　身だしなみを整えるということは、医院のイメージアップをはかるという以前の社会人の常識なのである。

【ポイント】
　他の人が見て清潔に見えること、きちんと見えることが大切である。

※2.「あいさつ」
　あいさつは社会人の最低マナー。
1. あいさつの言葉
【ポイント】
(1) 相手より先にいうように心がける。
(2) 明るく、さわやかな声で
(3) 中途半端に省略せず、最後まではっきりと。
(4) 相手が何も言わなくてもこちらから積極的に言葉をかける。
(5) 外出する人に対しても「いってらっしゃい」「お帰りなさい」「お疲れさまでした」の一言を。

2. お辞儀の仕方
【ポイント】
　あいさつで大切なことは、動作のメリハリをキチッとつけて動作が流れないようにすること。どんな時でも動作を一旦とめ、正しい姿勢にととのえてこそ気持ちのよいお辞儀をすることができるのである。

3. 正しい姿勢のとり方
【ポイント】
　左右にかたよらず、猫背にならず、背骨に物差しを当てがったようにまっすぐな姿勢をとる。この姿勢の状態のバランスを身体で覚える。

4. 正しい歩き方
【ポイント】
　身体がゆれないスマートな歩き方のバランスを身につける。歩き方のコツは、昔から大股で歩けと言われている。

※3. 接遇の手順
①来客の場合　受付→確認→連絡→応答→案内→報告→接待→送り出し（反省）

②患者さんの場合　受付→　確認　→　　登録作成　→　　連絡　→
　　　　　　　　　　　（申込書・保険証）　（カルテ、診察券）　（カルテ搬送）
　　応答　　　　　　→　　　　案内　　　　　　→会計窓口→反省
（患者へ診察券保険証返却）　（該当科案内・呼び込み）

※4. 真心の行動化（マナー）
①態度　公平に（差別しない）。
②動作　キビキビ,機転をきかす。
③表情　さわやかで明るい笑顔。
④言葉　TPOに合った言葉。

<（2）の（3）接遇は医療秘書実務と医院接遇基本訓練より>

（4）環境整備

　医院に来る患者さんの不安を取り除き安心して治療が受けられるよう明るく、温かく、清潔な雰囲気づくりをすることが大切である。と同時に、スタッフが機能的に業務遂行できるようにすることが環境整備として重要な目標である。

ⓐ総合案内
　入口の総合案内所でしっかりとした職員の応対が必要である。

ⓑ受付窓口
　医院の顔であり、できるだけ親しみやすい環境にしなければならない。環境整備の注意点は次のとおりである。
・カウンターはできるだけ広く、常に整理整頓をして無駄なものは置かないこと。
・用紙などは常に所定の位置に置き、取りやすい状態にして、記入例の見本も置くこと。
・患者さんが記入しやすいようにカウンターの照明は明るく、老眼鏡などもおいておくこと。
・カルテはできるだけ取り出しやすい位置に置き、他人から見えないように置くこと。

ⓒ待合ロビー
　待っている患者さんをいらいらさせないための配慮が必要である。環境整備の注意点は次のとおりである。
・ゆったりとした椅子で談話をしながら待てるようにすること。
・照明は明るく、壁には絵画を掛けたり、ステンドグラスを使用したり、安心感を与える演出をすること。
・ロビーは禁煙にし、別に喫煙場所を設けること。
・明るい雰囲気を出すために、まわりをガラス張りにしたり、通気性を良くし、開放感をもたせるために中庭を設け、そこには緑を植えたりする工夫が必要である。

ⓓ診療室
　患者のプライバシーを守るよう工夫する。環境整備の注意点は次のとおりである。
・狭いスペースで効率的に動けるように机、ベッド、シャウカステン（レントゲンフィルム投影器）などをレイアウトすること。
・医師の指示が聞こえるところに助手が位置すること。
・診察中の患者さんと医師の話す内容が外部に聞こえないようにすること。

ⓔ手術室
　手術室は常に24時間体制をとり、清潔で無菌状態にしておかなければならない。環境整備の注意点は次のとおりである。
・温度湿度を一定に保つこと（空気調整装置）
・常に無菌にしておくこと（空気浄化装置）
・室内の音を消音すること（防音装置）

- 室内の空気の中の塵埃および菌を濾過吸収すること（無塵無菌装置）
- 電気の差し込みはノンスパークコンセント（火花が散らないコンセント）使用のこと。
- ドアは足で開くように自由蝶番式両開きを使用し、ドアチェックをつけておくこと。

⑥ナースステーション

　病棟のナースステーションは、入院患者さんを預かる中枢基地であるから昼夜を問わず機能的に働けるレイアウトが必要である。環境整備の注意点としては次のとおりである。
- 広いスペースで、機能的に動きやすくすること。
- カルテなどがすぐに取り出せ、入院患者さんの状況がよくわかるように整理されていること。
- 清潔で明るい雰囲気にすること。
- ナースコールや電話は取りやすい位置におき、手薄になる夜間は2人で4人分の仕事ができるような配置にしておくこと。

<（2）の（4）環境整備は医療秘書実務より>

（5）参考－敬語の種類－

　敬語は、尊敬語、謙譲語、ていねい語、の三つに分けられる。

1. 尊敬語
　相手または話題の人（物）を高めるのに用いる。
(1) 接頭語をつけるもの　　　おからだ　　令息　　ご芳名　　貴社　　ご意見
(2) 接尾語をつけるもの　　　中村さん　　奥さま
(3) 代名詞　　　　　　　　　どなた　　あのかた
(4) 尊敬動詞　　　　　　　　おみえになる　　いらっしゃる　　なさる
(5) 補助動詞、尊敬助動詞　　書かれる　　お出かけになる　　お教えくださる

2. 謙譲語
　自分自身または話題の人（物）を低くすることによって、相手および話題の人に、敬意を表すのに用いる。
(1) 接頭語をつけるもの　　　粗品　　愚問　　拙宅　　弊社
(2) 接尾語をつけるもの　　　わたくしども
(3) 代名詞　　　　　　　　　わたくし　　小生
(4) 謙譲の動詞　　　　　　　申します　　まいります　　うけたまわります

3. ていねい語
　話をするとき、直接相手に向けて使うもので、話し手が自分の品位を保つために使うこともある。

(1) 接頭語をつけるもの　　　お食事　　お花　　おはし
(2) ていねいな助動詞　　　　あります　　そうです（さようでございます）
(3) ことばの言いかえ　　　　あっち→あちら　　ちょっと→少々
　　　　　　　　　　　　　　今日→本日　　今→ただ今

尊敬語と謙譲語

<table>
<tr><th></th><th colspan="2">尊　敬　語</th><th>謙　譲　語</th></tr>
<tr><td rowspan="4">敬語的成分をつけるもの</td><td colspan="2">「お」（「ご」）○○ ｛になる／なさる／くださる｝
・お書きになる　お読みになる
・ご注文なさる　ご休憩なさる
・ご送金くださる　ご援助くださる

「お」（「ご」）＋｛名詞／形容詞｝
・お荷物　お身体　ご気分　ご要望
・お美しい　お忙しい　お早く

動詞＋「れる」（「られる」「される」）
・取り消される　話される
・賞を受けられる　来られる</td><td>「お」（「ご」）○○ ｛する／いたす／申し上げる｝
・ご連絡いたします
・お知らせいたします
・ご案内申し上げます
・お願い申し上げます

「お」（「ご」）○○いただく
・お書きいただく　お待ちいただく
・お選びいただく

○○させていただく
・休ませていただく
・考えさせていただきます

「お」（「ご」）○○願う
・お叱り願います
・ご協力願います</td></tr>
<tr><td>普　通　語</td><td>尊　敬　語</td><td>謙　譲　語</td></tr>
</table>

<table>
<tr><td rowspan="5">特別の語を用いるもの</td><td>いる</td><td>いらっしゃいます</td><td>おります</td></tr>
<tr><td>する</td><td>なさいます</td><td>いたします</td></tr>
<tr><td>いく</td><td>いらっしゃいます</td><td>参ります</td></tr>
<tr><td>来る</td><td>いらっしゃいます
お見えになります
お越しになります</td><td>参ります</td></tr>
<tr><td>言う</td><td>おっしゃいます</td><td>申します
申し上げます</td></tr>
</table>

形式上の種類

敬語的成分をつけるものの例

尊　敬　語	謙　譲　語
書か<u>れる</u>　　来<u>られる</u>	見せ<u>ていただく</u>
書い<u>てくださる</u>	出席<u>させていただく</u>
<u>お</u>出かけ<u>になる</u>　　<u>ご</u>出席<u>になる</u>	お願い<u>申す</u>　　ご報告<u>申す</u>
	（申し上げる）　　（申し上げる）
<u>お</u>書き<u>なさる</u>　　<u>ご</u>心配<u>なさる</u>	<u>お</u>知らせ<u>する</u>　　<u>ご</u>通知<u>する</u>
<u>お</u>読み<u>くださる</u>　　<u>ご</u>検討<u>くださる</u>	<u>お</u>伺い<u>いたす</u>　　<u>ご</u>連絡<u>いたす</u>

特定の語を用いる動詞

普　通　語	尊　敬　語	謙　譲　語
いる	いらっしゃいます	おります
する	なさいます	いたします
いく	いらっしゃいます	参ります
来る	いらっしゃいます お見えになります お越しになります	参ります
言う	おっしゃいます	申します 申し上げます
聞く	（お聞きになります）	うかがいます 承ります
見る	ご覧になります	拝見いたします
与える	くださいます	差し上げます 上げます
知っている	（ご存じです）	存じ上げております 存じております
食べる	召しあがります	いただきます
もらう		いただきます 頂戴いたします

		尊敬語	謙譲語
特別の語を用いるもの	聞く	（お聞きになります）	うかがいます 承ります
	見る	ご覧になります	拝見いたします
	与える	くださいます	差し上げます 上げます
	知っている	（ご存知です）	存じあげております 存じております
	食べる	召し上がります	いただきます
	もらう		いただきます 頂戴いたします

	尊　敬　語	謙　譲　語
人をさすことば	・個人に対して 　お客様　○○様 　御主人様　奥様　お子様 　おぼっちゃま　おじょうさま 　御年輩の方　お連れ様　お連れの方 　あの方　この方　どちら様 ・団体に対して 　御社　貴社　貴店　お宅様 ・職場のなかで 「社長」「部長」「課長」などと肩書きをつけて呼ぶ場合は、それ自体を敬称と考え「さん」はつけない。	・自分個人について 　わたくし　小生 ・団体について 　私どもの店　当店　弊社 ・身内について 　他人であっても自分と同じように扱う 　父、母、兄、姉、伯父、伯母、祖父、祖母、従兄の一族 ・職場の人について 　外部の人に言うときは、身内扱いにして「さん」はつけない。 　（上司でも同じ） 「鈴木でございますか、少々お待ちください」 「田中が担当しております」

9. スタッフの採用試験・面接の進め方チェックリスト

No.	項　目	内　　　容	チェック	担　当　者
1	準　備	採用試験の会場，試験用紙，面接者役割分担等の事前準備はできているか。		
2	院長あいさつ	院長が応募のお礼と自院の医療経営理念，医院の内容・特色について簡単に説明する。		
3	採用試験・面接の手順説明	採用試験・面接のスケジュール・注意事項を説明する。		
4	交　通　費	応募者への往復交通費を支給するために旅費明細を記入してもらう。		
5	採用試験	試験担当者により試験実施 1．試験科目 2．小論文 3．性格検査　　　　etc.		
6	試験採点と分析	試験の採点と性格検査の分析を行う。		
7	グループ面接	応募者の共通項目を中心に面接を行う。		
8	個人面接	試験結果、性格検査分析などにより個人面接を行う。		
9	採用試験終了	試験担当者が応募者へあいさつをし、何月何日までに採用の結果を連絡する旨を伝える。なお、二次試験がある場合はその旨も連絡する。		
10	試験結果	連絡をする。		
11	その他			

※　応募者も来患される場合もあり不採用となった場合であっても丁寧に対応することが必要である。

10. 採用面接票の一例　①新卒の高卒および女子社員用

採用面接記録票
（平成　年　月　日）

受験番号						希望職種	総合評価
氏名（ふりがな）		年齢	性別 男・女	学歴	専攻	面接者	

区分	質問チェック		質問事項	回答	評価及尺度	A B C D E
一、動機と志望		1	今の住所から当社まで何分かかりましたか、どういう道順で来られましたか。		論理性	┃┃┃┃┃
		2	当社を何故選ばれましたか。（他にどういうところを受けられましたか）		積極性	┃┃┃┃┃
		3	当社について、どんな研究、準備をしましたか。		計画性	┃┃┃┃┃
		4	あなたの長所（特技・得手）を客観的に述べて下さい。		観察	┃┃┃┃┃
		5	あなたの得意な学科、不得手な学科をそれぞれ3つあげて下さい。		責任感	┃┃┃┃┃
		6	当社に来られて（調査をされて）感じたことを述べて下さい。		理解力	┃┃┃┃┃
二、職業への心構え		1	アルバイトの経験はありますか、職業をどのように考えますか。		堅実性	┃┃┃┃┃
		2	採用された場合、どういう職種を希望しますか。		誠実性	┃┃┃┃┃
		3	入社後、第一希望の仕事につけない時、あなたはどうしますか。		協調性	┃┃┃┃┃
		4	自分の好まない仕事やソリの合わない上司、先輩とどうすれば上手にやっていけますか。		思想	┃┃┃┃┃
		5	当社は商売柄、勤務状況が非常にキビシイ時もありますが、こなしきれますか。		常識性	┃┃┃┃┃
		6	もし、就職した場合、あなたは何年位勤められますか。（勤めるつもりですか）		社会性	┃┃┃┃┃
		7	卒業式はいつごろですか、いつごろから当社へ勤務できますか。		学力	┃┃┃┃┃
		8	あなたは普段も、そういう身だしなみでおりますか。		注意力	┃┃┃┃┃
三、学校・家庭・その他		1	あなたの友達は何人位おりますか。一緒にどんなことをしますか。その場合誰がリーダーをしていますか。		健康さ	┃┃┃┃┃
		2	尊敬する人はどなたですか。どこにひかれましたか。		容姿服装	┃┃┃┃┃
		3	今、読んでいる書物と新聞・雑誌はどういうものですか。専門書は何冊位持っていますか。		態度	┃┃┃┃┃
		4	あなたは学校で、どのクラブ活動に力を入れましたか。また、何を学びとりましたか。		表情	┃┃┃┃┃
		5	家族の人と普段よく話し合いますか。どんなことを話し合いますか、意見の合わないことは何ですか。		動作	┃┃┃┃┃
		6	家族の皆さんは健康ですか。あなたの出席率（出勤率）は。		独創性	┃┃┃┃┃
		7	あなたはどんな食物が好きですか。嫌いなものは何ですか。		表現力	┃┃┃┃┃
		8	今まで何と何について聞かれましたか。		記憶力	┃┃┃┃┃
面接者の意見、その他						A・B・C・D・E

前表の利用上の留意点

面接は、真に人を見る目のある人であれば、直観的に判断するだけでよいから、評価項目の1つ1つを評価する必要はない。しかし、人間のやることであるから、勘がはずれることがある。その点は、こうした面接票で細かく見ていくと失敗が少ない。

この面接票は、新卒の高卒および女子社員等の面接に向くように内容が平易で答えやすい項目になっている。

②新規高卒、新規学卒用

新卒面接評定書（表）

面接日　月　日　／　面接者サイン

受験番号 No.　／　氏名（ふりがな）　／　最終学歴　／　備考

■外観印象（面接の途中に印象を適宜チェックする）

	A	B	C	D
健　康	血色良く頑健	普通の健康体	弱そうな感じ	
服　装	清潔で端正	一応キチンとしている	だらしがない	
態　度	落ち着きがある	普通	ソワソワしている	
若　さ	青年らしく溌剌としている	若々しい感じ	大人びている	
明朗さ	明るく外向的	普通	暗く内向的	
協調性	人づき合い良さそう	普通	孤独な感じ	
話し方	よく考えた発言をする	軽率な答がある	思い付きで発言し矛盾が多い	
好　感	好感が持てる	普通	好感が持てない	

■個人面接（全部質問する必要はありません。対象によって省略も結構ですが、あらかじめ必ず質問するところには○印、質問をしたものには質問チェック欄に✓印をご記入下さい）

○○さんですね。（ご苦労さんです・お待たせしました）楽な気持ちでこれから質問することに答えて下さい。

	質問チェック	質　問	回　答
A 志望の動機と心構え		1. この会社の存在をいつごろ、どこで知りましたか	（　）以前からよく知っている　（　）会社のPRで （　）知人を通じて　（　）噂で　（　）受験に際して その他（　　　　　　　　　　　　　　　　）
		2. 沢山の会社のなかから、この会社を選ばれた動機は	（　）会社の内容をよく検討して　（　）学校ですすめられて （　）縁故者にすすめられて　（　）自分の適正に合っている その他（　　　　　　　　　　　　　　　　）
		3. この会社は一般社会にどんな役割を果たしているとお考えですか	（　）よく知っている　（　）一部を知っている （　）あまりよく知らない　（　）殆ど知らない その他（　　　　　　　　　　　　　　　　）
		4. ご自分の長所をこの会社で生かす為にどんな仕事がしたいですか	自分の長所（　　　　　　　　　　　　　　　　） 希望する仕事（　　　　　　　　　　　　　　　）
		5. この会社に入ってからのあなたの夢は	（　）計画性をもっている　（　）入ってみた上で （　）夢がない その他（　　　　　　　　　　　　　　　　）
		6. もし自分の希望しない仕事についたとき、あなたはどうしますか	（　）勉強して最善をつくす　（　）他に変えてもらう （　）あきらめる　その他（　　　　　　　　　　）

区分		質問項目	回答欄
B 学生生活に関するもの		7. 在学中最も得意だった学科は、その理由は	得意な学科（　　　　　　　　　　　　　） 理　　由（　　　　　　　　　　　　　）
		8. 在学中最も不得手に学科は、その理由	不得意な学科（　　　　　　　　　　　　） その理由（　　　　　　　　　　　　　）
		9. 在学中のスポーツ活動と、そこから学んだもの	スポーツ（　　　　　　　　　　　　　） 学んだもの（　　　　　　　　　　　　）
		10. 在学中の文化活動と、そこから学んだもの	特に活動したもの（　　　　　　　　　　） 学んだのもの（　　　　　　　　　　　）
		11. 学生生活と会社生活の相違点をあげて下さい	（　）正しく認識している（　）アイマイ（　）計画性なし その他（　　　　　　　　　　　　　）
C 採用の問題		12. 初任給は〇〇円ですがどのように使いますか	特記事項
		13. 家族の健康状態について	特記事項
		14. 通勤または寮生活について	特記事項
		15. 保証人について、特に本人並びに家族との関係	特記事項
D 一般事項		16. アルバイトの経験と、そこから学んだもの	特記事項
		17. 現在までの人生のなかで最も印象に残っていること	特記事項
		18. 最も愛読した著者とその理由	特記事項
		19. （自由聴取）	
		20. （自由聴取）	

■概　　評（面接を終えての特記事項）

優れている点		欠陥とみられる点		調査を要する点	

■面接のみよりみた私の評価（〇印をもって点数を囲む）

|←――是非採用したい――→|←――他の成績をみて――→|←――出来れば避けたい――→|←――絶対に避けるべきだ――→|
10　　　9　　　8　　　7　　　6　　　5　　　4　　　3　　　2　　　1　　　0

前表の留意点　　　　　　　　　　　　　　　　　　　　（実例会社書式全集より）

　この様式も、前掲各票の面接票と同趣旨のものであるが、個人面接欄の質問に対して回答の幾例かをのせている点に特色をもつ。

　面接者は該当の回答欄をチェックすればよいわけである。質問項目は、大卒、高卒等の学歴、または男女別によって、適当な項目を適宜選択しておくのがよい。

③採用面接票の一例（新規学卒者および中途採用者用）

観察項目	評定項目	上	中	下	備考
1 外観容姿	1.健康状態	血色よく頑健そう	普通の健康体	弱そうな感じ	
	2.服装	清潔で端正	一応キチンとしている	だらしがない	
	3.態度	落着きがある	普通だが多少神経質	ソワソワしている	
	4.若さ	青年らしく潑剌としている	若々しい感じはする	変に大人びて人ずれしている	
	5.全般的印象	極めて良い	平凡・伴凡	一クセありげで陰険	
2 表現力	1.話し方	簡潔・適確	普通	一貫せず用語もおかしい	
	2.音声	明瞭・歯切れよし	普通	不明瞭・聞き苦しい	
	3.内容	よく考えた上で応答している	ハイ、イイエのみに終始	思いつき発言多く矛盾多し	
3 堅実性	1.考え方	視野広く堅実な考え方	中正だが平凡	軽卒迎合的	
	2.生活態度	計画的で健全	中途半端・影響され易い	利那的で行きあたりばったり	
	3.総体的に	真面目で信頼出来る	要領型	不真面目でチャランポラン	
4 性格	1.協調性	おだやかで親しみ易い	普通	頑固で孤独な感じ	
	2.誠実・責任	熱意あり信頼性十分	まずまずであろう	要領型で信頼できない	
	3.積極性	気はく・向上研究心あり	普通	優柔不断で気力なし	
5 知能	1.理解判断力	わかりが早く適確	普通	にぶく・くどい	
	2.資質	当社々員としての資質は充分	本人の努力次第	極めて劣る	
6 採用後の問題	1.入社後の心構え	しっかりした考えで将来性あり	何ともいえない	勤労意欲は認められない	
	2.定着度	意思強く辛抱強い	指導如何とみる	意思弱くあき易い	

自由聴取による

所見：本人の特徴（例えば印象に残った回答又は事柄で結構です）
採用する場合本人にむくと思われる職場
□ 一般店員向き
□ 事務才能ありと認む
□ 計算業務向き

総合評価：上記の具体的事実を観察したのちこれに基づく総合的判定をして下さい。

是非採りたい	他の成果を見て採りたい	保留（補欠）	採用は無理
80 9 8 7 6 75	4 3 2 1 70	9 8 7 6 65	4 3 2 1 60

自己判定	合格	保留	不合格
合議判定	合格	保留	不合格

利用上の留意点

　この観察票は新規学卒者用であるが、中途採用者の面接に利用してもさしつかえない。このように、特定の評価項目を設定してチェックする方法は、一長一短がある。たとえば、項目の設定を誤ると、正しい人物評価ができないし、また設定項目の観察にとらわれすぎて、他の面を見落とすなどは短所のほうである。そのことを考慮に入れて面接し、総合判定をしていかなければならない。

　被面接者が多いときは、いちいち記憶しきれないし、そういう場合のメモとしては大いに役立つ。

（実例会社書式全集より）

④入社試験の通知

<table>
<tr><td colspan="2" align="center">試験日のお知らせ</td></tr>
</table>

```
                        試験日のお知らせ
                                        所在地
                                        電  話
                            殿          医院名
                                        代表者              印
 (受験番号)            番

     このたびは、弊社の社員募集に、早速ご応募頂き
 有難うございました。
  下記の要領で、入社試験を実施しますので、ご通知
 致します。
                    記
 1. 試験日時（時間厳守）
 2. 試験場
 3. 所持品　受験票・筆記具
 4. その他
 5. 試験実施要領
```

試験内容	実 施 時 間		所要時間	摘　要
	自	至		

利用上の留意点

　採用試験の通知は、電話だけで済まされることがあるが、これはやはり一定の文書によることが望ましい。この場合、試験場が医院以外のときは住所のみでなく、電話番号、交通機関、最寄駅、会場略図を同封することが望ましい。

　また、受験番号を記入しておくと応募者が多数の場合の整理、試験進行に便利である。

(実例会社書式全集より)

11. 論文評定票（一例）

論　文　評　定　票

評定日：　　年　月　日午前/後　　　受験者：＿＿＿＿＿＿＿

評定者：＿＿＿＿＿＿＿＿　　　　　部　課：

評定順序	得　点	合　否

	設問の趣旨に沿って書かれているか。	□ いる		□ いない
表現	文章はすっきり，わかりやすく書かれているか。	＋5 適切に述べてある	0 文章にだいたい欠陥がない	－5 表現に稚拙がみられる
内容	1，論理性：筋をとおしてのべているか。	＋5 筋道がたっている	0 いちおう欠陥がない	－5 飛躍や矛盾がみられる
	2，批判力：広い視野からみているか，また深く掘り下げてみているか。	＋5 視野が広く観察が深い	0 ひととおりは述べている	－5 視野がせまく観察が不十分である
	3．創造力：内容は単なる知識の寄せ集めでなく、一個の見解を成しているか。	＋5 整然とした独自の見解をもっている	0 いちおう要点をとらえている	－5 的はずれで身についた見解となっていない
その他	（とくに必要と認められる評定すべき要素について）	＋5	0	－5

全体評定	採用しようとする職務につくにふさわしい知的特性(主として自己の思想の論理的発表力に関して)の程度は？								
	80	75	70	65	60	55	50	45	40
	きわめてすぐれている	かなりすぐれている	比較的すぐれている	いくらかよい	普通	いくらか劣る	比較的劣る	かなり劣る	きわめて劣る

備　考：

利用上の留意点

　採用試験は、新規学卒者、経験者の中途採用の何れについても、できるだけ厳格に、多方面に行う必要がある。その方が間違いない人物が選べるし、また、受験者への権威づけともなる。その意味からは、ペーパーテストにおける論文（または作文）テストは不可欠である。この票は、提出された論文の個別評価票の一種である。

（実例会社書式全集より）

12.採用時に備えておくべき諸規則・諸規定等

No.	諸規則・諸規程等	チェック	細　目
1	就業規則		
2	賃金規程（給与規程）		
3	退職金規程		
4	入所誓約書・身元保証書		
5	雇用契約書		
6	スタッフの住所図		
7	服務規程		
8	慶弔規程		
9	医院案内		
10	受付応対マニュアル		
11	各部門のマニュアル		
12	その他採用時に預かる書類等		
	a　厚生年金手帳，国民年金手帳		
	b　雇用保険証		
	c　前職の源泉徴収票		
	d　住民票（必要に応じて）		
	e　扶養控除等（異動）申告書		
	f　健康診断書		
	g　通勤順路・手段届		
	h		

第14章　ステップ14 （工事完了）

1. 建物の引き渡し

完成引渡証明書の交付・受領と、引き渡し内容のチェックを行う。

2. 医療機器の納入とテスト

①発注書と現品の確認を行う。
②医療機器の場合は、試運転を充分に行う。納入業者の方も試運転指導を充分に行い、稼働が確実にならないと請求を発生させないようにしている。
③医療機器についての操作指導を充分に受ける。導入段階では何度も来院してもらうことが必要。
④医療機器（ハード）については発注段階で支払金額と支払条件が契約されているので、その契約条件の確認を行う。
⑤ソフト面といわれるメインテナンスについてもよく説明を受け、文書にてメインテナンス契約（保守契約）を交わす。
⑥機械の操作指導マニュアルは一通りはそろって説明書がついているが、自院内での操作運営マニュアルをつくると、より効果的である。

3. レセプトコンピュータの導入と操作指導

①レセプトコンピュータ（レセコンという）について
　上記2.の医療機器とほぼ同じことがいえる。

②レセプトの作成手順
　ⓐ毎日の作業　診療が終わるたびにカルテの点数欄に点数を記入し、診療後は受付事務が点数を合計し、一部負担金を患者さんに請求する。この時に、点数の記入間違いなどが再チェックされる。不審な記載は医師に確認する。
　ⓑ翌日の作業　前日に診療したカルテから、職員が交代でレセコンに入力する。患者名、保険証番号、病名、診療行為などを確認しながら入力する。初診の場合は約3

分、再診は約30秒位である。
　ⓒ**不定期作業**　レセプト担当者が週に2回、当月診療のカルテをチェックする。
　ⓓ**月末の作業**　月の最終日にレセプトを印刷する。打ち出されたレセプトを医師が翌月までに点検する。
　ⓔ**レセプトにコメントを記入する**　高額の請求になるレセプト、情報提供料を請求したレセプト、例外的な診療行為をしたレセプトは、右半分の空欄に「コメント」を記入する。レセプトを返されてから再請求するのではなく、再請求しなくてもするようにする。

③**レセコンのシステム**　院内で使いやすいように組み直す。

④**レセコンの教育訓練**
　レセコンを搬入設置してから受付事務に対し最低2週間の教育訓練は必要である。

⑤**レセコンの調整**
　レセコンの初期設定と現地調整においても約2週間位の余裕がほしい。

4. 診療機器・消耗備品・その他用品類のチェックと格納

　医療機器、レセプトコンピュータなどの納入チェックはもちろんのこと、開院に必要な診療機器、消耗備品その他の用品類の納入準備もれがないか入念にチェックする。

5. 各種届出書類の提出とチェック （保健所届出分を除く）

各種届出書類は大変重要である。

提出先	申請書類	提出期限	備考
税務署	◎個人事業の開業届	1ヶ月以内	開業日から
	◎所得税の青色申告承認申請書	2ヶ月以内	開業日から
	◎給与支払事務所の開設届出書	1ヶ月以内	給与支払い開始日
	◎源泉所得税の納期の特例の承認に関する申請書	月末	から特例を受けようとする前月末迄
	◎青色専従者給与に関する届出書	2ヶ月以内	
	○たな卸資産の評価方法の届出書	確定申告時まで	
	○減価償却資産の償却方法の届出書	同上	
都道府県事務所	◎個人事業開始届	15日以内	
労働基準監督署	◎労働保険関係成立届	10日以内	
	◎労働保険概算保険料申告書	45日以内	成立の日から
公共職業安定所	◎雇用保険適用事業所設置届	10日以内	
	◎雇用保険被保険者資格取得届	（同時に）	
社会保険事務所	○健康保険・厚生年金保険新規事業所現況書	5日以内	

6. 診療機器・消耗備品・その他の用品類のチェックシート

設置場所	品　　名	数　量	チェック	備　考
診察処置	診察台（診察室）			
	診察台（処置室／リハ室）			
	点滴台			
	静注台			
	椅子（患者用）			
救急・レントゲン室	備品戸棚			
	ギブスカッター			
	小型吸引器			
	手洗い台			
	脱衣カゴ			
	防護衣			
その他	看護婦ロッカー			
	休憩用テーブル・イス			
	休憩室冷蔵庫			
	スリッパ			
	クズ入れ			
	掲示板			
	体重計			

設置場所	品　　名	数　量	チェック	備　　考
	手提げ金庫			
	キャッシュトレー			
待合ホール	カラーテレビ２５インチ			
	ロビーチェア			
	傘立て			
	煙草スタンド			
	車椅子			
	下駄箱（スリッパ入れ）			
	マガジンラック			
受付・薬局	カルテ棚（保管庫）			
	レジスター			
	錠剤ケース台			
	散薬台			
	薬品冷蔵庫			
	ファックス			
	コピー			
	事務用椅子キャスター付			
	掃除機			
	ＢＧＭ（有線）			
	集中遠隔操作			

設置場所	品　　名	数　量	チェック	備　　考
事　務　室	レセプトコンピューター			
診察・処置	書籍棚			
	ドクター机			
	ドクター椅子			
	患者用椅子			
	シャーカステン　薄型			
	スタンド血圧計			
	手洗い台			
	脱衣カゴ			
検　査　室				

7. 各種申請書類のチェックリスト

申請先	No.	申 請 書 類	提 出 期 限	担 当 者	提出日	チェック	備 考
税務署	1	個人事業の開業届	１ヶ月以内				
	2	所得税の青色申告承認申請書	２ヶ月以内				
	3	給与支払事務所の開設届出書	１ヶ月以内				
	4	源泉所得税の納期の特例の承認に関する申請書	月末				
	5	青色専従者給与に関する届出書	２ヶ月以内				
	6	たな卸資産の評価方法の届出書	確定申告時までに				
	7	減価償却資産の償却方法の届出書	〃				
	8						
労働基準監督署	9	労働保険関係成立届	１０日以内				
	10	労働保険概算保険料申告書	４５日以内				
	11						
公共職業安定所	12	雇用保険適用事業所設置届	１０日以内				
	13	雇用保険被保険者資格取得届	（同時に）				
	14						
社会保険事務所	15	健康保険・厚生年金保険新規事業所現況届	毎月５日まで				
	16						

第15章　ステップ15 （保健所検査）

　一般企業と違って、診療所の場合は、県あるいは保健所に届け出る書類があるので事前に充分準備しておく。大変重要な届出書類となる。

1. 診療所開設に必要な届出書類チェックリスト

提出先	申請書類	提出期限	備考
都道府県知事（保健所）	◎診療所開設届（有床無床）	開設してから10日以内	診療所開設時（医療法8条医療法施行令第4条の2）
	◎診療所X線装置設置届	同上	X線装置設置時
	◎麻薬管理者・使用者免許申請書	事前に	医業目的使用時
	○診療所開設許可申請書（有床，法人）	10日以内に	医師でないもの又は法人が開設する場合（医療法7条1項）
	○診療所構造設備使用許可申請書（有床）	開設時	構造設備について使用許可を受ける場合（医療法27条）
	○各種医療機関指定申請書	随時	指定を受ける時　結核予防法、精神衛生法、性病予防法、養育（母子保健法）による。

提出先	申請書類	提出期限	備考
都道府県知事 （保険課） （社会保険事務所）	◎保険医登録申請書 ◎保険医療機関指定申請書 （療養取扱機関の申請書）	事前に 同　上	健康保険法による保険医 健康保険法による保険医療機関（別段の申し出がない限り国民健康保険の療育取扱機関となる。）
福祉事務所	○各種医療機関指定申請書・指定医の申請書	随　時	生活保護法や身体障害者福祉法、児童福祉法による指定を受ける場合
労災指定医協会（医師会）	○労災保険指定申請書 ○優生保護法指定申請書	事前に 同　上	指定を受ける時に 同　上

2. 診療所開設に必要な申請書チェックリスト

申請先	No.	申請書類	提出期限	担当者	提出日	チェック	備考
保健所	1	診療所開設届	開設後10日以内				届出
	2	診療所構造設備	事前				許可
	3	診療所管理医師設置許可申請書	事前				許可
	4	診療所2ヶ所管理申請書	事前				許可
	5	X線装置設置届	設置後10日以内				届出
	6	麻薬管理者・使用者免許申請書	事前				許可
	7	診療所開設許可申請書	10日以内				許可
	8	各種医療機関指定申請書	随時				指定
	9	その他					
都道府県保険課	10	保険医登録申請書	事前に				
	11	保険医療機関指定申請書	事前に				指定
	12						
福祉事務所	13	各種医療機関指定申請書（生活保護法や身体障害者福祉法、児童福祉法による指定を受ける場合）	随時				
	14						
労働基準局	15	労災保険指定診療所申請書	事前に				指定

第16章　ステップ16 （リスクマネジメント）

1. 病医院におけるリスクマネジメント

　企業経営に伴って発生するさまざまな危険（リスク）によって起こる不測の損害を最小の費用で、どのように効果的に対応すべきかを研究するのがリスクマネジメントである。

　病医院には、一般企業と違って国民の健康と生命を守るという重要な社会的使命がある。不測の事態が生じても、患者や社会に影響を与えないようにリスクマネジメントを行っていく必要がある。さらに、医院の開業においては、院長が開業に伴う諸支出（開業費用、設備投資など）を自己資金はもとより借入金等の他人資本で調達することが大部分であるために、院長の不測の事態に対応した生命保険制度の活用は経営上不可欠である。

2. 人的リスク管理

1）病医院を取り巻く人事上のリスク

　病医院の中で人事上にかかわるリスクと保険による対応策を整理すると、表16－1のとおりとなる。

表16－1　リスクと保険の対応策

	リスクの内容	対応する保険
人事上のリスク	経営者の事故による傷害	○傷害保険 ○医療費用保険 ○所得補償保険
	従業員の就業中のリスク	○傷害保険 ○所得補償保険 ○労働保険
	経営者，従業員の疾病	○生命保険 ○医療費用保険 ○所得補償保険

2）医院開業に重要な保険

医院開業に重要な保険を説明する。

(1)生命保険

　病医院の経営者でもあり、医療法上の管理者である院長先生に万が一のことがあれば、病医院は閉院の危機にさらされることになる。そのときに適正な必要保障額の生命保険に加入していれば借入金等の負債の返済ができ、残された遺族の生活保障や従業員への退職金支払等も可能となる。このための生命保険の加入は必要である。必要保障額の算定は個人と医療法人により算定の仕方が違うので表16－2、表16－3にその様式を掲げる（次頁と次々頁に掲載）。

表16-2 標準保障額調査書（個人事業主用）

調査日　　年　　月　　日
作成者　　　　　　　　㊞

病医院名		院長名		様
主診療科目		生年月日・性別	(M・T・S・H)	年　月　日　男　女

続柄	法定相続人氏名	生年月日・性別					
		様	(M・T・S・H)	年	月	日	男　女
		様	(M・T・S・H)	年	月	日	男　女
		様	(M・T・S・H)	年	月	日	男　女
		様	(M・T・S・H)	年	月	日	男　女
		様	(M・T・S・H)	年	月	日	男　女
		様	(M・T・S・H)	年	月	日	男　女

【遺族対策準備資金】

●後継者が一人前になるまでの遺族生活保障資金

　年間生活費　　　　　　　後継者の現在年齢
　□万円 × (22歳 － □歳) = □万円

（いずれか多いほうの金額）
　＝ (イ) □万円

●妻の生活保障資金

　年間生活費　　　　　　　妻の平均余命数
　□万円 × 70% × □年 = □万円

【事業対策準備資金】

●外部負債対策資金
　銀行その他の借入金相当額‥‥‥ □万円

●従業員退職慰労金対策資金
　一人平均退職金の額　　従業員数
　□万円 × □人 = □万円

　＝ (ロ) □万円

【相続税対策準備資金】

　相続税概算額
　□万円 ×120% ‥‥‥‥‥‥ = (ハ) □万円

【適正保障額】‥‥‥‥‥‥‥‥ (イ)＋(ロ)＋(ハ) (ニ) □万円

　現在お手持ちの保障額(今後継続するもの)‥‥‥ (ホ) □万円

【必要保障額】‥‥‥‥‥‥‥‥‥‥ (ニ)－(ホ) (ト) □万円

表16-3 標準保障額調査書（医療法人用）

調査日　　年　　月　　日
作成者　　　　　　　　㊞

病医院名		対象者氏名		様
住　　所		生年月日・性別	(M・T・S・H)　年　月　日　男　女	
主診療科目		役　職　名		

【役員退職金準備資金（社外支出）】

● 弔慰金として　　　役員報酬
　　　　　　　　　　□万円 ×6ヶ月 ‥‥‥‥ = (イ) □万円

● 死亡退職金として　役員報酬　　在任年数　　役位係数
　　　　　　　　　　□万円 × □年 × □ = (ロ) □万円

　　　　　　　　　　　　　　　　　後継者が一人前に　　個人の既加入額
　　　　　　　　　年間生活費　　　なるまでの年数　　（今後継続するもの）
　ⓐ遺族対策費　　□万円 × □年 － □万円 = ⓐ □万円

　　　　　　　　相続税概算額
　ⓑ相続税対策費　□万円 ×120% ‥‥‥‥ = ⓑ □万円

　　　　　　　　　　　　　　　　ⓐ+ⓑ-(イ)　(ハ) □万円

　　　　　　　　(ロ)又は(ハ)
　功労加算金　　□万円 ×30% ‥‥‥‥ = (ニ) □万円

　　　　　　　　(イ)+(ロ又はハ)+(ニ) ① □万円

（いずれか多い方の金額）

【企業防衛準備資金（社内留保）】

● 当面の病医院経営のための経営資金として

　　　　　負債総額　　　当座資産　　保障割合(100%-60%)
　　　(□万円 － □万円) × □% = (ホ) □万円

● 上記の経営資金に対する納税準備資金として ‥‥‥‥ (ヘ) □万円
　　　　　　　上記(ホ)と同額

　　　　　　　　　　　　(ホ)+(ヘ) ② □万円

【適　正　保　障　額】‥‥‥‥ ①+② (ト) □万円

　　　法人の既加入保障額（今後継続するもの）‥ (チ) □万円

【必　要　保　障　額】‥‥‥‥ (ト)-(チ) □万円

(2)所得補償保険

病気やケガで医師の治療を要し、就業不能となった場合、その期間の所得が補償される保険である。この保険の特徴は、保険金支払の条件が入院ではなく就業不能というところにある。生命保険の場合、入院でないと保険がおりないが、この保険の場合、入院はしないが働けない状態になれば支払が受けられる。

個人経営の病医院ではぜひとも加入したい保険である。この保険の支払金額は、失った所得に対する補償であるので、所得以上に保険をかけても、保険はおりないし、また所得が実際にあっても、申告所得が実際よりも低いと申告所得の範囲でしか補償されない。

(3)普通傷害保険

国内・国外を問わず、急激かつ偶然な外来の事故によって身体に傷害を被った時に保険金がおりる。この保険はケガの通院でも保険がおりるという点に特徴があり、従業員にかければ、労災保険の上乗せ効果もあり、業務外での補償もあるので、従業員の福利厚生にも有効である。

3. 物的リスク管理

病医院の物に対するリスク管理は、火災保険と自動車保険と大きく二つに分けられる。

1) 火災保険

火災、落雷、破裂・爆発、風、ひょう、雪害に対する補償があり、「総合保険化」すると、盗難や水害、水漏れ等の補償も受けられる。

火災保険のチェックポイントは、
①総合保険になっているか。
②所有している建物には、再調達価額で保険が設定してあるか。また、借入にて購入した建物の場合は、借入先から必ず質権設定をするように依頼される。
③建物以外の医療機器、什器・備品などにも保険が適正な額がかかっているかをチェックする。病医院がテナントの場合、出火時に賠償責任の問題も生じるので、借家人賠償特約をつけるのも検討すべきである。

2) 自動車保険

自動車保険には強制加入の自賠責保険と任意保険とがある。病医院は、自動車管理台帳を作成し、保険の加入状況を管理しなければならない。

自動車管理台帳を作成するメリットは、次のとおりである。
①無保険車をなくすことに役立つ
　また任意保険の適正額加入を促進する効果がある。
②事故処理がスムーズにいく
　特に病医院所有の車は事故の時は、どのような行動をとるのか明らかにしておく必要がある。
③満期管理の問題
　自動車保険の割引は、満期日を一定期間過ぎると割引がなくなってしまう場合があるので、チェックをしておく必要がある。
④年齢条件等も見直し
　被保険者の年齢が高くなっているにもかかわらず、相変わらず以前と同じ条件というのも、見過ごしやすいポイントの一つである。
　以上、自動車に関するリスクマネジメントは、自動車管理台帳を作成することを基本とし、病医院の規模に応じて自動車管理規程も設ける必要があろう。

4. 利益対応リスク管理

　病医院が火災等の事故で経営を中断せざるを得ない時でも、従業員への給与は支払わなければならないし、地代家賃などの固定費も必要である。収入は減少し、固定経費は支払っていかなければならないので、その担保が必要である。
　テナント入居で類焼という場合もあるから、十分な対策が必要となる。こうしたリスクに備えるものとして「店舗休業保険」や普通火災保険、店舗総合保険に特約としてつけられる「利益保険特約」がある。なかでも店舗休業保険は検討すべきである。

5. 患者対応リスク管理

　病医院の医師や医師を含めた医療スタッフは、患者さんの健康と生命を守るために研鑽をつみ最善の注意を払いつつ診療活動を行っている。しかし、人間が診療を行うためにまれに医療事故が発生する場合がある。
　この対応策として、医師賠償責任保険に加入しておくことが必要である。医師賠償責任保険には、日本医師会医師賠償責任保険と損保会社が取り扱っている医師賠償責任保険とがある。その概要は表16－4のとおりであり、それぞれの内容を把握して加入することが肝要である。

表16-4 医師賠償責任保険の形態別内容一覧（平成7年10月現在）

	日本医師会「医師賠償責任保険」	損保会社「医師賠償責任保険」 勤務医医賠責保険	損保会社「医師賠償責任保険」 医療機関医賠責保険
被保険者	§日医A1・A2会員（A会員は自動的に被保険者となる）	§勤務医 §任意加入	§診療所・病院の開設者・管理医（勤務医も準用される） §任意加入
保険期間	§毎年7月1日から1年間 §A会員自動更新	§医師会又は学会等で団体加入分は毎年4月1日より1年間	§医師会又は病院団体等で団体加入分は毎年4月1日より1年間
保険対象事故	§医療行為に基づく事故で賠償請求額が100万円を超える場合 §看護婦等コ・メディカルの起こした事故でも被保険者たる医師の管理・監督責任を問われた場合も適用可 §施設事故は対象外	§医療行為に基づく事故 §看護婦等コ・メディカルの事故については左に同じ	§医療機関所属従業員の起こした医療行為に基づく事故の全てが対象となる §施設事故（建物・設備等の使用管理上の事故及び給食等の事故）も対象となる。
填補保険金限度額	§年間1億円を限度とする。 §施設事故は保険対象外なので当然保険金の填補はない	§加入する保険の型により異なる。 §現在最高のもので 　1事故⇒1億円 　年間⇒3億円迄	§加入する保険の型により異なる。 §医療事故最高限度額 　1事故⇒1億円 　年間⇒3億円迄 §施設事故最高限度額 ①対人1事故20億円迄 　　1名1億円迄 ②対物1事故2000万円迄
免責額	§100万円	§なし	§医療行為に基づく事故⇒免責なし §施設事故⇒対人対物ともに1000円
その他	§A会員死亡後に医事紛争が発生した場合⇒死亡時に被保険者であったA会員の医療行為に起因する賠償請求が5年以内であれば保険の適用がある。 §加入者証⇒発行されない	§左記のような適用はない。 §日医A2会員については、保険金填補限度額100万円以内に加入限定されている。	§左記に同じ。 §日医A1会員については、保険金填補限度額100万円以内に加入限定されている。

6. 人に対するリスクマネジメントチェックリスト

No.	内　容	細　目	チェック
1	病医院の経営実態に合った適正な生命保険に加入しているか		
2	所得補償保険は適正加入額であるか		
3	普通傷害保険は病医院の経営状況を判断して加入したか		

7. 物に対するリスクマネジメントチェックリスト

No.	内　容	細　目	チェック
1	火災保険は総合保険になっているか		
2	所有している建物には、再調達価額で保険が設定してあるか		
3	建物以外の医療機器、備品類にも適正な保険に加入しているか		
4	テナント開業の場合は借家人賠償特約がついているか		
5	自動車保険については、自動車管理台帳を作成し適正な保険契約が実施されているか		

8. 利益に対するリスクマネジメントチェックリスト

No.	内　容	細　目	チェック
1	店舗休業保険は経営状況を判断して加入したか		
2			
3			

9. 患者に対するリスクマネジメントチェックリスト

No.	内　容	細　目	チェック
1	医師賠償責任保険に加入しているか		
2			
3			

第17章　ステップ17 （医院開業）

1. 開院披露

　地域の人たちとの信頼関係、認知を含めて、行った方が良い。
　やっと、みなさんのご協力により開院ができたという感謝の気持ちと、地域医療に対する貢献の決意と、今後長いおつきあいをさせていただくという内容で、開院披露と挨拶を行う。

1）招待者名簿

　院長と一緒に考える。
①恩師、近隣の医師、医療機関
②医師会関係（地区の医師会長に祝辞をいただくと、なおよい）
③町内会長、民生委員など地域のリーダーの人々
⑤金融機関、医療機器・医薬品などの取引業者
④会計事務所、不動産業者、建築業者など
⑥その他

2）開院披露

　あまり派手ではなく実情に合わせて行うことが大事である。また、開院前に関係者を施設に招待し内覧会を行うのも一つの効果的方法である。

2. 開院案内状

　印刷業者がいろいろなひな型をもっている。案内先により文面を変更する必要がある。とくに一般用と、PR用との区分が必要である。PR用は医療法に準拠して行う必要がある。参考までに一般用の開院案内状の一例を掲げる。

```
春暖の候皆様には益々ご清祥のこととお慶び申し上げます。
日頃は、格別のご高配を賜わり厚く御礼申し上げます。私儀、
○○大学病院に勤務して参りましたが、この度、皆様の暖かいご支援
により、○○市の○○町に内科診療所「山田内科クリニック」を開設致
すこととなりました。
今後は若輩ではございますが、○○大学病院にて修得してまいりまし
た、循環器ならびに消化器内科学を活かし、地域医療に些かなりとも役
立つよう努力致す所存ですので、これからも皆様のご指導、ご鞭撻を宜
しくお願い致します。
先ずは略儀ながら、とりあえず書中にてご挨拶申し上げます。

                            平成○○年三月二十五日
                                        山田　一郎
        中村　和夫　殿

                    記

          山田内科クリニック
          ○○市○○町4－5－6　△△ビル一階
                    電話番号　××××－××××－××××
          診療所開設日
          平成○○年五月一日
```

3. 開院広告、PR

1）広　告

　広告とは、ある目的（増患対策、医院案内など）のために、一定の地域、人を対象に、看板や折り込みなどの媒体を通して認知してもらうもので、一過的に終わるものである。医療法第69条において広告を規制されているので、規制内での展開となる。留意点は、次のとおり。

①遠くから見て「○○医院」とわかるデザインや視覚効果を考える。
②単純にすること（わかりやすさ、品位）。何に重点を置くかを考える。
③できれば書体、ロゴ、デザイン等を統一する。
④ワンパターンにならないよう業者とよく打ち合わせをする。
⑤時期、内容をよく検討する。コストアップや無駄にならないように。
⑥建設予定地には「○○医院開業予定地」と早目に看板を出す。

⑦必要な範囲内での活動にする。

　なお、ホームページは広告ではない。自院のホームページを立ち上げ、PRすることはこれから重要な増患（集客）対応策である。

2）広告媒体の種類と留意点

①看板ポスター
②バス等のアナウンス広告
③折込広告・チラシ
④その他の広告
⑤テレビ、ラジオのコマーシャル
⑥新聞や雑誌広告
⑦タウン誌
⑧電話帳広告
⑨DM広告
⑩運動会や催物のプログラム

3）PR

　PRとは広範な対象に向かって自院のイメージをさまざまな組織活動を通して行うもので、将来どう評価されていくか、大きく左右される最も大切なものである。イメージは次のようなことからつくられていく。
①清潔さ、整理整頓、待合室の掲示物（できるだけ掲示板は1ヵ所に）
②名前、建物設備、機器、外観、場所など
③診察券、薬袋、ユニフォーム
④スタッフの態度（あまり事務的でもよくない）、込み具合など。

4）広告効果

　開院の時の広告は大変効果的であるので、とくに継続的に行う。また、未受療の潜在患者も多く地域医療貢献のためにも広告増加期待が望まれる。

5）開院時の挨拶

　院長の経営理念方針と地域医療への貢献、とくに院長として開院して重点的に診療として行いたいことや、開院に当たりお世話になった恩師の先生や各ブレーンへの感謝の言葉を挨拶のなかに入れておく。
　また、地域住民との密接な関わり方などもふれておくことが必要である。

4. 開院案内先チェックリスト

案内先のパターン別に作成していく。

(1) 恩師・近隣の医師・医療機関・医師会

No.	氏 名	住　　所	所属先	電話番号	出	欠	備　考
1							
2							
3							
4							
5							
6							
7							
8							
9							
10							
11							
12							
13							
14							
15							

(2) 町内会長等の地域住民代表

No.	氏　名	住　　所	所属先	電話番号	出	欠	備　考
1							
2							
3							
4							
5							
6							
7							
8							
9							
10							
11							
12							
13							
14							
15							

(3) 開院にあたってご協力いただいたブレーンなど

No.	氏 名	住 所	所属先	電話番号	出	欠	備 考
1							
2							
3							
4							
5							
6							
7							
8							
9							
10							
11							
12							
13							
14							
15							

第18章　ステップ18 （医院の帳簿組織と記帳の実務）

1. 医院の帳簿組織について

　医院の帳簿組織も一般の企業の帳簿組織と基本的なところは同じである。相違している点は、社会保険診療収入が一部負担金の部分と公費負担分にわかれており、公費負担分は保険請求後2ヶ月後に入金をされるという点である。
　なお、開業を決意して、いろいろな人に相談したり、立地を見て回ったり、医療施設を見学したりなどして、開業前から諸支出が発生する。この諸支出は原則として開業費として必要経費になるので、現金出納帳などに記帳し、領収証を揃えるなどしておくことも重要である。

2. 医院の記帳の流れ

　表18－1以降を参照すると基本的なことがわかる。

3. 病医院の経理上の独特な処理項目

　下記の表を参考にして経理処理をすると効率的で正確に行える。
①保険診療未収入金表（表18－2）
②保険請求点数表・決定点数表（表18－3）
③その他の振替事項記入帳（表18－4）
⑤歯科用決算修正仕訳帳（表18－5）

表18−1　医院の記帳の流れ

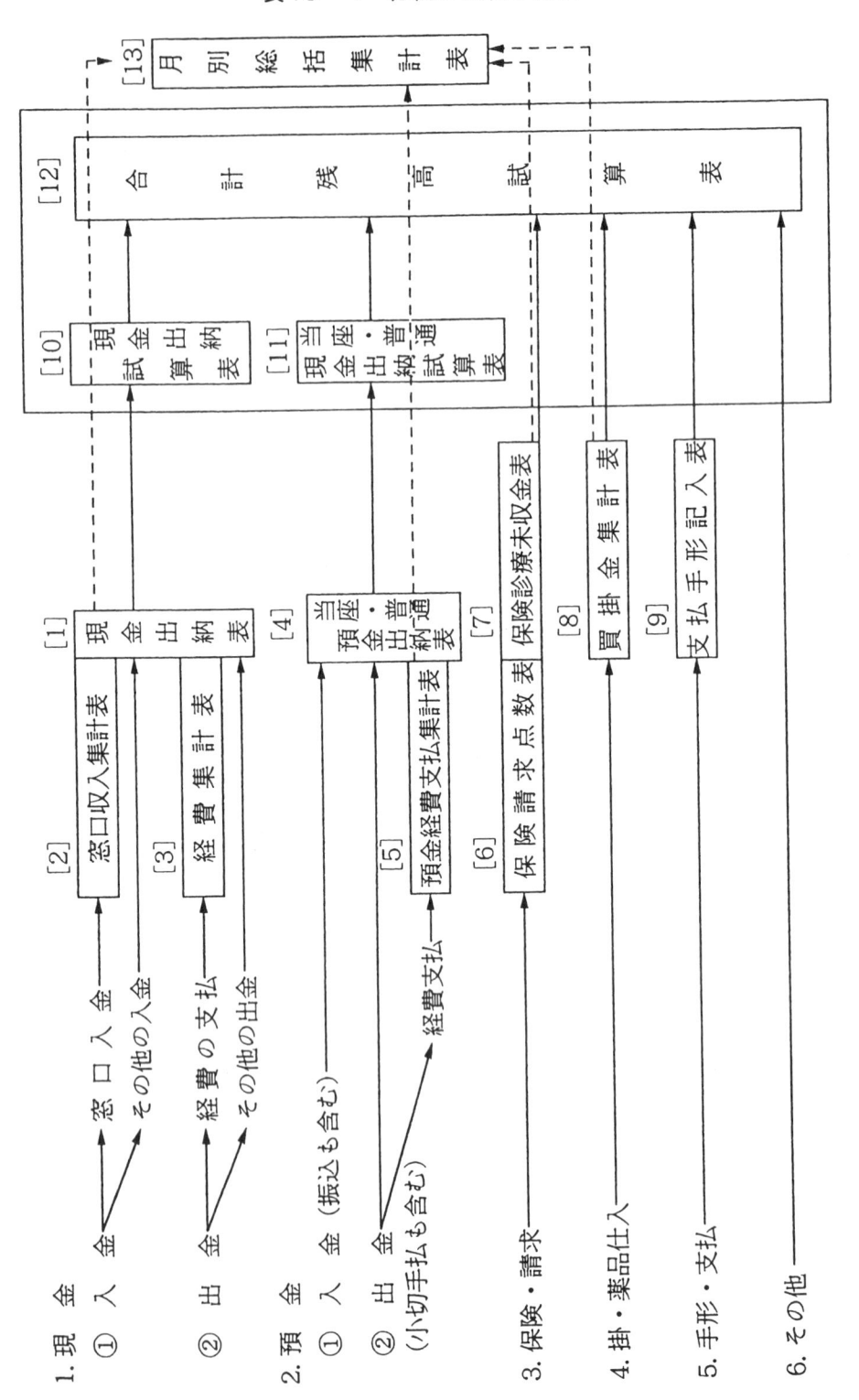

取引区分	補助簿	主要簿	集計表
1. 現金 ① 入金 　窓口入金 　その他の入金	[2] 窓口収入集計表	[1] 現金出納表	[10] 現金出納試算表
② 出金 　経費の支払 　その他の出金	[3] 経費集計表		
2. 預金 ① 入金（振込も含む）		[4] 当座・普通預金出納表	[11] 当座・普通預金出納試算表
② 出金（小切手払も含む）経費支払	[5] 預金経費支払集計表		
3. 保険・請求	[6] 保険請求点数表　[7] 保険診療未収金表		
4. 掛・薬品仕入	[8] 買掛金集計表		
5. 手形・支払	[9] 支払手形記入表		
6. その他			

[12] 合計残高試算表

[13] 月別総括集計表

— 418 —

表18－2　保険診療未収金表

病医院名＿＿＿＿＿　　　　　　　　　　　　　　　　　　　　　　　　　　　　　年分

月	保険診療未収金 入院未収金 ①社保請求額	②国保請求額	③その他請求額	④小計 (①+②+③)	外来未収金 ⑤社保請求額	⑥国保請求額	⑦その他請求額	⑧小計 (⑤+⑥+⑦)	⑨保険診療未収金合計額 (④+⑧)	基金振込額 ⑩社保振込額（当座振込額／社保源泉税）	⑪国保振込額	⑫その他振込額	⑬基金振込額合計 (⑩+⑪+⑫)	⑭保険等調査増減額 (⑨−⑬)
1														
2														
3														
4														
5														
6														
7														
8														
9														
10														
11														
12														
合計														
備考														

表18-3 保険請求点数表・決定点数表

病医院名 _____   年分

月	入院 or 外来	社会保険 本人 件数 実日数 点数	社会保険 家族 件数 実日数 点数	社会保険 老人 件数 実日数 点数	国民保険 一般 件数 実日数 点数	国民保険 退職者 件数 実日数 点数	国民保険 老人 件数 実日数 点数	その他 10割 件数 実日数 点数	その他 7割 件数 実日数 点数	合計 件数 実日数 点数	備考
1	入院										
	外来										
2	入院										
	外来										
3	入院										
	外来										
4	入院										
	外来										
5	入院										
	外来										
6	入院										
	外来										
7	入院										
	外来										
8	入院										
	外来										
9	入院										
	外来										
10	入院										
	外来										
11	入院										
	外来										
12	入院										
	外来										
入院合計											
外来合計											
総合計											

表18-4　その他の振替事項記入帳（普通仕訳帳）

年　月　枚の内　枚目

NO	借方科目	貸方科目	日付	金　額	摘　　要	証券NO
	保険未収入金 1123	保険請求収入 4112			当月分　保険総請求点数（　）×10円－窓口収入（　）	
	源泉所得税 9441	保険未収入金 1123			前々月分　社会保険（政府管掌）源泉所得税額振替る	
	保険等調整増減 4119	保険未収入金 1123				
	保険未収入金 1123	保険等調整増減 4119				
		保険窓口収入 4111			社保	
		保険窓口収入 4111			国保	
		自由診療収入 4114				
		雑収入 7118			他	
	減価償却費 5481	減価償却累計額 1225				

― 421 ―

表18-5 歯科用決算修正仕訳帳

	DC借方	CC貸方	金額	摘要
	保険等調整増減 4119	保険未収入金 1123	: :	11月分調整増減
	保険未収入金 1123	保険等調整増減 4119	: :	〃
	保険等調整増減 4119	保険未収入金 1123	: :	12月分調整増減（措法）
	保険未収入金 1123	保険等調整増減 4119	: :	〃　　　　（措法）
	雑費 5569	保険窓口収入 4111	: :	窓口差額　　（措法）
	保険請求収入 4112	その他収入 4113	: :	国保事務手数料
			: :	
	保険窓口収入 4111	未収入金 1122	: :	前期未収
	自由診療収入 4114	未収入金 1122	: :	〃
	その他収入 4113	未収入金 1122	: :	〃
	未収入金 1122	保険窓口収入 4111	: :	当期未収
	未収入金 1122	自由診療収入 4114	: :	〃
	未収入金 1122	その他収入 4113	: :	〃
	事業主貸 9311	自費技工料 5463	: :	自家消費
	前受金 2116	自由診療収入 4114	: :	前期前受
	自由診療収入 4114	前受金 2116	: :	当期前受
	自費技工料 5463	前払金 1151	: :	前期前払
	前払金 1151	自費技工料 5463	: :	当期前払
	期首棚卸高 5411	医薬品 1131	: :	
	期首棚卸高 5411	診療材料 1132	: :	
	期首棚卸高 5411	医療消耗備品 1133	: :	
	期首棚卸高 5411	仕掛品 1135	: :	
	医薬品 1131	期末棚卸高 5419	: :	
	診療材料 1132	期末棚卸高 5419	: :	
	医療消耗備品 1133	期末棚卸高 5419	: :	
	仕掛品 1135	期末棚卸高 5419	: :	

参考引用文献

1) 山林良夫：明日の病医院経営実践シリーズ,全7巻,病医院経営の実態と基本方策,病医院の収入改善策,ぎょうせい.
2) 山林良夫：介護保険と病医院経営対策,中央経済社.
3) 社会福祉・医療事業団協力日経ヘルスケア編：ヘルスケア新時代の医院経営マニュアル,日経BP社.
4) 日経ヘルスケア編：医院経営のための増患対策マニュアル,日経BP社.
5) 木村武・小林正樹・村上君雄・大森靖悦：成功する病医院経営,近代セールス社.
6) 関根博・土居典子：開業事始め,日本プランニングセンター.
7) 一条勝夫：病院診断と改善のすすめ方,医学通信社.
8) 佐藤啓子：医療秘書実務,嵯峨野書院.
9) 七星建築懇話会：建築設計事務所まるごと活用法,学芸出版社.
10) 松本健司：医院接遇基本訓練.
11) 堀野不二生・岡俊行編：実例　会社書式全集,産業労働調査所.
12) 知久薫：小規模病院の設計,彰国社.
13) 医院建築編集委員会：医院建築創刊号,彰国社.
14) 医院建築編集委員会：医院の計画と設計実例集,彰国社.
15) 堀越薫：組織を活かす社内諸規程実例集,税務研究会出版局.
16) 山林良夫：医療マネジメントサービスの業務と内容,月刊マーク創刊号,日本医業経営コンサルタント協会.
17) 日経ヘルスケア1993年11月号,日経BP社.
18) 山林良夫編集代表：病医院経営ハンドブック,ぎょうせい.
19) 内藤聡：診療科目別診療所の経営・会計・税務,中央経済社.
20) 関根博編：これからの医院建築,日本プランニングセンター.
21) 民間病院問題研究所編：平成10年度診療報酬改訂対応マニュアル,日本医療企画.
22) 社会保険旬報,社会保険研究所.
23) 加藤一彦・高橋雄樹：グループ診療事始め,日本プランニングセンター.
24) 月刊保険診療,医学通信社.
25) 旬刊速報税理,ぎょうせい.
26) 小室明子：医療と介護保険,ブックマン社.
27) TKC全国会 医業・会計システム研究会：病医院の経営・会計・税務,TKC出版.

NIHON KOHDEN

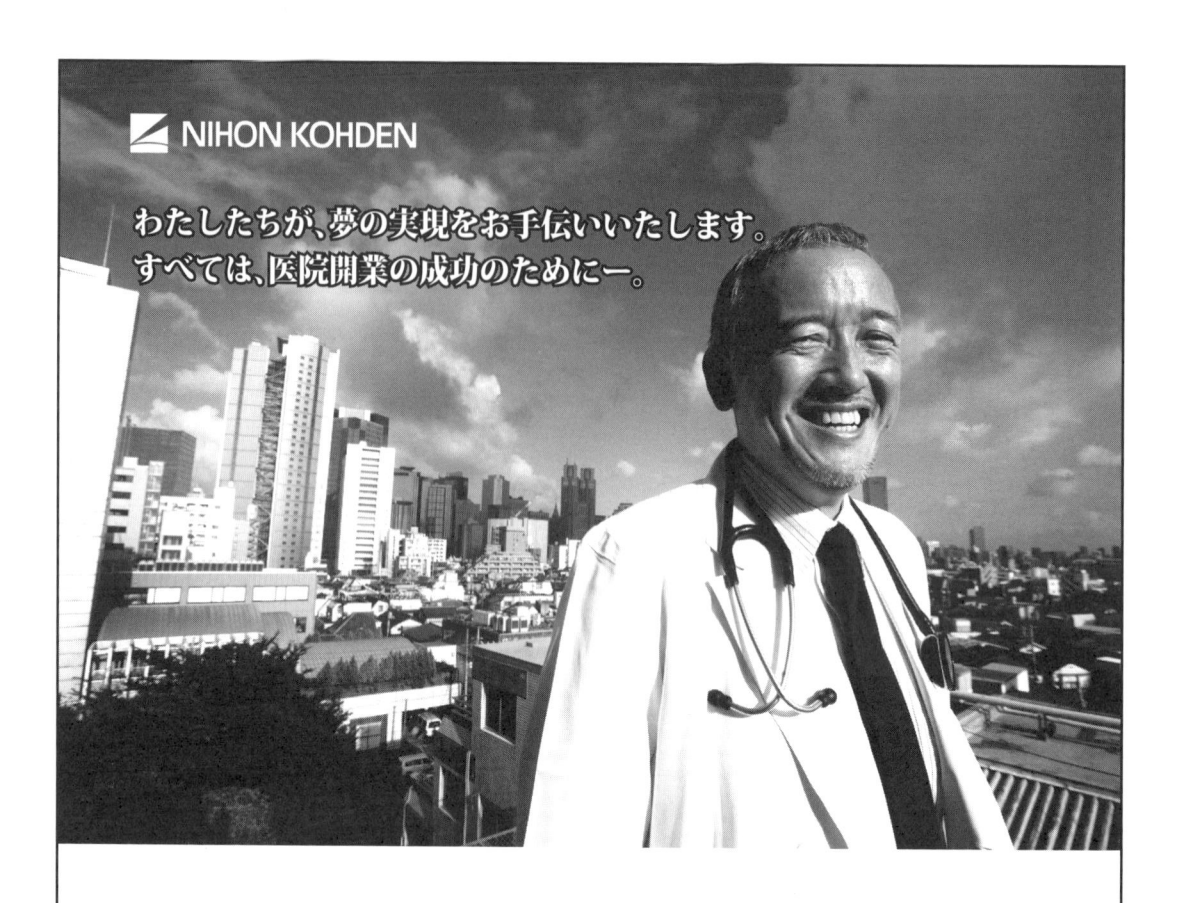

わたしたちが、夢の実現をお手伝いいたします。
すべては、医院開業の成功のために―。

お医者さんになったとき、
本当にやりたいと思っていたことは、何ですか？

ご開業を決意されたら、わたしたちにご相談ください。
医院を成功に導くためには、患者さんに選ばれる医院づくりが必要です。
質の高い医療サービスはもちろんのこと、わかりやすいインフォームドコンセント、
好イメージを与える内・外装、入りやすく親しみやすい雰囲気づくり、応対の丁寧さにいたるまで、
他院との差別化が図れる魅力あふれる医院づくりが必要となってきます。
日本光電では、医業経営コンサルタントをはじめとした医院開業支援の専門スタッフが、
医院開業に関するすべてのプロセスを無料でお手伝いさせていただきます。
日本光電は、1951年の創業以来、「エレクトロニクスで病魔に挑戦」をモットーに、
医用電子機器のトップメーカとして、数々の医療機器を世界中の医療現場へ提供してきました。
医療現場を見続けてきた日本光電だからこそできることがあります。

お役に立つこと、それがわたしたちの願い―。

医院開業に関するご相談は、お近くの弊社スタッフまでご相談ください。

日本光電
〒161-8560　東京都新宿区西落合1-31-4
設立/1951年8月
事業内容/医用電子機器の開発・製造・販売、医院開業支援

日本光電　医院開業支援　検索
http://www.nihonkohden.co.jp/iryo/practice/
E-mail：Kaigyo@mb8.nkc.co.jp

参考資料

MISAWA

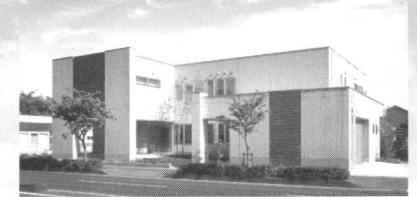

医院づくりは、デザインのミサワホームで。

医院経営を成功に導くには、患者さまに選ばれる医院でなければなりません。品よく目立つ外観や、患者さまに居心地のよい空間が求められています。

ミサワホームは20年連続グッドデザイン賞受賞という卓越したデザイン力と、豊富な実績に基づくノウハウを生かして、集患力のある医院づくりをご提案。

さらに、医院経営のよきパートナーとして、開業前の診療圏調査（無料）から開業後のコンサルティングまで、一貫してサポートいたします。

患者さまの視点から、選ばれる医院づくりをトータルにお手伝いいたします。

自宅併用クリニック（眼科／皮膚科）

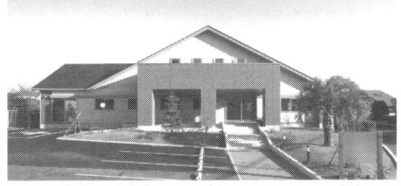

医院専用クリニック（内科／神経内科／小児科／外科／脳神経外科）

ミサワホームの医院建築実例集を、2冊まとめてプレゼント！

ミサワホームが全国でお手伝いした医院建築の実例を、豊富に掲載。開業のノウハウやオーダーリースについてもご紹介しています。下記のカタログ請求先へお申し込みください。

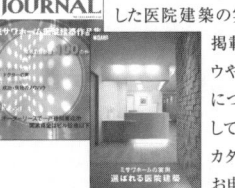

医院専用クリニック（内科／循環器科／小児科／リハビリテーション科）

カタログ請求先：ミサワホーム株式会社　医療・介護グループ　0120-784330　FAX 03-5381-7832　E-mail: iryou_hukusi@home.misawa.co.jp

※当社の個人情報のお取り扱いについては、www.misawa.co.jp/privacyをご覧ください。

ホームページでも、多くの実例を紹介中。
www.misawa.co.jp/iryou_hukusi/
ミサワホーム　検索

住まいを通じて生涯のおつきあい
新しい暮らしをデザインします　**ミサワホーム**
賃貸経営から介護・福祉事業、複合土地活用まで　**ミサワ資産活用**
資産価値を高めるリフォーム・メンテナンス　**ミサワホームイング**

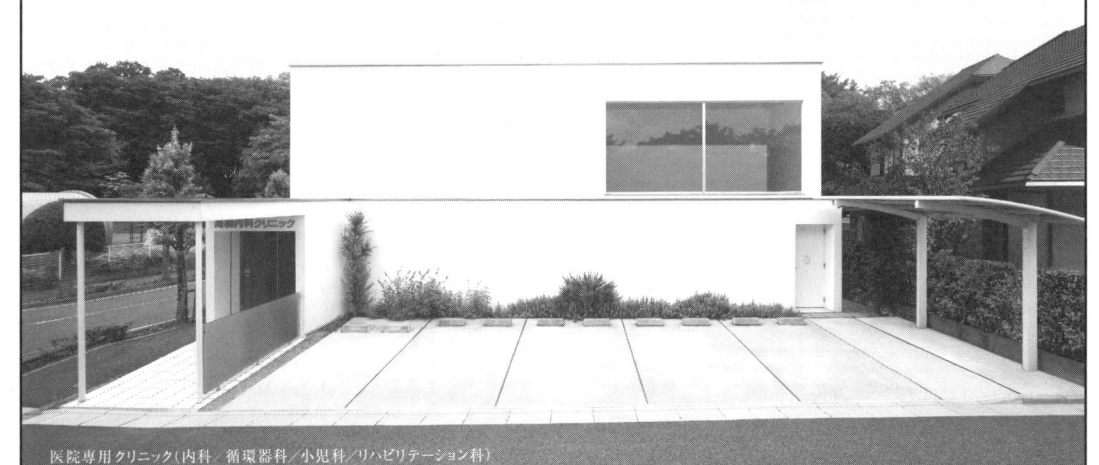

著者略歴

石井計行（いしい・かずゆき）　1948年生
　医業経営コンサルタント，税理士，中小企業診断士，石井税理士事務所所長
　株式会社日本医療福祉経営・株式会社経営センター代表取締役
　(社)中小企業診断協会長崎県支部長
　(社)日本医業経営コンサルタント協会長崎県支部長
　TKC全国会医業・会計システム研究会教育研修委員長
　長崎大学商科短期大学部講師を歴任
　(社)日本医業経営コンサルタント協会組織委員会副委員長を歴任

　著書：『病医院経営ハンドブック』共著（ぎょうせい）
　　　　『税務証拠資料全書』共著（中央経済社）
　　　　『最新・医業経営Q＆A』共著(医学通信社)(社)日本医業経営コンサルタント協会編
　　　　『医業経営入門』上巻「病医院の環境変化と経営個別対応策」TKC医業経営研究会編
　　　　　　　　　　　　　　　　　　　　　　　　　　　　　　　　　　　　　（TKC出版）
　　　　『病医院の経営・会計・税務』共著(TKC出版)TKC全国会医業・会計システム研究会編
　　　　　　　　　　　　　　　　　　　　　　　　　　　　　　　　　　ほか多数

第6版　これからの医院開業マニュアル　定価(本体4,000円＋税)

1995年1月18日	第1版発行
1996年8月18日	第2版発行
1999年5月18日	第3版発行
2001年3月15日	第4版発行
2004年12月15日	第5版発行
2010年10月15日	第6版発行

　　　　　　　　　著　者　　石井　計行

　　　　　　　　　発行人　　今村栄太郎

　　　　　　　　　発行所　　㈱日本プランニングセンター
　　　　　　　〒271-0064　千葉県松戸市上本郷2760－2
　　　　　　　　　☎ 047－361－5141(代)
　　　　　　　　　FAX 047－361－0931
　　　　　　　　　E－mail : jpc@jpci.jp
　　　　　　　　　http://www.jpci.jp
　　　　　　©2010　Printed in Japan　振替口座 00100－6－87590

落丁・乱丁本はお取り替えいたします。　　　　　　　モリモト印刷㈱

本書の複製権、公衆送信権（送信可能化権を含む）は当社が保有しており、無断使用・転載・データーベースへの取り込みおよび送信は著作権法で禁じられています。

ISBN978-4-86227-009-2　C2047　¥4000